本书获得"泉州市高层次人才创新创业项目（2017Z36）"资助

# 医学检验经济学概论

明德松　主编

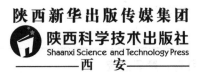

陕西新华出版传媒集团

陕西科学技术出版社
Shaanxi Science and Technology Press
————西安————

图书在版编目（CIP）数据

医学检验经济学概论／明德松主编.—西安:陕西科学技术出版社，2021.8（2021.10重印）

ISBN 978 7 5369 8152 2

Ⅰ.①医… Ⅱ.①明… Ⅲ.①医学检验-卫生经济学-概论 Ⅳ.①R446

中国版本图书馆 CIP 数据核字（2021）第 132174 号

医学检验经济学概论

YIXUE JIANYAN JINGJIXUE GAILUN

明德松　主编

| | |
|---|---|
| 责任编辑 | 潘晓洁　孙雨来 |
| 封面设计 | 萨木文化 |

| | |
|---|---|
| 出 版 者 | 陕西新华出版传媒集团　陕西科学技术出版社 |
| | 西安市曲江新区登高路 1388 号 陕西新华出版传媒产业大厦 B 座 |
| | 电话 (029)81205187　传真 (029) 81205155　邮编 710061 |
| | http ://www. snstp. com |
| 发 行 者 | 陕西新华出版传媒集团　陕西科学技术出版社 |
| | 电话(029)81205180　81206809 |
| 印　　刷 | 西安五星印刷有限公司 |
| 规　　格 | 787mm×1092mm　　16 开本 |
| 印　　张 | 17 |
| 字　　数 | 350 千字 |
| 版　　次 | 2021 年 8 月第 1 版 |
| | 2021 年 10 月第 2 次印刷 |
| 书　　号 | ISBN 978-7-5369-8152-2 |
| 定　　价 | 88.00 元 |

# 编 委 会

## 主　编

明德松

## 编　者

王梦鹤　苏玉芬　杨巧玲

# 前言

*F O R E W O R D*

医学检验经济学是研究医学检验服务过程中资源配置及其行为的一门新兴边缘学科,既为卫生经济学的分支学科之一,又属于医学检验学范畴。医学检验经济学的任务是应用卫生经济学的理论和方法,分析医学检验服务过程中的需求供给、成本效益,合理评价医学检验服务技术的经济价值,以加强对医学检验服务过程中的经济联系、经济规律的认识,最终达到经济、合理配置、使用医学检验资源的目的。

医学检验经济学的产生源于医学检验需求多样化,如何经济、合理使用医学检验资源已成为医学检验可持续发展需要解决的问题之一。医学检验经济学为解决这一问题提供了全新的概念、全新的方法。

目前,世界上,包括一些发达国家,如美国、德国、日本、英国等,虽然从不同角度对医学检验成本核算、医学检验技术等进行了一些经济学研究,但是还没有正式形成医学检验经济学概念和学科。我国的医学检验经济学研究,在最近几年里引起了不同层次医学检验人员,尤其是医学检验管理人员的关注和兴趣,初步取得了一些有价值的医学检验经济学研究成果;但在理论和应用的深度、广度上,远远满足不了医疗改革时代的需求。

为了研究适合我国医学检验经济学的理论和方法,我们参考了国内外相关卫生经济学、药物经济学专著以及一些散在文献中的医学检验经济学研究资料,编著了国内第一本医学检验经济学专著。希望本书能促进卫生经济学理论和方法在医学检验中的应用,对开展医学检验经济学的理论和方法的研究与实践有所帮助。

本书可作为医学检验相关管理、决策部门、医学检验服务业、医学检验技术、管理人员开展医学检验经济学应用、研究的实用参考书,也可作为医学院校医学检验专业开展医学检验经济学教学的参考。

本书分为 2 个部分共 7 章,第一部分(1~4 章)为概述,分别介绍了普通经济学的基本理论、卫生经济学的基本原理与方法、卫生技术的经济学分析方法和药物经济学基本原理与方法及其相关新理论、新方法。第二部分(5~7 章)为医学检验经济学基本原理及其在医学检验中的应用,分别论述了医学检验经济学的概念、特点等,医学检验经济学的形成、产生与发展,医学检验成本、医学检验价格、有医学检验专业特色的经济学研究方法及其进展、在医学检验各领域中各种情形下的应用等方面的研究及进展,初步建立医学检验经济学的理论框架和研究方法。

这是我国第一本有关医学检验经济学研究的书籍,由于目前该学科尚处于起步阶段,可借鉴或参考的相关书籍甚少,加之编者水平有限,书中肯定存在不妥之处,敬请读者及相关专家批评指正,提出宝贵意见,不胜感谢。

编者

2019 年 12 月

# 目录

*CONTENTS*

# 第一章

## 普通经济学的基本理论

在以中国为代表的东方古代经济学家看来,所谓经济,就是创造价值满足人的需要的功利活动,所谓经济学就是教人创造价值满足人的需要的经世致用的学问。

随着后来经济的发展、贸易的出现、经济全球化与知识经济时代的到来,自给自足的自然经济产生出商品经济,发展出市场经济,提升为知识市场经济,衍生出虚拟经济;经过西方古典—新古典—新兴古典经济学家与时俱进线性抽象的一路折腾一路演化,价值逐步异化为价格,异化为金钱,经济活动逐步异化为赚钱,经济学也就逐步异化为教人怎样赚钱,包括怎样投机赚钱。随着产品的逻辑逐步演变为货币的逻辑,衍生出金融的逻辑,最后产生出金融泡沫,虚拟经济也就演变成虚幻经济。当金融泡沫破灭,虚幻经济就酿成金融危机。

价格是商品同货币交换时一单位商品需要的货币的数量多少,是价值的货币表现。价格机制(price mechanism)是指在竞争过程中,与供求相互联系、相互制约的市场价格的形成和运行机制。价格机制包括价格形成机制和价格调节机制。价格机制是在市场竞争过程中,价格变动与供求变动之间相互制约的联系和作用,是市场机制中的基本机制。

医疗服务价格是对医疗服务作为商品交换所采取的一种价格形式,是医疗服务价值的货币表现,是医疗机构对患者服务的医疗服务项目的收费标准,包括门诊、住院、各项检查、治疗、检验、手术项目等的收费价格。我国医疗服务价格及其机制具有独特的中国社会主义特点和缺陷,特别是某些药品及其原材料价格明显偏低,需要在持续体制改革中加以完善。

# 第一节 经济学的基本概念

## 一、经济学定义

经济学是研究人类经济活动的规律即价值的创造、转化、实现的规律——经济发展规律的理论。

## 二、经济学 2 大类型

经济学分为政治经济学与科学经济学 2 大类型。

经济学的发展曾经分为 2 大主要分支，即微观经济学和宏观经济学。经济学起源于古代中国经济思想、希腊色诺芬与亚里士多德为代表的早期经济学，经过亚当·斯密、马克思、凯恩斯、中国经济学家等经济学家的发展，经济学逐步由政治经济学向科学经济学发展，经济学理论体系和实际应用不断完善。

政治经济学根据所代表的阶级的利益，为了突出某个阶级在经济活动中的地位和作用自发从某个侧面研究价值规律或经济规律；科学经济学自觉从整体上研究价值规律或经济规律。对称经济学就是科学经济学。

经济学的核心是经济规律；在对称经济学看来，资源的优化配置与优化再生只是经济规律的展开和具体表现，经济学的对象应该是资源优化配置与优化再生后面的经济规律与经济本质，而不是停留在资源的优化配置与优化再生层面。停留在资源的优化配置与优化再生层面的，是政治经济学而不是科学的经济学。

要研究经济发展的规律就必须从整体上统一研究经济现象，宏观经济与微观经济是统一的经济体中对称的 2 个方面，所以在科学的对称经济学范式框架中，有宏观经济与微观经济之分，没有宏观经济学与微观经济学之别；而政治经济学总是把经济学分为宏观经济学与微观经济学。

## 三、经济学核心思想

经济学核心思想是通过研究、把握、运用经济规律，实现资源的优化配置与优化再生，最大限度地创造、转化、实现价值，满足人类物质文化生活的需要与促进社会可持续发展。

## 四、经济学基本原理

经济学基本原理是作为经济学科学体系的出发点的公理、由科学的经济学公理推导出来的经济学定理。不同的经济学模式有不同的经济学基础理论,但只有科学的经济学才有经济学基本原理。政治经济学的基础理论是一般均衡论,对称经济学的基础理论是对称平衡论,对称平衡论是经济学的最基本原理。

对称平衡论是把宇宙万物产生发展看成事物从不对称向对称转化的动态平衡过程的理论。在社会发展领域,对称平衡论把社会发展看成以主体为主导的、主客体从不对称向对称转化的动态平衡过程;以主体为主导的、主客体从不对称向对称转化,是社会发展的最根本动力。在社会经济领域,对称平衡论把社会经济发展看成以主体创造价值活动为主导的、主客体从不对称向对称转化的动态平衡过程;以主体创造价值活动为主导的、主客体从不对称向对称转化,是社会经济发展的最根本动力。

对称平衡论把对称看成动态的非线性过程,是对客观事物本质的具体反映。对称关系是宇宙的最深层次本质,对称规律是社会的最根本规律,对称原理是科学的最基本原理。对称平衡论是一切科学的最基础理论。以对称平衡论为经济学的基础理论实现了经济学学科模式与科学模式的接轨,使经济学真正成为一门科学。

## 五、经济学的 3 个层面

经济学包括 3 个层面的经济范畴,即宏观经济、中观经济和微观经济。

### 1. 宏观经济

即宏观层面的国民经济,包括一个国家国民经济总量、国民经济构成(主要分为 GDP 部门与非 GDP 部门)、产业发展阶段与产业结构、经济发展程度(人类发展指数、社会发展指数、社会福利指数、幸福指数)。

### 2. 中观经济

即中观层面的国民经济,主要包括区域经济、产业经济与跨区域的企业集团经济。

### 3. 微观经济

即微观层面的国民经济,主要指企业经济与个体经济。

## 六、经济学的 27 个主要概念

### 1. 经济结构

是经济系统中各个要素之间的空间关系,包括企业结构、产业结构、区域结构。

### 2. 经济趋势

即经济发展的总体方向,是经济规律的展开。

**3. 经济周期**

是经济发展趋势中周而复始的重复性现象。

**4. 现代化经济体系**

是政府宏观调控为主导,大众创业万众创新为基础,大健康产业为核心,通过产业融合实现产业升级经济可持续高速发展的智慧经济理论体系与智慧经济形态。以大健康产业这一新兴产业形态作为核心的现代化经济体系,不但是经济增长方式转变、经济发展模式转轨,而且是经济学范式转换。

**5. 现代产业体系**

是以智慧经济(含数字经济)为主导、大健康产业为核心、现代农业为基础,通过五大产业(农业、工业、服务业、信息业、知识业)的融合实现产业升级经济高质量发展的产业形态。现代产业体系是现代化经济体系中的宏观产业结构。高附加值,是现代产业体系的灵魂;创新性、再生性、生态性、系统性、规模性、精准性,是现代产业体系的本质特征。现代产业体系既是发达国家可持续发展的产业形态,也是智慧经济时代发展中国家实现赶超战略的产业形态。

**6. 经济发展模式**

指一个国家经济发展的目标、手段、道路、过程组成的经济结构。不同的国家有不同的经济发展模式,大体上可以分为发展中国家的经济发展模式与发达国家的经济发展模式。不管哪一种类型的经济发展模式,发展都是其本质、核心与灵魂。经济发展模式形成一般经过理论指导—顶层设计—实践运行—经验总结—调整设计几个阶段。其中理论指导是关键的一环,发展经济学—科学发展观是经济发展模式的基础和前提。

**7. 经济学理论**

由经济学概念、范畴与范畴体系组成的经济学逻辑体系,包括科学的经济学理论与不科学的经济学理论。科学的经济学理论即经济学科学真理,内容是反映经济发展客观规律的经济学科学规律,形式是语言。不科学的经济学理论往往是复杂经济现象中某些方面的抽象,是片面的,包含着合理的因素。

**8. 经济学体系**

阐述经济学公理、原理、定理的逻辑体系,包括学术体系与教科书体系,后者是前者的展开和注解,由概念、判断、推理组成。经济学体系中概念、判断、推理的内容是科学规律,形式是语言(包括自然语言与人工语言。数学语言是一种人工语言)。经济学体系的内容包括:经济学的性质、方法、对象、功能、历史发展、出发点、经济主客体关系、核心规律、各个规律的关系、经济规律的实践运用。

**9. 形而上学**

既指对世界本质的看法,也指片面的、孤立的、静止的思维方式。

**10. 经济学的形而上学**

即经济学的本体论,经济现象后面的深层次本质、经济与经济学发展的规律、经济学发展的脉络、各种经济学理论及其背后经济学范式产生和转化的内在必然性及对这种必然性的理论反映。

**11. 经济学思维方式**

认识经济现象、把握经济规律、揭示经济本质、指导经济工作的思维方式。由于经济现象的复杂性,经济学思维方式必须是对称逻辑的非线性思维方式。

**12. 使用价值**

使用价值就是价值,经济学的价值就是使用价值。产品的本质是使用价值。只有实现的价值才有使用价值,只有在使用的价值才是实现的价值。

**13. 附加值**

是经济主体新创造出来的价值,包括资源附加值、产品附加值、资产附加值、资本附加值、企业附加值、产业附加值。附加值本质是使用价值,附加值提高本质是使用价值增加。

**14. 经济学核心规律**

是由经济活动中最深层次的本质展开来的经济活动的内在必然联系,决定支配经济活动中其他层次的规律。经济发展是价值的发展而不是金钱的增长。经济是价值的创造、转化与实现;人类经济活动就是创造、转化、实现价值,满足人类物质文化生活需要的活动,价值规律而非价格规律是经济学的核心规律。

**15. 经济学公理**

用命题表达的经济现象最深层次特殊本质的抽象。

**16. 经济学定理**

由经济学公理推导出来、用命题表达的经济现象次深层次特殊本质的抽象。

**17. 价值规律**

是使用价值的创造和实现的规律。

**18. 需求定律**

需求决定价值,价值决定价格的定律。价值决定价格通过需求决定价格表现出来。需求决定价格是绝对的、必然的,价格决定需求是相对的、偶然的。

### 19. 市场的逻辑

市场经济的客观规律,反映市场经济客观规律的科学规律。

### 20. 金融的逻辑

金融发展的客观规律,反映金融发展客观规律的科学规律。

### 21. 价格经济学

通过把价值归结为交换价值,把价格和价值画等号、金钱和财富画等号、赚钱和创造财富画等号,把经济发展归结为 GDP 增长、只会边际效率分析不会边际效益分析的经济学。

### 22. 整体经济学

宏观经济学与微观经济学统一、经济学与管理学统一的经济学。

### 23. 部门经济学

研究社会各个经济领域发展规律的经济学,如物质经济学、文化经济学、农业经济学、工业经济学、公共经济学、产业经济学、企业经济学、区域经济学、计量经济学等。部门经济学与科学的一般经济学的关系既是整体和部分的关系,又是一般和特殊的关系,部门经济学以科学的一般经济学为理论基础,是科学的一般经济学在具体经济领域的运用。所以部门经济学属于科学的经济学范式,没有把宏观经济现象和微观经济现象割裂开来研究,与属于西方经济学范式、把宏观经济现象和微观经济现象割裂开来研究的宏观经济学和微观经济学有本质的不同。

### 24. 信息经济学

研究信息在经济活动中的地位、作用与发展规律,信息产业作为新的产业形态、信息经济作为新的经济形态的形成与发展规律的学科。在对称经济学范式框架中,信息经济学建立在对称平衡论基础上。在西方经济学范式框架中,信息经济学建立在一般平衡论基础上。在对称平衡论基础上,信息经济学是对策论的基础。在一般平衡论基础上,信息经济学衍生出博弈论。

### 25. 知识经济学

研究知识在经济活动中的地位、作用与发展规律,知识产业作为新的产业形态、知识经济作为新的经济形态的形成与发展规律的学科。它属于对称经济学范式,是对称经济学的分支学科,与传统经济学属于不同的经济学范式。

### 26. 智慧经济学

是关于智慧经济的发展规律,智慧经济学的方法、性质、结构、功能、发展趋向的学科。

### 27. 大健康经济学

研究人的健康与健康产业的本质与规律的经济学科。大健康经济学在人的身与心、人与人、人与社会、人与自然的对称关系中研究人的健康与健康产业的本质与规律。

# 第二节　经济学的理论体系

经济学理论体系是阐述经济学公理、原理、定理的逻辑体系,包括学术体系与教科书体系,后者是前者的展开和注解,由概念、判断、推理组成。经济学体系中概念、判断、推理的内容是科学规律,形式是语言(包括自然语言与人工语言。数学语言是一种人工语言)。经济学体系的内容包括:经济学的性质、方法、对象、功能、历史发展、出发点、经济主客体关系、核心规律、各个规律的关系、经济规律的实践运用。

由于经济学理论繁杂多样,限于篇幅,本章节主要介绍经济学理论 5 个代表性经济学学派理论,最后,简要介绍对称经济学,第一个由中国人创立的、高度原创的经济学理论体系。

## 一、马克思政治经济学

马克思政治经济学是卡尔·马克思和弗里德里希·恩格斯运用辩证唯物主义和历史唯物主义创立的阐明人类社会各个发展阶段上支配物质资料的生产、分配、交换和消费的规律的科学。

## 二、边际效用经济学派

这是 19 世纪 70 年代初出现在西欧几个国家的一个科学的经济学派,以倡导边际效用价值论和边际分析为共同特点,在其发展过程中形成两大支派:一是以心理分析为基础的心理学派或称奥地利学派,其主要代表为奥国的 C. 门格尔、F. von 维塞尔和 E. von 柏姆-巴维克等,在当代尤以哈耶克思想闻名于世,是经济学的"异端"。一是以数学为分析工具的数理学派或称洛桑学派,其主要代表有英国的杰文斯、法国的 L. 瓦尔拉斯和 V. 帕累托。边际效用学派在美国的主要代表是 J. B. 克拉克,他在边际效用论的基础上提出边际生产力分配论,对各种收入的来源进行了科学的解释。当代经济学家把边际效用价值论的出现称为"边际革命",即对古典经济学的革命。这个学派运用的边际分析方法,后来成为经济学发展的重要基础。

## 三、新古典经济学体系

亚当·斯密(《国富论》)、大卫·李嘉图(《政治经济学及赋税原理》)和西斯蒙第(《政治经济学新原理》)是古典经济学最杰出的代表。

新古典经济学体系主要代表人物是英国剑桥大学的马歇尔,他在1890年出版的《经济学原理》一书中,继承19世纪以来英国经济学的传统,兼收并蓄,把供求论、生产费用论、边际效用论、边际生产力论等综合在一起,建立了一个以完全竞争为前提、以均衡价格论为核心的相当完整的经济学体系,这是继 J. S. 密尔之后经济学的第二次大综合。他用渐进的观点分析经济现象;用力学的均衡概念和数学的增量概念分析商品和生产要素的供求均衡及其价格的决定;用主观心理动机解释人类的经济行为;在静态、局部均衡分析的框架内引进时间因素等。他用均衡价格论代替价值论,并在这个核心的基础上建立各生产要素均衡价格决定其在国民收入中所占份额的分配论。他主张自由放任,指出经济可以通过市场机制的自动调节达到充分就业的均衡。新古典经济学从19世纪末起至20世纪30年代,一直被经济学界奉为典范。

## 四、新自由主义经济学体系

新自由主义是一个包括众多学派的经济学思想和理论体系。狭义新自由主义主要是指以哈耶克为代表的伦敦学派的新自由主义。广义新自由主义,除了以哈耶克为代表的伦敦学派外,还包括以弗里德曼为代表的货币学派、以卢卡斯为代表的理性预期学派、以布坎南为代表的公共选择学派和以拉弗、费尔德斯坦为代表的供给学派,等等,其中影响最大的是伦敦学派、现代货币学派和理性预期学派。

新自由主义经过近百年发展,其主要观点有:

经济理论方面:新自由主义继承了古典自由主义经济理论的自由经营、自由贸易等思想,并走向极端,大力宣扬"三化"。一是自由化。自由是效率的前提,若要让社会裹足不前,最有效的办法莫过于给所有的人都强加一个标准。二是私有化。产权使人们能够以个人的身份来决定我们要做的事情,从而成为推动经济发展的基础。三是市场化。离开了市场就谈不上经济,无法有效配置资源,反对任何形式的国家干预。

政治理论方面:新自由主义特别强调和坚持三个"否定"。一是否定集体主义。当集体化的范围扩大了之后,经济变得更糟而不是具有更高的生产率,因此,不能搞集体主义。二是否定中央集权。中央集权就是对自由的限制和否定,必然导致集权主义,集权主义思想的悲剧在于:它把理性推到至高无上的地位,却以毁灭理性而告终,因为它误解了理性成长所依据的那个过程,因此,是一条通往奴役之路。三是否定国家干预。任何形式的国家干预都只能造成经济效率的损失。

战略和政策方面:新自由主义极力提倡全球一体化。经济全球化是人类社会发展的一个必然趋势和一个自然的历史过程。但经济全球化并不排除政治和文化的多元化,更不等于全球经济、政治、文化一体化。而新自由主义鼓吹经济全球化,并着力强调要推行全球经济、政治、文化一体化,即全球化。

## 五、新凯恩斯主义经济学体系

新凯恩斯主义是指20世纪70年代以后在凯恩斯主义基础上吸取非凯恩斯主义某些观点与方法形成的理论。凯恩斯的经济理论指出,宏观的经济趋向会制约个人的特定行为。18世纪晚期以来的经济学建立在不断发展生产从而增加经济产出,而凯恩斯则认为对商品总需求的减少是经济衰退的主要原因。由此出发,他认为维持整体经济活动数据平衡的措施可以在宏观上平衡供给和需求。因此,凯恩斯的和其他建立在凯恩斯理论基础上的经济学理论被称为宏观经济学,以与注重研究个人行为的微观经济学相区别。

新凯恩斯主义者把供给和需求两方面震动都认为是经济不稳定的潜在根源,新凯恩斯主义经济学的特征表现为不完全竞争,不完善市场,异质劳动和不对称的信息,而且经济主体经常关心着公平。因此,在新凯恩斯主义者看来,"实际的"宏观领域具有协调失效和宏观经济的外部影响的特性,由于市场失灵,特别是就极度经济衰退来说,确实需要政府行动。

## 六、对称经济学

对称经济学是我国学者运用中国传统的对称方法、"五度空间"方法与模式,以主体与客体相对称、主体性与科学性相统一为基本原则与基本线索,建立起来的科学的、一般的、人类的、与政治经济学相对而言的经济学,是第一个由中国人自己创立的经济学理论体系。经济学是研究经济发展规律的学科。

政治经济学是研究各个阶级在经济发展过程中的地位和作用的经济学。由于政治经济学不可能以经济发展的一般规律为对象(虽然有的政治经济学也标榜自己以经济发展的一般规律为对象),所以政治经济学作为范式是前经济学。对称经济学第一次真正把经济规律确立为经济学的研究对象,使经济学在对象、性质、结构、功能方面实现了与其他科学的并轨,实现了经济学由学说向科学的转化、由政治经济学向科学经济学的转化、由阶级的经济学向人类的经济学的转化,使经济学真正成为一门科学。这是经济学范式的革命。对称经济学的产生结束了人类经济学的史前史。

政治经济学作为经济学范式是与一般经济学、人类经济学相对而言的特殊经济学。政治经济学不能成为科学的发展观的理论基础。政治经济学之所以不能成为科学的发展观的理论基础,是由于政治经济学不可能以经济发展的一般规律为对象。政治经济学之所以不可能以经济发展的一般规律为对象,是因为经济发展的一般规律是由参与经济活动的所有社会成员共同参与的。虽然在不同的历史时期不同的阶级在社会规律中的地位不同,但总体上社会经济规律是他们合力的结果。只有对不同的阶级在社会经济规律中的地位和作用做出合理的定位、公正的评价,才能真正正确认识和揭示社会经济发展规律。而作为"阶级的真理"的政治经济学,因为都是特定阶级的利益的代表,虽然都能对本阶级的地位和作用有充分的反映,因而也从某个侧面反映社会经济规律,但从总体上不能把握社会经济的发展规律。政治经济学不可能成为科学发展观的理论基础。政治经济学不可能以经济发展的一般规律为对象,也就不可能成为科学社会主义的理论基础。凡是以政治经济学为理论基础的社会主义都是一厢情愿的幻想,都是空想社会主义。只有以一般经济学为理论基础的社会主义才是真正的科学社会主义。共产党人的奋斗目标是真正的社会主义和共产主义,所以必须以科学社会主义为理论依据,这就要求不能以政治经济学为理论基础。

经济学和政治经济学的关系,是一般和特殊、宏观和微观、整体和部分、具体和抽象的关系。迄今为止的经济学都是政治经济学,并不等于经济学只能是政治经济学。政治经济学是特殊的理论经济学,完全可以从中提升出一般的理论经济学,属于全人类的理论经济学。只有一般经济学——对称经济学才以一般经济规律为对象,因而只有对称经济学才有可能成为科学的经济发展观的理论基础。在对称经济学看来,生产力只是一种生产系统的功能,功能同系统之间无所谓适合不适合问题;有什么样的系统,就有什么样的功能,有什么样的功能(大小),说明有什么样的系统。只有系统内部的结构与结构之间、结构与要素之间、要素与要素之间才有是否适合、是否对称的问题。如果适合、对称,功能就发挥得好;如果不适合、不对称,功能就发挥得不好。因此,要调整的是结构和结构、结构和要素、要素和要素的关系,而不是某个结构、要素和功能的关系。从系统论的眼光看来,只有对称经济规律,包括生产力与生产关系、经济基础与上层建筑的对称运动规律,而没有生产力与生产关系、经济基础与上层建筑的矛盾运动规律。社会系统中,矛盾是相对的,对称则是绝对的。既然生产力是社会系统的整体功能,那么社会系统中各个要素与结构对称与否,对生产力功能发挥程度关系重大。但如果把其中一个要素——比如生产资料的所有制关系——夸大到不应有的高度,势必破坏整个社会有机体的平衡,而损害生产力的发挥。从社会主义市场经济是资本主义经济发展的逻辑和历史的结果来看,社会主义市场经济不是、也不应该仅仅是一种意识形态,而是宏观经济与微观经济相互对称、生产力功能最佳发挥的经济系统。在这个经济系统中,公有制不是只有一种形态,某种特定的公有制形态不是其中必要的环节。把社会主义市场经济与资本主义市场经济区别开来的最本质特征,不是经济系统中的某一个要素,而是宏观经济与微观经济的对称、效率与公平的一致。

对称经济学是第一个由中国人创立的、高度原创的经济学理论体系,是以对称哲学、五度空间理论、复杂系统论为理论基础,吸收自然科学、社会科学、思维科学的最新成果,通过对现有世界上经济学三大流派:马克思主义经济学、凯恩斯主义经济学与新自由主义经济学的扬弃和微观经济学与宏观经济学的综合,建立起来的真正科学的经济学。

全球性金融危机说明,经济是微观经济与宏观经济的统一,经济学是微观经济学与宏观经济学的统一。随着生产社会化、经济宏观化,经济学将逐步整体化,微观经济学与宏观经济学的分离将逐步成为历史。改革是系统工程,必须用整体的经济学做指导。作为整体的经济学,就是经济学的综合性、整体性、一般性、人类性,就是经济学科学主义与人本主义的统一。而所谓的"经济学帝国主义",就是用追求人的全面发展的对称发展观,代替片面追求货币 GDP 增长的经济增长观;就是以物质生产与精神生产的统一、物质财富与精神财富的统一为中介,使幸福与知识、幸福经济与知识经济得以统一;就是以人类经济活动为核心展开的综合哲学、社会科学、思维科学、自然科学、横断科学、纵深科学成果的整体学科;就是要素与结构相对称的经济学,还原与整体相对称、微观经济与宏观经济相对称的经济学。改革,就是要建立宏观经济与微观经济相互对称、生产力功能最佳发挥的经济系统,就是要建立"宏观经济学"与"微观经济学"相互对称、理论功能最佳发挥的经济学系统。"宏观经济学"与"微观经济学"相互对称的逻辑,是"宏观经济学"与"微观经济学"相互对称的历史的浓缩;"宏观经济学"与"微观经济学"相互对称的历史,在"宏观经济学"与"微观经济学"的双向运动中形成。在这双向运动中形成的,就是对称经济学。因此,所谓经济学,就是对称经济学;所谓微观经济学与宏观经济学统一的经济学,就是对称经济学;所谓作为整体的经济学,就是对称经济学。对称经济学,既是经济与经济学逻辑的历史展开,也是经济与经济学历史的逻辑浓缩。只有逻辑与历史相一致的经济学——对称经济学才是科学的经济学。

## 第三节　价格及其机制

价格是商品同货币交换时一单位商品需要的货币的数量多少,是价值的货币表现。

价格是商品的交换价值在流通过程中所取得的转化形式。在经济学及营商的过程中,价格是一项以货币为表现形式,为商品、服务及资产所订立的价值数字。在微观经济学之中,资源在需求和供应者之间重新分配的过程中,价格是重要的变数之一。在现代市场经济学中,价格是由供给与需求之间的互相影响、平衡产生的;在古典经济学以及马克思主义经济学中,价格是对商品的内在价值的外在体现。事实上,这两种说法均辩证地存在,共同在生产活动中起作用。

价格机制(price mechanism),是指在竞争过程中,与供求相互联系、相互制约的市场价格的形成和运行机制。价格机制包括价格形成机制和价格调节机制。价格机制是在市场竞争过程中,价格变动与供求变动之间相互制约的联系和作用,是市场机制中的基本机制。

价格机制是市场机制中最敏感、最有效的调节机制,价格的变动对整个社会经济活动有十分重要的影响。商品价格的变动,会引起商品供求关系变化;而供求关系的变化,又反过来引起价格的变动。

## 一、价格机制作用

在社会主义条件下,价格机制对社会主义市场经济运行和发展的作用是多方面的。

### 1. 价格机制调节生产

体现在推动生产商品的劳动生产率的提高和资源耗费的节约;调节资源在社会各个生产部门的分配,协调社会各生产部门的按比例发展。

### 2. 价格机制调节消费

价格总水平的上升或下降调节市场的消费需求的规模;商品比价体系的变动,调节市场的消费需求方向和需求结构的变化。

### 3. 价格机制是宏观经济的重要调控手段

一方面,价格总水平的变动是国家进行宏观经济调控的根据;另一方面,价格机制推动社会总供给与总需求的平衡。

由此可见,价格与价值的背离及其趋于一致,是价格机制得以发挥作用的形式。价格机制充分发挥作用的关键是放活价格,使其随商品供求的变动而变化。

市场机制要发挥调节作用,必须通过价格机制才能顺利实现。这是因为:①价格是经济信息的传播者。从社会生产的一切领域,从社会生活的各个方面,提供和传递着各种经济信息,价格变动情况是反映社会经济活动状况的一面镜子,是市场经济运行的晴雨表。②价格是人们经济交往的纽带。社会产品在各个经济单位、个人之间的不停流转,必须通过价格才能实现。③价格是人们经济利益关系的调节者。在市场经济中,任何价格的变动,都会引起不同部门、地区、单位、个人之间经济利益的重新分配和组合。

(1)价格机制能解决社会生产什么、生产多少？如何生产？为谁生产？这三大基本问题

一是企业生产什么,生产多少,首先必须以市场为导向,即以市场供求状况为导向,而市场供求状况,又必须看市场价格情况。如市场上某种产品相对于其用途过于稀缺,其价格过高,说明供不应求,生产经营者就有多生产经营该产品的动机,而消费者就有少用或不用该产品的动机,这将引起价格下落,直到其稀缺程度符合其用途为止。如果某种产品相对于其用途过于丰裕,说明供过于求,其价格又过低,消费者就具有多使用该产品的动机,而生产经营者则具有少生产或不生产该种产品的动机。这将带来价格上涨,直至其稀缺程度符合其用途为止。因此,生产经营者决定生产什么,生产多少,是以市场价格信号为根据做出决策的。

二是企业在决定生产什么和生产多少以后,就必须解决如何生产问题,也就是如何配置资源问题。是多用劳动力,还是多用资本(包括机器设备);是用普通材料,还是用高档材料;是用一般技术,还是采用较高技术。关键是要看其成本价格是高还是低。如果使用资本比使用劳动力成本较低,那就采取多用资本少用劳动力;如果采用一般技术比采用较高技术成本高,那就采用较高技术。企业在决定如何生产问题时,必须通过成本核算,选择成本最低的方案进行生产。通过竞争,促使提高效率,降低成本,以提高市场占有率,取得更多利润。

三是产品生产出来之后,如何在人们之间进行分配,也就是为谁生产问题。企业最关心的问题,是谁能买得起他们所生产的产品,它决定于市场上各种集团、家庭、个人的收入情况。产品价格的变动,和作为收入的生产要素价格的变动,将决定人们对产品愿意支付的价格水平及支付结构,使产品在资源所有者之间进行分配,那些拥有资源较多,或昂贵资源的人,将是富裕的,并能购买大笔数量的产品;那些拥有资源较少的人,将是不富裕的,只能购买较少的产品。所以,价格能将产品的产量在资源所有者之间进行分配。

(2)价格能调节多次收入分配

价格能决定和调节产业间,行业、企业间和企业内部的收入分配。

首先,市场价格能决定各个产业之间的收入不同。如过去第一产业的产品价格相对较低,而第二产业的产品价格相对较高,则第一产业获得的收入比第二产业要少。以后价格经过不断调整,第一产业的产品的价格逐渐提高,第二产业的产品的价格相对稳定,

有些还有下降,第一产业收入增加,第二产业收入有所下降。这是价格对产业部门之间的收入分配,是第一次分配。

其次,市场价格能决定行业间、企业间的收入不同。如在第二产业中,电子产品价格高、利润大,行业、企业收入较多。其他有些行业、企业产品价格相对较低,其收入也较少,这是价格对行业、企业间的收入分配,是第二次分配。

再次,市场价格对分给企业的那部分收入,又必须通过工资、利息和利润进行再分配,这是第三次分配。

(3)价格机制还直接影响消费者购买行为

消费者在收入不变的情况下,某种产品价格上涨,而相关产品价格稳定或下跌,将促使消费者多购买相关产品,少购买或不购买某种产品。某种产品价格下跌,而相关产品价格上涨,将促使消费者多购买某种产品,而少买或不买相关产品。

消费者收入增加,价格相对稳定,将促使消费者增加消费量。消费者收入增幅低于价格涨幅,则消费者实际收入减少,会影响消费水平,相应减少消费量,但生存资料不会减少,而享受资料和发展资料会相应减少,消费者收入增幅高于价格涨幅,消费者实际收入增加,会相应提高消费水平,增加消费量。除了增加一些生存资料消费,还会增加享受资料和发展资料的消费。

生存资料价格稳定,享受资料和发展资料价格下跌,将促使消费者提高消费结构,增加享受资料和发展资料的消费。生存资料价格上涨或下跌,由于生存资料的需求弹性较小,购买消费生存资料不会发生很大变化。如享受资料和发展资料价格上涨或下跌,由于其需求弹性较大,其需求量将会相应减少或增加。

## 二、价格机制功能

在一般市场经济条件下,价格机制对市场经济运行和发展具有多方面功能。

### 1. 传递经济信息

价格以其自身变动的方向和幅度,传递市场商品供销等经济信息,有利于提高决策的效率。

### 2. 调节资源配置

价格高低,影响供求,引导生产与消费发生相应的变化,因而价格机制可以调节资源的合理配置。

### 3. 调节收入

价格高低决定生产者、消费者的经济利益,是调节收入分配的工具之一。

### 4.是竞争的有力工具

价格机制是市场商品供、销等产业链里面的相关企业相互竞争的有力工具。

## 三、价格机制与其他市场机制的关系

有市场就必然有价格,如商品价格、劳务价格、资本价格、信息价格、技术价格、房地产价格,等等。同时,各种价值形式,诸如财政、税收、货币、利润、工资等,都从不同方面和不同程度上与价格发生一定的相互制约和依赖关系。财政的收支状况直接影响价格。收大于支可以稳定价格,支大于收将促使价格上涨。价格变动又会影响财政收支。税收、利润、利息和工资是价格的组成部分,它们的变动直接影响着价格水平,而且在一定的价格水平下,价格又制约着税收、利息、利润、工资的变动,价格的变动直接取决于货币价值的变动,如货币贬值会促使价格上涨,反之则促使价格下跌。价格相对的稳定,又会制约着货币的发行量。所以价格的变动,不仅直接影响其他价值形式的变动,而且也是其他价值形式变动的综合反映。

在市场机制形成的同时也形成价格机制。市场机制形成的前提条件,必须是社会上存在众多的经济上独立的直接依赖于市场的商品生产经营者。同时,社会上有众多有支付能力和能自由购买的需求者,以及较为完善的市场体系,包括商品市场、劳务市场、资本市场、技术市场、信息市场、房地产市场等。在这三者作用下,形成供求机制、价格机制、激励机制、竞争机制、风险机制,组成统一的市场机制。具体言之,这些机制的形成是这样的:生产经营者和消费需求者为了实现各自的目的,即生产经营者为了实现利润最大化,消费需求者为了实现效用最大化,必须在各种市场上进行交换,以满足各自的需要。这样,供求双方在市场上就形成供求机制。市场上供求双方不断交换,必须以货币作为媒介,才能达成交易,形成价格机制。各种交易价格在市场上形成后,就会发出供求变动的信号,价格上涨说明供不应求,价格下跌说明供过于求,这就给供求双方形成激励机制。

价格机制是市场机制中对市场经济起调节作用的机制;市场机制包含了价格机制、竞争机制、供求机制、激励机制等多种机制;价格机制是对市场机制调节作用的集中体现,是市场机制实现调节作用的枢纽。

从价格机制与其他机制的关系来看,虽然各种机制在市场机制中均处于不同的地位,但价格机制对其他机制都起着推动作用,在市场机制中居于核心地位。

供求机制是市场机制的保证机制。在市场机制中,首先必须有供求机制,才能反映价格与供求关系的内在联系,才能保证价格机制的形成,保证市场机制的正常运行。但价格机制对供求机制起着推动作用,价格涨落推动生产经营者增加或减少供给量,推动消费需求者减少或增加需要量,不断调节供求关系。

竞争机制是市场机制的关键机制。在市场经济中,有竞争,才会促进社会进步、经济发展。价格机制又对竞争机制起着推动作用,价格涨落促进生产经营者开展各种竞争,推进产品创新、技术创新、管理创新,以取得更大利润。

激励机制是市场机制的动力机制。企业生产经营要以利益为激励,推动企业开展竞争,讲求经济效益。价格机制能影响激励机制,价格变动发出信号,激励企业决定生产经营什么,不生产经营什么。

风险机制是市场机制的基础机制。在市场经营中,任何企业在从事生产经营中都会面临着盈利、亏损和破产的风险。价格机制能影响风险机制,价格涨落能推动企业敢冒风险,去追逐利润。

## 四、我国医疗服务价格及其机制

医疗服务价格是对医疗服务作为商品交换所采取的一种价格形式,是医疗服务价值的货币表现,是医疗机构对患者服务的医疗服务项目的收费标准,包括门诊、住院、各项检查、治疗、检验、手术项目等的收费价格。

由于医疗服务属于公共产品的范畴,医疗服务不同于一般的商品,具有福利和商品的双重性,国家不向其征收税金,同时给予一定形式的财政补贴。因而医疗服务价格不是通过市场供求的调节自发形成的,而是采用不完全生产价格模式,即由政府有关部门通过理论价格,再根据国民经济的发展水平和居民的承受能力等来确定价格的水平,因此医疗服务价格一般低于医疗服务价值。医疗服务价格是医疗机构组织收入的主要渠道,是医疗机构弥补医疗支出的主要方式。

### 1. 我国医疗服务价格特点

（1）不完全竞争市场下的价格

医疗服务市场相对于完全竞争市场有其特殊性:①信息不对称。医疗服务的对象缺乏有关知识和信息,很难对服务进行自由选择和评价。②由于疾病的多样性和复杂性,使服务对象无法对不同的服务进行比较和挑选。③资源流动的局限性。医疗服务具有很强的专业技术性,医疗服务市场只允许有执照的医务人员提供服务,医疗服务提供者具有法定的垄断权。④价格需求的弱弹性,即医疗需求对价格升降的变化反应不灵敏。医疗服务市场是不完全竞争市场,其价格是在不完全竞争市场中形成的。

（2）与经济体制关系密切

在计划经济体制下,医院不是一个独立的经济实体,它是由卫生行政部门直接管理,医疗价格由政府硬性规定,群众以价格手段在医院获取医疗福利,医院收支的差额部分由国家补助,医疗服务系统在这种机制下得以运转。在市场经济体制下,国家对医院的补助由差额改为定额,投入相对减少,医疗服务部分市场化。而医疗服务的定价格局仍保持僵化的计划经济状态,造成了医疗服务系统的政策性亏损。

（3）价格是福利性的载体

卫生事业是政府实行一定福利政策的社会公益事业。福利性是可以通过对医疗服务价格进行管制来实现。医疗服务价格的福利性决定了医疗服务单位既是服务的提供者,又是福利的分配者,这就造成医疗服务系统运作上的一系列的矛盾现象。医院作为经营者,目标自然是追求利润最大化,然而,作为福利分配者,目标是降低群众的负担,最大限度地提供优质服务。

（4）价格决定的两面性

医疗服务价格一方面是由生产医疗服务的要素成本决定的。从投入角度看,在国家不投入的情况下,只有以成本为基础的价格,才能维护医疗服务系统的正常运行。另一方面,应该从医疗服务的产出进行考察。医疗服务和一般商品有所不同,医疗服务价值的判断对价格形成的影响是客观存在的。医疗服务的接受与否与人的生命健康息息相关,即使医疗服务价格高于收费标准,病人也会自愿或不自愿地接受。价格对于医疗机构来说是一把"双刃剑"。它既是决定医疗机构营利的主要工具,也是决定医院竞争优势的主要工具。价格管理对于医疗机构之所以重要,主要有 3 个原因:一是市场上服务的同质化趋势增强;二是市场份额的争夺日益剧烈;三是医院品牌定位的考虑。

**2.我国医疗服务价格种类**

中国目前的医疗服务价格基本上实行的是以服务项目作为计量单位收取费用的"项目收费"方法,服务项目不同,制定收费价格的标准也不一样。医疗服务项目可以分为以下 4 类:

（1）药品价格

根据国家的有关规定,医院通常按照药品的批发价格购买,并以零售价格销售,药品的加成率为 15%,政府免收医院药品零售的增值税利润所得税。

（2）医疗用品价格

主要是指医院在提供医疗服务过程中消耗和使用的医用商品。例如,X 线摄片、一次性注射器、人工器官、血液制品等。根据国家卫生部的有关规定,医疗用品的价格应按照进货价格出售,实行保本经营。

（3）常规医疗服务价格

主要是指医院提供的起主导作用的医疗服务,并由物价主管部门控制其价格。包括门诊服务、住院服务等基本的诊断、检查和治疗服务。

（4）高新技术医疗服务价格

对于高技术、新开发的医疗服务项目,物价主管部门由于信息不对称而无法控制其价格,该类服务制定的收费价格比较高。

**3. 我国医疗服务价格作用**

由于上述医疗服务价格的特点,决定了医疗服务价格的产生,不可能完全由市场调节,而应采取由政府指导下的有限接受市场调节的机制。医疗服务价格的作用有:

（1）价值补偿作用

价格是价值的货币表现,制定价格政策应自觉地遵循价值规律。如果医疗收费标准不能反映价值,譬如收费标准低于成本,那么,医疗服务的价值得不到合理补偿,致使医疗机构难以维持简单再生产,医疗功能萎缩,进而影响人民健康水平的提高。医院是技术密集型行业,医务人员的技术劳务消耗包括科技含量和体力的消耗,理应得到合理补偿。如果医务人员的劳务价值得不到体现,会挫伤医务人员的积极性,影响卫生事业的发展。现实中,在有些价值得不到补偿的情况下,有可能出现一些违规收费的行为。

（2）调节卫生资源配置

一般情况下,价格的变动可以引起生产和消费的变动,进而引起资源流向的变化。当某种商品的价格上升时,生产者一般会增加这一商品的生产,这就会吸引社会资源流入这一行业;当某种商品的价格下降时,生产者一般会减少这一商品的生产,部分资源可能就退出这一行业,消费者则可能增加对这一商品的需求。价格正是通过这一过程调节着企业的生产规模、资源在行业间的配置,使社会总供给和总需求趋于平衡。合理的医疗服务价格体系,能够优化卫生资源的配置,使其适应卫生需求的状况,最大限度地提高全民健康素质。如果价格体系不合理,项目间的比价不合理,会致使医疗卫生单位从经济利益出发,对医疗服务进行布局,有利可图的项目各医院争着提供,无利可图的项目少做甚至不做。久而久之,会使有的项目资源多,有的项目资源少,使资源在区域内、行业内、项目间配置不合理。

（3）调节医疗服务供求状况

价格的涨跌,犹如一只无形的手,调节人们的行为,指挥着生产者的行动,牵动着消费者的神经。某种商品价格上升,供给者提高该商品的产量,消费者减少该商品的需求;

反之,某种商品价格下降,供给者减少该商品的产量,消费者增加该商品的需求。医疗服务价格不可能完全通过供求来决定,政府可以干预医疗价格,在一定限度内调节医疗服务的供求关系,使卫生资源得到充分利用。在现行的收费标准中,大多数医疗项目没有按照医院级别合理拉开档次,形成患者过度向大医院集中,对同样的医疗服务,大医院供不应求,出现看病难、住院难,医院超负荷运转,而一些基层医院出现了门前冷落的局面,造成了卫生资源的闲置和浪费并存。

### 4. 我国医疗服务价格影响因素

**(1)医疗服务成本**

医疗服务成本是指医疗单位为提供医疗服务而支付的各项费用的总和。首先医疗服务成本是医疗价格的主要组成部分,是医疗价格构成中最基本、最主要的因素。一般来说,成本的大小在很大程度上反映了医疗服务质量的大小,并同医疗价格的高低成正比。医疗服务的价值和其他商品的价值一样,取决于它所消耗的社会必要劳动时间。这个社会必要劳动时间的消耗,既包括物化劳动的消耗,也包括活劳动的消耗。物化劳动的消耗是指提供卫生服务时所消耗的仪器、设备、卫生材料等,其价值转移到医疗服务商品中去。活劳动的消耗创造了新的价值,它分为 2 部分,一部分是医务劳动者为自己的劳动,属于必要劳动的消耗;另一部分劳动消耗则属于医务劳动者为社会的劳动。其次,医疗服务成本是制定医疗价格的界限。一般情况下,医疗服务的价格应该与其价值大体相符。但由于供求关系的影响,或者是为贯彻国家的卫生政策,使某些医疗服务项目的价格有计划地偏离其价值,这也是可以的。

**(2)供求关系**

价格与供求的关系是相互影响、相互制约的。一方面价格运行调节供求关系,另一方面供求关系状况又制约着价格运动的方向。当供不应求时,价格在价值的基础上向偏高的方向运动即价格上涨;当供过于求时,价格在价值的基础上向偏低的方向运动,即价格下降。

医疗服务的特殊性,削弱了供求关系对医疗服务价格的影响。医疗服务市场中,医疗服务是由医务人员提供的高度专业化服务,专业性和技术性要求很高,普通患者很难掌握复杂的医学知识,而且人们搜寻医疗服务相关信息的成本也比较高,因此医疗服务市场中的信息不对称问题表现得更为严重。医生具有医疗服务提供者和患者代理人的双重身份,可以创造额外的医疗服务需求。而且医疗服务需求比较缺乏弹性,医疗服务消费具有强制性,患者虽然会对医疗服务的价格变化有所反应,但是反应的敏感程度不高。在医疗服务需求缺乏弹性的情况下,医疗服务供给者提高价格可以获得更多的收益,使其有提价的潜在动机。

（3）财政补贴

由于医疗服务是一种消费无排他性但有竞争性的准公共产品,医疗服务产品具有极强的正外部性,政府对医疗进行财政补贴,以改善医疗价格形成的成本补偿机制是十分必要的。中国医疗机构大部分属于非营利性质,其收入主要来自3个部分:财政补贴、医疗服务价格和药品费用。其中,财政补贴和医疗服务收费在本质上均是对医疗机构的运行成本的一种补偿。

（4）价格政策

由于医疗服务市场的特殊性,在不同的国家及不同的医疗保险形式下,实行不同的价格来进行宏观调控。中国的卫生事业是实行一定福利政策的公益性事业,对医疗价格实行统一领导分级管理。医疗服务的价值不是全部通过市场实现的,体现福利的那部分价值通过财政补贴的形式实现。国家的价格政策对卫生服务价格的形成的影响主要体现在:一是卫生价格决策已经向科学化决策发展,卫生价格的制定开始注重卫生价格研究成果,部分研究成果被应用到卫生价格决策中;二是卫生服务价格决策既考虑到卫生服务项目的成本,又考虑到消费者的支付能力;三是卫生服务价格逐步实行分级管理,增加了地方政府的自主性和价格管理的灵活性。

（5）医疗费用支付方式

医疗费用的支付方式对医疗服务供给者具有激励和导向作用。常见的支付方式有按服务项目付费和按病种付费2种方式。在按服务项目支付医疗费用的方式下,医疗服务供给者提供的所有服务项目都将得到偿付,他们不承担任何经济风险。按病种付费通过提供适当的经济激励影响医疗服务供给者行为,能够防止医疗服务供给者延长住院时间或提供不必要的、可有可无的保健服务,以降低成本或降低成本上升的速度,控制医疗费用的过度上涨。

## 五、我国价格机制改革

中国长期忽视价值规律的作用,造成价格体系相当紊乱和不合理。这主要表现在:同类商品的质量差价没有拉开,不同商品之间的比价不合理,特别是某些药品及其原材料价格偏低。

价格改革的原则,就是要使物价总水平基本稳定;城乡居民的收入水平与物价水平相适应;多数重要商品价格大体接近价值,实行等价交换;国家的价格补贴大部分取消,价格关系大体平衡;多数商品之间的比价、差价合理,各部门各企业都有可能获得大体相同的利润率。

价格改革的关键,是要在市场形成价格的基础上,理顺各种商品之间的比价体系和差价体系。比价体系是指国民经济不同部门所生产的不同种商品的价格之间的对比关系,实质是不同种商品的价值对比关系。比价合理,才能实现等价交换。商品比价体系主要包括工农产品比价、农产品比价、工业品比价 3 类。商品差价体系主要包括购销差价、地区差价、批零差价、季节差价和质量差价 5 类。

### 1. 市场形成价格的机制

逐步实现主要由市场供求关系形成商品价格的机制,是发挥市场对资源配置起基础性作用的关键,是我国价格改革的目标。目前,中国绝大部分商品包括生产资料的价格已经由市场形成,市场供求决定价格的价格机制已经初步建立。

今后,一方面要继续放开价格,以进一步扩大市场调节价格的范围。另一方面,要建立和完善价格法规体系,制止乱涨价、乱收费,实施反暴利、反倾销等措施。

### 2. 价格管理体制

价格管理制度是社会主义国家对商品价格进行管理和调节的各种具体管理制度和管理形式的总称。在中国原有的传统计划经济模式下,形成了过分集中的价格管理制度。所有的商品几乎都由政府定价,在价格管理中排斥市场机制的作用,妨碍主要由市场机制形成价格,不能使价格及时地随着商品价值和供求关系的变化而变化。中国价格体系的不合理,同价格管理体制的不合理有密切关系。改革价格管理体制,就是要改变单一的政府定价方式,实行以市场形成价格为主的价格管理制度。即除极少数商品和有的公益性事业和劳务由政府统一定价外,其他商品和劳务都要逐步放开价格,由作为市场主体的企业来定价。政府统一定价是指由县级以上政府的物价部门、业务主管部门,按照国家规定权限制定价格或指导价格。

### 3. 健全市场管理法规

建立和健全市场管理的法规,加强市场管理,促进市场运行的规范化和法制化,是培育和发展市场体系的重要组成部分。

市场管理法规的内容十分广泛,大体可分为如下 3 大类:

#### (1) 市场运行的法规

这是直接作用于市场,为保证市场正常运行所必需的法规。它包括各类市场运行的共同法规,以及不同类型市场运行的特殊法规 2 个方面;前者如进入和退出市场的法规、等价交换的法规、商品自愿让渡的法规、公平竞争的法规等,后者如根据生活消费品市场、生产资料市场、金融市场、劳动力市场等的特点而建立的各自的法规。

（2）企业内部管理和企业经济行为的法规

包括企业产权特别是国有企业产权界定和产权转移的法规。确立企业法人地位的法规，企业行使生产经营自主权的法规，国有企业实行承包制、租赁制、股份制等经营形式的法规，企业内部的各种管理、奖励法规等。它们是确定市场经济秩序的微观基础。

（3）国家经济行为的法规

包括政企关系、中央和地方关系、政府各经济管理部门之间关系的法规；国家工商行政管理、税收、物价、统计、审计、财政等部门的工作制度和行为法规，国家对国民经济各方面的调控和管理的法规等。它们是维护市场经济秩序的重要保证。其中，建立消除不平等竞争，实现竞争公平化的法规，是市场法规的核心。

# 参考文献

[1] 陈世清. 超越中国主流经济学家[M]. 北京：中国国际广播出版社，2013.

[2] 陈世清. 中国经济解释与重建[M]. 北京：中国时代经济出版社，2011.

[3] 黄晓光，周绿林，王悦. 卫生经济学[M]. 北京：人民卫生出版社，2006.

[4] 张鹭鹭，马玉琴. 中国医药卫生体制改革循证决策研究：基于(i+n)HDS复杂模型体系[M]. 北京：科学出版社，2011.

[5] 杨敬宇，丁国武. 卫生经济学[M]. 兰州：兰州大学出版社，2009.

# 第二章

# 卫生经济学的基本原理与方法

近年来,卫生经济学(health economics)被认为是研究公共政策(卫生经济政策)的选择和对卫生部门的影响,以达到卫生筹资和卫生服务的经济效率和公平性的学科,是分析卫生系统改革和执行卫生政策的主要工具之一。

## 第一节　卫生经济学的定义

20世纪70年代以来,国内外主要卫生经济学家对卫生经济学进行了多种大同小异的定义。

### 一、国外的卫生经济学定义

Samuelson P. A. 在1976年提出:"卫生经济学是研究人们及社会的选择,在用钱或不用钱的情况下,采用不同方法利用稀缺的卫生资源,为社会不同的人群生产和分配不同的商品,为当前及未来消费服务,以卫生经济学的方法分析成本和效益,改进资源配置的模式。"

Philip J. 于1987年认为"经济学是一门涉及稀缺资源利用结果的科学,卫生经济学涉及经济问题中的特殊部分——健康及卫生保健"。

卫生经济学的定义是很广泛的,是将经济学的理论、概念和技术应用于卫生部门。它考虑以下几个方面:在不同健康促进活动中的资源配置;卫生服务提供中资源的数量;卫生机构的组织及经费;配置卫生资源的利用效率;个人及社会的预防、治疗及康复卫生服务的效果。

Kinnon C. M. 等于 1994 年总结为："卫生经济学是应用经济学理论去观察与健康及卫生服务有关的现象和问题,研究内容包括健康状况的意义及测量,健康及卫生服务的产出,健康及卫生服务的需求,卫生领域中的成本效果及成本效益分析,健康保险,卫生服务市场的分析,卫生服务的筹资,疾病成本,卫生服务不同方案的评估,卫生资源的计划,医疗供给产业的经济学,影响健康及卫生保健服务利用的决定因素,医院经济学,卫生保健预算,资源配置及医务人员报酬方法的研究。"

## 二、国内的卫生经济学定义

最早,哈尔滨医科大学于 1985 年在《卫生经济学原理与方法》一书中提出:"卫生经济学是卫生部门的经济学,它研究提供卫生服务的时候发生的经济关系和经济活动。"其后,众多学者提出多种定义,其中,胡善联于 1996 年在《卫生经济学基本理论与方法》一书中提出的定义比较科学:"卫生经济学是一门研究卫生保健和医疗保健的经济学。它运用经济学的基本原理和方法来研究卫生资源的筹措、配置和利用,研究卫生服务的需求、定价和供给中的经济学问题及卫生经济的政策和策略。"

总之,以上这些卫生经济学的定义离不开他们所处的时代、社会经济的发展以及卫生改革实践的需要。尽管卫生经济学的定义有很大的不同,但都强调了卫生经济学是一个部门经济学,是一门新兴的边缘学科,运用了经济学的原理和方法,阐明了主要是研究稀缺经济资源的配置和选择使用问题,同时也强调卫生经济学是一门分析的社会科学。

综上,卫生经济学可定义为:是经济学领域中的一个分支,是一门新兴的边缘学科,它是应用经济学理论、概念和方法,研究、阐明健康及卫生服务中出现的专业性的特殊经济学规律,解决健康及卫生服务中出现的经济学规律现象及问题。

卫生经济学研究的对象是卫生服务过程中的经济活动和经济关系。卫生经济学研究的内容是揭示上述经济活动和经济关系的规律,最优化地筹集、开发、配置和利用卫生资源,提高卫生服务的社会效益和经济效益。卫生经济学是分析卫生系统改革和执行卫生政策的主要工具之一。

卫生经济学的发展形成了医疗经济学、保健经济学、健康经济学、药物经济学和卫生福利经济学等三级分支学科。

# 第二节　卫生经济学的研究方法

经济学可以分成 2 大领域,即宏观经济学及微观经济学。宏观经济学( macroeconomics)研究涉及全球性的经济问题和国家的经济政策,包括国民收入、投资及消费总量、就业、货币供应、影响宏观经济的因素及变化趋势。而微观经济学(microeconomics)是分析消费者(如家庭或个人)、单位(企业)或部门的行为,包括产品及服务的数量、价格及各种影响生产的因素。不同的领域的经济学的研究方法有所不同。

## 一、经济学的研究方法

经济学的研究方法一般分为:

**1. 实证经济学研究(positive economics)**

实证经济学研究是运用经验观察及描述方法,说明和分析过去、目前和将来的各种经济活动和规律;是一种描述性经济学(descriptive economics)。

**2. 规范经济学研究(normative economics)**

规范经济学研究是研究各种规范、标准并做出分析、解释和判断,是一种解释性经济学(explanatory economics)。

## 二、卫生经济学的研究方法

卫生经济学的研究方法基本上也是遵循这个规律:

**1. 观察描述性的方法**

首先是应用观察的方法描述卫生保健系统中存在的各种现象,将各种卫生服务作为影响健康的一个过程。影响健康的因素可以是生活方式、环境因素、遗传生物学因素及卫生保健。卫生经济学研究的只是卫生保健及卫生服务方面影响健康的因素,如提供了多少卫生保健工作、居民的疾病经济负担、投入了多少卫生资源、其产出效果如何、卫生机构的组织运行体制等。这种研究方法往往采用横断面调查方法,或采用比较性研究,或时间序列分析方法。

**2. 解释性方法**

其次是应用解释性方法,因为卫生保健是一个过程或活动,产出结果是健康,卫生资源的投入及资源的不同组合是否达到最佳的经济规模效益就需要进行解释和分析。又如价格与需求的关系,因为生产总值变化与卫生费用之间的弹性关系,不同共负比例对医疗需求的影响都需要进行计量经济学方法的分析,求出各变量之间的内在联系。

**3. 评价的方法**

最后卫生经济学还可采用评价的方法,测定投入与产出是否具有技术经济效率。卫生资源的配置、卫生服务的利用以及居民健康状况的分布是否公平,这些都需要采用经济学评价的方法。

传统的卫生经济学注重在微观水平上的资源配置(如成本效益及成本效果分析)。近年来卫生经济学也逐渐强调宏观经济对健康的影响,包括评价研究卫生筹资(health financing)以及资源的筹措(resource mobilization)。

# 第三节　卫生经济学的研究内容

宏观经济政策的调整对卫生事业和国民健康都会带来一定的影响,包括卫生政策、卫生需求、卫生供给及健康状况,同时也深刻影响到不同时期卫生经济学的研究内容。

## 一、宏观经济政策对卫生的影响

经济结构调整(economic structure adjustment)是在经济发展中必然出现的一种状况,使经济从不平衡达到新的平衡。每次宏观经济政策的调整对卫生事业和国民健康都会带来一定的影响,包括卫生政策、卫生需求、卫生供给及健康状况。无论是在 20 世纪 80 年代世界经济出现危机和萧条时期,还是我国在"十年动乱"造成严重混乱进行经济调整时期,对卫生部门都产生了影响,特别是对收入较低的贫困者和脆弱人群,他们往往缺乏基本的食物、住房、营养和健康保障,造成因贫致病或因病致贫。为了减少经济结构调整带来对健康的负效应,就需要国家在卫生政策以及卫生筹资方案上进行相应的调整。

我国经济调整是在由计划经济体制向市场经济体制转轨过程条件下产生的。当前国民经济已进入了一个从小幅增加投资而以现有存量调整为特征的时期过渡到大幅增加投资而显著增加经济规模为特征的时期,在政府指导下,通过个人、企业的兼并、破产、资产重组,对人力资源配置和社会保险福利都会发生深层次的影响。经济调整必然带来暂时的动态失业和再就业,所以要同步考虑全面推进,建立包括养老、医疗和失业保险在内的社会保障体系。

经济发展是改善健康的基本条件,近几十年来中国宏观经济显著增长,为了经济可持续发展,政府对健康行业进行大量投资,人民的卫生状况、卫生服务条件、期望寿命均明显提高。

## 二、卫生经济学研究内容

卫生经济学研究内容总体包括健康状况的意义及测量,健康及卫生服务的产出,健康及卫生服务的需求,卫生领域中的成本效果及成本效益分析,健康保险,卫生服务市场的分析,卫生服务的筹资,疾病成本,卫生服务不同方案的评估,卫生资源的计划,医疗供给产业的经济学,影响健康及卫生保健服务利用的决定因素,医院经济学,卫生保健预算,资源配置及医务人员报酬方法,等等;不同时期,其研究重点是有差异的。

### 三、卫生筹资、利用与费用控制

卫生筹资是卫生经济学研究的重点内容。它是研究采取不同方式来筹措和动员财经资源用于卫生服务以及研究控制卫生费用的方法和措施。卫生筹资有多种方式,如政府筹资、社会强制性健康保险、社区筹资(community financing)、盈利的商业健康保险、个人付费(user charges)、多边或双边的国际援助,非政府机构的捐赠等。

筹集卫生资金以后,如何更好地利用资源,减少浪费,就需要改进财务管理,利用适宜技术或各种人力资源。在卫生费用的控制政策方面应包括选择成本低、效果好的卫生服务,对项目进行预算管理和财务分析,支付方式(payment system)的改进和选择[包括按项目支付、按病例支付、按床日支付、统一费率、按人头支付、工资支付及总额预算支付(global budget)等]。

总之,无论是卫生筹资,还是费用控制方面,都不可能用单一的方法来解决问题。在卫生筹资方面需要进行多渠道的筹资,而且要权衡各种筹资方式的利弊;在费用控制方面也是这样,需要联合采用多种政策和手段。

### 四、卫生经济学评价

经济资源包括卫生资源都是稀缺的,所有国家包括发达的工业化国家,如何利用好稀缺的经济资源面临着一个选择问题。科、教、文、卫各部门之间都会发生竞争经济资源的现象。即使在卫生部门内部,卫生资源也有一个投向问题,是向初级卫生保健倾斜呢,还是把卫生资源投入到发展高新技术。卫生资源的配置是复杂的,要考虑到社会、经济、政治、文化等各方面因素的影响。有一条原则必须遵循,就是要使资源发挥最大的社会效益和经济效益,俗称高性价比。这就需要经济学评价方法,总的来说,经济学评价可以分为以下5种类型:

①成本分析。②最小成本分析。它是一种简单的经济学评价方法,在相等结果条件下比较各种干预措施的相对成本(或费用)。③成本效果分析。它是在达到同一目标条件下,比较各种方案的成本或效果的大小,效果用健康或卫生服务指标来表示。④最复杂的经济学评价方法是成本效益分析,它是用货币值来表示的。⑤如果将效果用健康效用(生命质量)来表示的话,就是成本效用分析。

进行经济学评价时最重要的内容包括选择不同的干预方案,确定成本及干预效果的内涵和方法,选择比较的时间(time preference)等。

## 五、卫生经济学重点研究领域

1996年世界卫生组织特定委员会对当前国际卫生政策研究进行了回顾,提出了今后值得进行卫生经济学研究的重点领域。其目的是提高会员国家卫生政策的决策质量。卫生经济学主要研究领域有以下5个方面:①根据疾病负担、家庭行为及服务的要求来测定健康需要(health need)。②根据成本效果分析来选择健康干预方案及发展新的干预措施。③建立国家卫生账户(national health accounts)及卫生筹资研究。④对卫生部门的改革进行比较性分析及干预。⑤卫生与经济政策。

### 1. 疾病负担与卫生政策研究

疾病负担包括由死亡引起的寿命损失及失能残疾造成的时间损失。由于不同年龄组人群死亡及患病的情况不同,疾病负担的程度也不同,可以用来比较不同疾病、危险因素及社会人群组的失能调整生命年(disability adjusted life year, DALY),也可用于国内各地区或国际间比较、评价综合健康状况。疾病负担的研究需要有人口学、流行病学及经济学的综合学科知识,更需要有生命统计,死亡统计,流行病学的发病、患病及病程的统计信息资料为基础。

疾病负担(burden of disease)的研究方法是近年来发展的一种政策研究工具,它可帮助确定存在的卫生问题,分析人群的健康状况,提出相应的卫生政策。

### 2. 成本效果分析

由于卫生资源稀缺,因此需要合理使用。确定稀缺资源使用的优先重点不仅需要从政治因素来考虑,而且从经济学方面进行成本效果的分析也是十分重要的。

在进行健康干预研究时,成本效果分析一般能用在2个方面,一个方面是确定一种最有效的干预方法或技术来防治某个特定的疾病。如确定长程或短程化学疗法治疗结核病的效果;另一方面是用于评价不同疾病的干预方案,从中找出最有效的资源配置方案。如比较结核病和心血管病之间的成本效果,或预防与治疗措施的成本效果,提出资源配置的优先重点。

成本效果分析还可以用来估计某种干预措施的期望成本效果(expected cost-efective-ness),即估计它的成本、可能产生的影响以及成功发展的概率。

### 3. 卫生总费用分析

卫生总费用是指一个国家或地区在一定时期内(通常是一年)全社会用于医疗卫生

服务所消耗的资金总额。是以货币作为综合计量手段,从全社会角度反映卫生资金的全部运动过程,分析与评价卫生资金的筹集、分配和使用效果。

卫生总费用是由政府卫生支出、社会卫生支出和个人卫生支出3部分构成,是标志一个国家整体对卫生领域的投入高低。作为国际通行指标,卫生总费用被认为是了解一个国家卫生状况的有效途径之一,按照世卫组织的要求,发展中国家卫生总费用占GDP总费用不应低于5%。

卫生总费用分析也可称为国家卫生账户。它是从全国卫生总费用的筹资来源(sources)以及使用(uses)2方面来分析卫生费用的流向,用于卫生政策研究。卫生总费用分析也是反映卫生保健效率和公平性,以及决定卫生费用配置优先重点的有效研究工具。

迄今很多发达及发展中国家已开展了卫生总费用的调查,如经济合作与发展组织的国家(OECD)、美国、墨西哥、菲律宾和南非。1996年在墨西哥召开的国际会议上交流各国发展和应用国家卫生账户的经验。墨西哥、菲律宾及南非3国将成为南美、亚洲及非洲的地区性研究中心。自20世纪90年代以来,我国在世界银行的帮助下,也建立了卫生总费用的信息系统,定期公布我国卫生总费用的数据,1995年我国卫生总费用已达到2257亿元,占国内生产总值的3.88%,人均卫生费用已达190.58元(按当年现行价格计算)。2016年全国卫生总费用4.6万亿,占GDP百分比为6.2%。

**4. 卫生改革的模式**

卫生改革是由政府领导的,从政策及机构上发生基本改变的一个连续过程,其目的是通过改变卫生部门的功能和效绩,最终提高人群的健康状况,改进卫生部门自身的效率、公平性、效果以及对服务利用者的责任感(responsive nesstousers)。

根据发达及发展中国家的具体情况,卫生改革的模式是不同的,不同改革模式中采用的卫生经济政策也有很大的差别。

(1)以市场为导向的卫生改革模式

在许多发达国家是以市场为导向来进行卫生改革的。在这些国家里全民均有卫生服务的覆盖;社会保险与私人商业保险间展开竞争;根据人群风险程度,国家拿出风险基金,同时采用共负保险(co-insurance)的方式,个人自付一部分费用。

(2)以公共合同方式为主的改革模式

这种模式也是发达国家所采用的。国家提供主要的公共资金,全民覆盖卫生服务。国家"购买"卫生服务,对卫生服务提供方式采取总额预算的支付方式或竞争性合同制度。许多福利国家就是采取这种公共合同形式进行卫生改革的。

（3）发展中国家的改革模式

发展中国家也在越来越多地采用市场为导向（market oriented）的卫生改革模式。包括对公共卫生服务进行收费，促进商业私人保险的发展以及分权的管理方式。近年来已开始注意到将有限的卫生经费用到那些成本低、效果好的基本卫生服务项目上去。

近10年世界各国的卫生部门都在改革，总的趋势是提高效率，增加成本效果。由于贫困人口个人自付卫生费用的比例增加，加剧了卫生服务利用的不公平性及服务质量的下降。

**5.卫生经济政策研究**

卫生行业状况是离不开宏观经济的，经济的发展、脱贫与卫生健康状况的改善是紧密相连的，卫生工作是扶贫的一项内容。当宏观经济改革进行经济结构调整时，国家卫生经费投入发生变化，将对卫生发展带来很大影响，必然影响到卫生经济政策的调整。

卫生部门与其他部门之间的改革、发展也是密切相关的，如教育、农业、能源交通和环境保护等，卫生经济政策必须与其相适应。

以上种种，均需要卫生部门事前研究卫生经济政策，提出相应预案；事中研究卫生经济政策实施效果以及出现的各种问题，提出并实施相应解决方案；事后回顾性总结、研究卫生经济政策总体实施效果以及出现的各种问题，提出新的卫生政策。

# 第四节　卫生经济学的发展

卫生经济学属于比较新的交叉学科，虽然只有近半个世纪的历史，但是，随着世界经济及经济学理论的发展，尤其是卫生管理、医疗保险的发展，卫生经济学也有着长足发展。

## 一、学科的发展

卫生经济学属于比较新的交叉学科，只有近半个世纪的历史。

在北美及欧洲发达国家也只有少数国家或机构开设单独的卫生经济学学位课程。大部分学校将卫生经济学的内容作为其他专业课程的一个组成部分，如流行病学与社区医学、卫生计划、医院管理、医学社会学、社会政策等。在比利时布鲁塞尔自由大学，英国利兹大学，瑞典卫生经济研究所，荷兰阿姆斯特丹皇家热带学院，美国的霍布金斯、哈佛、波士顿大学等单位就是将卫生经济学纳入公共卫生、计划或管理的专业课程。这些单位与发展中国家建立双边关系,重点研究卫生筹资、卫生服务及规划经济学评价、医疗保健和保险经济学。

许多国际组织在卫生经济学发展中发挥了重要作用,如世界银行、各大洲的发展银行、世界卫生组织、联合国国际儿童紧急救援基金会(UNICEF,简称"联合国儿童基金会"),以及许多非政府组织,如国际卫生政策规划组织(IHPP)、国际临床流行病学网络(INCLEN)、美国洛氏基金会和福特基金会等。

1993年11月,世界卫生组织(WHO)在卫生总干事倡导下成立了卫生经济特别工作组,其目标是促进会员国在制定和执行卫生政策的过程中更多地应用卫生经济学。联合国儿童基金会近5年来致力于提高卫生经济及筹资能力,用以加强各国基本卫生服务的成本及筹资研究。在42个亚、非、拉国家举办了成本、资源利用和卫生筹资的培训班。自1993年起联合国儿童基金会又在以下几个领域进行了卫生经济学研究:①公平性及可及性;②社区筹资及社区参与;③卫生人员的激励及工作;④卫生结构及系统的持续性发展;⑤药品的采购、分配及质量保证;⑥卫生筹资及服务质量。

1996年5月在加拿大温哥华召开了第一届国际卫生经济学会(IHEA)大会。这是一次盛大的卫生经济学国际交流论坛,不仅检阅了卫生经济学研究的进展,而且提出了许多具有研究机遇和挑战的新领域和课题。如健康及卫生保健筹资的问题;卫生保健的界定(boundaries of health care);提供者、支付者及消费者的激励机制;卫生保健改革中谁得益、谁失益及总的教训。会议交流和报告的内容反映了当代卫生经济学研究的许多领先领域,如探讨了卫生保健的机会成本、卫生经济计量学的进展、健康效用指数(health utilities index)的应用、在市场为导向的卫生改革中如何进行风险调整(risk adjustment)、个体医生的规模经济效益、集体办医的最优激励方式、不同组织及筹资模式下医生的行为及收入、经济学评价标准、药品政策及评价、卫生改革与经济发展以及研究人群健康的微观模拟模型(POHEM)等。2001年在英国约克召开第三届国际卫生经济学大会。会议讨论主题包括规范卫生保健市场,卫生保健筹资与提供的公平性、经济学评价,药物经济学,卫生保健合同签订,卫生经济在发展中经济及转型条件下的发展,以及超越卫生保健外更广泛内容的卫生经济学,从这些议题中我们可以体会到卫生经济学的最新发展方向。

发展中国家的卫生经济学的研究一般比较薄弱,而且起步较晚。我国从1982年起才成立了中国卫生经济学会,以后全国30个省、市和地区也相继成立了分会。迄今已有会员4000余人,他们大多来自各省市卫生行政部门、医院、预防、保健机构的计划财务管理人员和从事卫生经济学的教师。从20世纪80年代起卫生经济学开始被列入卫生管理及预防医学专业教学内容之一。1991年,在世界银行经济发展学院的推动下,卫生部组织了有 10 个医学院校和单位参加的中国卫生经济培训和研究网络。随着改革开放的需要,中国卫生经济学的研究正在蓬勃开展,为中国卫生改革和发展以及卫生经济政策的研究提供了有价值的成果。

## 二、卫生改革与研究能力的发展

当前世界各国均在以市场为导向进行卫生改革。在俄罗斯、荷兰、以色列、瑞士、比利时、德国或美国尽管改革的做法各有不同,但都面临着消费者选择众多医疗保险计划的情况。在卫生经济学研究中一个共同的技术问题,就是如何发展一种方法来解决按人头付费的风险调整问题(risk-adjusted capitation payments,RACP)。作为政府或中央公积金机构要考虑不同投保者患病的风险性是不同的,以此激励保险机构提高效率,防止有的保险组织或在竞争的医疗市场中提供者专门选择风险小的人群进行保险。

一个国家卫生经济研究能力的强弱,应从供需双方来进行分析。卫生经济研究的"供方"应该是从事于卫生经济学的研究人员,包括卫生经济学家、卫生政策研究专家、计划财务管理人员和各级卫生技术人员。他们长期在卫生部门工作,对卫生部门内部各项经济活动规律有深入的研究。卫生经济研究的"需方"是财政、计划、物价、社保、卫生等国家政府部门,他们需要有一系列可行的卫生经济政策来指导卫生事业的投资和发展。

在不同的国家和地区,卫生经济研究的需方和供方的能力是不同的。就我国而言,自 1996 年中央卫生工作会议以后,出台了《中共中央、国务院关于卫生改革与发展的决定》,决定了未来 15 年中国卫生工作发展的方向。1998 年《国务院关于建立城镇职工基本医疗保险制度的决定》及 2000 年国务院八部委《关于城镇医药卫生体制改革的指导意见》的出台,对国家和各级政府提出了必须结合当地情况,提出具体卫生经济政策,推进卫生改革。

随着全国医疗体制改革的深入,医疗服务价格项目规范化的逐步加强,各地医疗服务价格调整力度进一步加大,覆盖范围广,调整项目数量多,以结构型调整为主,调价形式更加灵活,收付费改革工作持续推进。

2018 年 6 月,《广东省深化公立医院综合改革行动方案》就提出,2018 年年底前全省全面取消医用耗材加成,由此减少的合理收入,全部通过调整医疗服务价格予以补偿。12 月 20 日,在第三阶段价格调整中,深圳全面取消耗材加成。医用耗材就是医院用的消耗很频繁的配件类产品,常见的有血糖试纸、简易雾化吸入器、石膏绷带、心脏支架等。

以往深圳各公立医院依据相关规定,对耗材加收 8%~10%,单件最高加收 800 元。而现在,医院采购什么价就收患者什么价,没有中间差价。

2019 年全国卫生健康财务工作会议提供的《2018 年全国医疗服务价格改革进展情况报告》表明,2018 年,青海省、内蒙古自治区和山东省青岛市已于 2016 年正式实施 2012 版《全国医疗服务价格项目规范》,安徽省、天津市等 18 个省份调整医疗服务项目价格,27 个省份审核发布了新增(或新开展)医疗服务项目共 2000 余项。截至 2018 年年底,28 个省份制定了按病种收费文件,各地按人头付费、按床日付费、总额预付等多种付费方式相结合的复合型支付方式也在持续探索推进。同时,全国按疾病诊断相关分组(DRG)收付费改革"三+3"试点工作稳步推进。《报告》要求,应注重进一步规范医疗服务价格项目。加强成本核算能力,积极探索建立医疗服务价格动态调整机制,逐步理顺医疗服务比价关系。

以上医疗体制改革,给医疗管理,尤其是医疗经济管理提出了新课题,但是我国的卫生经济研究队伍和机构还比较薄弱,还不能适应形势发展的需要。因此迫切需要普及卫生经济学的知识,加强卫生经济研究能力的建设,加强卫生经济政策的研究;卫生经济研究人员需要不断提高自身素质,向政府部门推广政策研究的成果,为政府部门科学决策提供科学实证依据。

## 三、卫生技术评估

在"健康中国 2030"国家战略和深化医疗卫生体制改革与公立医院改革的大形势下,开展 HB-HTA 是我国医疗卫生机构未来的发展趋势。2018 年 11 月 1 日起国家卫健委法规司施行《医疗技术临床应用管理办法》,要求医院实行医疗技术负面清单管理,禁止临床应用安全性和有效性不确切的技术,存在重大伦理问题,已经被临床淘汰的技术和未经临床研究论证的医疗新技术。

要推广或者实施一项医疗技术,就要对其进行评估,即卫生技术评估(health technology assessment,HTA),IITA 是对卫生技术的安全性、有效性、经济性和社会适宜性进行综合评价,可为卫生技术的研发、应用、推广与淘汰提供科学证据,从而合理配置卫生资源,提高有限卫生资源的利用质量和效率;是一个涉及多学科的决策分析领域,评估某一医疗技术在开发、传播和应用过程中对医疗、社会、需求和经济所产生的影响。HTA 的内容,目前学界并未给出一个准确的定义,主要包括需求性、技术特性、安全性、有效性、经济学特性和社会应性等方面。我国 2018 年将 HTA 写入基本医疗卫生与健康促进法,确立了 HTA 的法律地位。医院是新技术准入与使用的主体,也是卫生技术管理的责任主体。如何将 HTA 的理念引入到医院的卫生技术临床管理,尤其是在医院和临床科室遴选、准入、使用新技术的决策等方面,建立一套基于循证的医院卫生技术管理架构,是提升我国医院精细化管理水平的重要方法。

传统的 HTA 主要用于国家和地区层面,其评估内容和关注重点主要针对重大疾病负担和需求,往往需要获得大量高质量证据,耗费大量时间,美国技术评估办公室 1973 年首次开展 HTA,3 年后才提交第一份正式的 HTA 报告。对于需要快速决策但资源有限的医院而言,开展综合性的 HTA 存在诸多困难,且不符合医院决策的现实需求。因此,亟须一种针对医院层面的 HTA 方法。

1999 年,西班牙首次提出针对医院层面的 HTA 工具,这是最早关于医院层面 HTA 的报道;2005 年,丹麦卫生技术评估中心(Danish Centre for health technology assessment, DACEHTA)首次提出 Mini 卫生技术评估(Mini-HTA)的概念,很快受到广泛关注,其开发和不断完善的 Mini-HAT 工具也被越来越多的医疗机构所使用和认可,逐渐成为全球医院层面卫生决策的重要工具。从 Mini-HTA 的服务的对象(医院决策层)和评估的内容(医疗设备、药品、诊断方法等)来看,Mini-HTA 就是医院卫生技术评估(hospital-based health technology assessment,HB-HTA)。

医院层面的 HTA 方法,即 HB-HTA,是根据医院需求为医院管理决策进行 HTA 活动,是解决提高服务效能和合理控制成本这两大管理难题的有效途径。HB-HTA 作为一种医院卫生技术配置决策管理模式,在新技术应用和落后技术淘汰、医疗费用增长控制、技术效果提升和患者安全促进方面具有明显的应用价值。引入和推广 HB-HTA 理念与方法是提升公立医院精细化管理水平、建立现代医院管理制度、落实医改政策的科学方法与手段。国家和各医疗机构需要推广医院循证管理理念和方法、加强 HB-HTA 的顶层设计、建立 HB-HTA 机构和人才队伍、探索本土化的 HB-HTA 模式和机制,建立具有中国特色,适合我国发展的 HB-HTA 体系。

**1. HTA 和 HB-HTA 的区别**

HB-HTA 指根据医院情况,为医院管理决策而进行的 HTA 活动,它包括在医院开展和为医院评估 HTA 的过程和方法。

HTA 往往关注国家或社会层面,HB-HTA 侧重关注医院级的层面,而两者在影响层面差别较大;HTA 最常用的经济学评价类型是从社会或国家角度做成本-效果分析,HB-HTA 从医院角度做预算影响分析。详见表 2-1。

**表 2-1 HB-HTA 和 HTA 的区别**

| 条目 | HTA | HB-HTA |
|---|---|---|
| 发起人 | 政策制定者或医疗支付者 | 临床医护人员 |
| 评估技术的类型 | 药品、医用设备、医疗器械、诊疗方案 | 药品、医用设备、医疗器械、诊疗方案 |
| 开展评估的人员 | 国家或区域 HTA 部门的学者、委托开展技术评估的大学学者 | HB-HTA 部门的评估人员、为医院开展 HTA 的国家或地区 HTA 机构的评估人员、接受 HTA 培训的临床医生 |
| 团队专业背景 | 临床医护人员、循证医学家、流行病学家、经济学家、统计学家、社会工作者、伦理学家 | 临床医护人员、临床流行病学家、公共卫生专家、经济学家 |
| 评估内容 | 卫生技术特征、健康问题和技术的使用情况、安全性评价、有效性评价、经济性评价（从国家和社会角度）、社会适用性评价（伦理、组织、社会和法律方面） | 健康问题和技术的使用情况、安全性评价、有效性评价、经济性评价（从医院角度）、医院适用性评价（政治战略、组织影响方面）、证据质量以及对患者重要结果的影响 |
| 测量指标 | 经常使用终点指标（如健康和社会影响） | 通常使用中间指标（如对 HB-HTA 部门和评估工作的满意度、节省的净成本或采用/未采用卫生技术而避免的损失） |
| 利益相关方 | 医疗卫生支付者、临床医生代表、患者、政策制定者 | 要求评估卫生技术的医生、管理者、护士、生物工程师和规划者 |
| 目标用户用途 | 政策制定者用于赔付、服务项目遴选、报销、监管等为国家卫生服务的知证决策提供高质证据 | 医院或临床管理者为临床实践评估卫生技术，用于医院资源的配置与投入、撤资、技术的併发与合作、医院发展战略的制定等医院管理决策 |
| 评估周期 | 12~24 个月 | 1~6 个月（平均 3 个月） |
| HTA 报告类型估报告 | 完整评估报告、快速评估报告 | Mini-HTA 报告、快速评估报告、完整评估报告 |

## 2. 组织管理模式

HB-HTA 主要有 4 种组织管理模式：大使模式、迷你模式、内部委员会模式和部门模式。4 种模式中迷你模式较常见，大多用于医用设备、医疗器械的评估。

这几种组织模式可互相组合，形成不同的 HB-HTA 组织框架。如采用内部委员会模式或大使模式对报告进行内、外部审查，既能提高 HB-HTA 评估过程的透明度从而减少偏倚，又保证了 HB-HTA 的质量。有调查显示，目前 HB-HTA 以部门模式为主，占 63%，其次是内部委员会模式，占 23%。详见表 2-2。

表 2-2　HB-HTA 的组织管理模式

| 模式类型 | 特　点 |
| --- | --- |
| 大使模式 | 临床专家形成专家意见向国家或机构传递相关的 HTA 意见。该模式不产生 HB-HTA 报告，可能只会对临床医生的决策产生影响，促进医院内部人员利用 HTA 推荐意见。 |
| 迷你模式 | 该模式由一名专业人员，通常是发起人（临床医护人员）来执行。既可在专业的 HTA 机构实施，也适用于医院，包括在医疗卫生机构收集数据的调查问卷或清单。通过包含技术、患者、组织和经济这 4 个层面的清单探讨使用新技术的原因和使用新技术的后果。该模式因具有灵活性、开放性和时效性快的特点受到决策者的高度赞赏，在北欧国家广泛使用。但由于生产周期太短，可能检索的证据不够充分；评价小组都是同一专业，缺乏同行审查和透明度，可能存在偏倚。 |
| 内部委员会模式 | 指医院内部组织人员（包括医护人员、财务人员、管理者）组成跨学科小组收集评估技术的相关证据，并提出建议，医院管理委员会或医院管理者最终决策。 |
| 部门模式 | 这种模式代表了 HB-HTA 架构的最高水平。有 4 种组织类型：①独立小组；②基本整合型的 HB-HTA 部门；③独立的 HB-HTA 部门；④专业整合型的 HB-HTA 部门。这 4 种组织类型是 HB-HTA 部门逐渐发展成熟的过程，从非正式到正式的转变，逐渐形成规范、专业化的团队。 |

## 3. HB-HTA 流程

HB-HTA 流程可分为 4 个环节：确定评估、评估并起草 HB-HTA 报告、评审 HB-HTA 报告、评估结果应用。

（1）确定评估项目

临床医护人员根据临床需求确定需要评估的技术（包括药品、医用设备、医疗器械、诊断方案等），并向 HB-HTA 部门提出申请。HB-HTA 部门根据问题的重要性、紧迫性、申请时间、医院的组织需求和发展战略等确定待评估技术的优先顺序。在实践中,不同HB-HTA组织确定待评估技术的原则和策略不尽相同,如采用技术遴选清单。

（2）开展 HB-HTA

评价人员根据循证医学和 HTA 的方法和流程收集、评价、分析和综合证据,形成报告,做出结论。

评估小组成员要求所有利益相关方（如医生、护士、管理者、生物工程师、采购人员等）、患者和药剂师参与以提高报告的全面性和适用性。

整个评估过程应该独立、公正和透明。

（3）评审 HB-HTA 报告

审查委员会对评估小组提交的 HB-HTA 报告初稿进行内部或外部审查。内部审查委员会包括医护人员、财务人员和管理者等,外部审查委员会包括业内相关的专家。最终根据审查意见进行修改,形成 HB-HTA 报告。

（4）评估结果应用

最终的 HB-HTA 报告递交给医院管理者或医院管理委员会。决策者采用管理决策模型,根据新颖性/创新、比较临床有效性和安全性、相关性（需求）、经济性和投资回报期5 个方面进行决策决定启动采购或撤资的程序。

**4. HB-HTA 的步骤**

评估步骤包括明确评估问题、确定评估机构、设计评估方案、收集证据、评价与合成证据、形成报告、招标采购。

（1）明确评估内容

根据 PICO 原则或 TICO 原则构建评估内容,确定评估目的,2 种原则并没有实质区别,PICO 常因能更好地与医院环境相契合,而被推荐使用。

（2）选择评估机构

可在本院 HB-HTA 部门成立项目小组开展 HB-HTA,或委托其他专业 HTA 机构如中国循证医学中心、复旦大学 HTA 重点实验室等开展 HB-HTA。

（3）设计评估方案

HB-HTA 评估人员根据评估的临床需求和问题,从医院角度设计评估方案。评估内容包括技术的安全性、有效性、经济性、医院适用性（政治战略、组织影响）、证据质量以及对患者重要结果的影响等,确定选用的证据类型和评估指标,制定纳入排除标准,邀请各利益相关方参与组成评估小组,明确评估人员的分工,制定详细的时间进度表,定期组织会议汇报评估进展。

（4）收集证据

系统、全面、透明、无偏倚地收集证据,证据类型包括国内外 HTA 报告、临床实践指南、系统评价、Meta 分析、随机对照试验、队列研究、病例对照、横断面调查等。证据来源包括公开发表的中英文数据库、临床试验注册网站、HTA 机构与协会官方网站、灰色文献数据库等。

（5）证据评价与合成

根据研究设计类型采用不同偏倚风险评估工具进行质量评价。可采用系统评价再评价、系统评价/Meta 分析、模型分析、非结构性文献研究和定性方法(小组讨论和专家意见)等证据合成方法进行证据整合。

（6）形成报告做出结论

可采用 GRADE 和 AHRQ-EPC 评价工具对证据群进行综合,并形成 HB-HTA 报告。HB-HTA 推荐意见结局有 3 种:①批准,采用该卫生技术(在医院经营预算的资助下支持技术在医院使用);②核准评估,该卫生技术不支持永久核准,但保证在重新评价之前进行使用,由医院预算在有限时间内提供资助,通常积累本地数据;③未批准,该卫生技术应该拒绝(不被用于医院运营预算的财政支持,但未来可以根据新的证据重新进行评估)。

（7）招标采购

由医院的采购部门进行新技术的采购,采购方式包括公开招标、邀请招标、竞争性谈判、单一来源采购等。招标采购需考虑医疗设备技术参数及配置、产品服务、公司商务信息等。

**5. HB-HTA 的报告**

一份高质量的 HB-HTA 报告应该包括基本情况、技术特征、病人特征、组织需求、经济影响、效果监测、后效评价、参考文献等内容,同时还应公布由谁资助、由谁执行、评估机构的隶属关系、评估方法、资料来源等信息。

欧洲 HB-HTA 项目组提供了 HB-HTA 报告质量核查清单,包含基本信息、方法和报告撰写、结果、讨论和建议 4 个方面 26 个条目(表 2-3)。

HB-HTA 报告的形式有 Mini-HTA 报告、快速评估报告和完整 HB-HTA 报告。Mini-HTA 报告是一种简短而结构化的评估报告,以清单的形式呈现,内容包括卫生技术的安全性、临床效果、经济性和组织影响;Mini-HTA 报告采纳了多标准决策分析(MC-DA)的原则,具有确定优先次序,避免主观因素影响决策等优点,报告结构标准化。快速评估报告是在已有循证证据的基础上总结了技术的临床功效、安全性和单位成本而形成简短报告。完整 HB-HTA 报告分析了卫生技术直接和间接的、预期和未预期的、短期和远期的效果,重点评估卫生技术的临床有效性、安全性、经济性及组织、伦理和社会方面问题,基于原始研究和二次研究证据进行评估。

表2-3 HB-HTA报告质量核查清单

| 方面 | 核查条目 |
|---|---|
| 基本信息 | 1. 是否确认 HB-HTA 的作者已提供详细的联系方式以便能提供更多的信息,包括作者姓名以及期望使用该技术的医院名称?<br>2. 是否已声明了任何可能的利益冲突?<br>3. 报告是否声明已被审查(内部还是外部)?<br>4. 是否已提交了评估报告的简要概述?<br>5. 是否已清晰确定了 PICO 要素(人群、干预、比较和结果)? |
| 方法和报告撰写 | 6. 是否进行了相关文献综述(由医院或其他单位)?<br>7. 如果已做文献综述,文献检索和综述的详细内容是否已提交(例如,检索时间、关键词、检索数据库、文献选择标准、流程图等)?<br>8. 如果含有其他材料或数据,是否已提供了相关的资源信息以及选择程序?<br>9. 是否说明了报告中纳入的信息或数据的质量?<br>10. 是否描述了对报告中纳入的信息或数据的证据等级?<br>11. 评估结果是否以最佳文本结构提交?<br>12. 是否包含了参考文献的目录? |
| 结果领域 | 临床:<br>13. 是否已说明并量化该技术临床结果的有效性?<br>安全性:<br>14. 是否描述了可能发生的不良反应(例如,不良反应的发生时间、严重程度或频率)?<br>经济性:<br>15. 是否明确经济学评估的视角(如从社会视角、医院视角)?<br>16. 是否说明了不同类型的成本?<br>17. 是否量化了成本?<br>18. 是否说明了对医院报销有影响(如以预算影响分析的形式进行评价)?<br>组织管理:<br>19. 是否说明了对医院部门内部的影响(如对医院物理空间的影响、工作量和需要的工作人员、对工作人员的资格要求等)?<br>20. 是否说明了医院部门以外的组织影响? |

续表

| 方面 | 核查条目 |
|---|---|
| 结果领域 | 患者：<br>21.是否说明了患者使用该技术的体验和使用后的影响（如满意度、合并症、授权等）？<br>战略：<br>22.是否说明了该技术战略方面的影响（如被评估技术与研究方向及医院自身价值观之间的匹配、医院声望和医院之间关于技术的竞争等）？<br>其他：<br>23 是否说明了对其他的影响因素，包括伦理影响（如可及性、公平性等）、社会影响（如家庭动态、早期恢复工作等）或法律影响（如 FDA 批准、CE 标识等）？ |
| 讨论和建议 | 24.是否讨论了评估的结果（如不确定性、敏感性分析、由评估方法或不同类型证据引起的偏倚带来的可能的限制）？<br>25.是否陈述了评估中提出的建议？<br>26.是否有关于未来工作方向的建议（如研究项目、质量控制、更新评估报告的时间等）？ |

# 参考文献

[1] 胡善联.卫生经济学[M].上海:复旦大学出版社,2003.

[2] 田文华,刘保海.卫生经济分析[M].上海:复旦大学出版社,2008.

[3] 陈英耀,魏艳,王薇,等.中国卫生技术评估的实践与挑战[J].中国农村卫生事业管理,2019,39(2):83-87.

[4] 卢静雅,沈建通,赵齐园,等.医院卫生技术评估的流程与方法新进展[J].中国循证医学杂志,2019,19(11):1367-1372.

第三章

# 药物经济学的基本原理与方法

药物经济学是经济学原理与方法在药品领域内的具体运用。

早在 20 世纪 70 年代,卫生经济学的技术经济评价方法,即成本最小化分析、成本效果分析、成本效用分析和成本效益分析就已被广泛运用于药品领域。到 80 年代初药物经济学作为一门新兴的边缘学科已逐渐发展成熟。1989 年美国创办了《药物经济学》(pharmacoeconomics)杂志,1991 年 Bootmar 等人编写了第一本药物经济学专著《Principle of Pharmacoeconomics》。澳大利亚和加拿大安大略省分别于 1990 年夏和 1991 年 10 月提出了在新药申请列入政府医疗保险药品目录时要求制药厂家提供药物经济学评价结果的新指南,并且澳大利亚的新指南已于 1993 年 1 月开始实施,药物经济学评价开始作为药物评审的一项正式指标,与药物的有效性和安全性评价得到同等考虑。药物经济学研究开始逐步被越来越多的国家所鼓励和采用,如在法国,有 1/3 的新药申请自愿提供了该药的经济学评价资料。

药物经济学评价研究的实质是对各种(药物)治疗方案的投入(成本)和产出(健康结果)进行综合考察,通过测算(增量)成本效果(效用)比率这个单一的指标来进行不同药物品种及其治疗方案之间的客观比较,以寻求最具成本效果的治疗方案,为相关政策措施的制定提供实证依据。

## 第一节　药物经济学的基本概念

药物经济学是研究如何以有限的药物资源实现最大的健康效果改善的科学,其研究成果为相关卫生政策措施的制定提供实证依据;是经济学原理与方法在药品领域内的具体运用,在领域经济评价的理论与方法的基础上,结合医药领域的特殊性而发展的新兴学科。

## 一、药物经济学的定义

药物经济学是一门应用经济学原理和方法来研究和评估药物供需方的经济关系及各种干预政策措施、药物治疗的成本与效果及其关系的边缘学科。

## 二、药物经济学的主要任务

药物经济学的主要任务包括:①研究药品供需方的经济行为,供需双方相互作用下的药品市场定价,以及药品领域的各种干预政策措施等。②测量、对比分析和评价不同药物治疗方案,药物治疗方案与其他治疗方案(如手术治疗、理疗等),以及不同卫生服务项目所产生的相对社会经济效果,为临床合理用药和疾病防治决策提供科学依据。

## 三、药物经济学的分类

药物经济学总体分为 2 大类:

广义的药物经济学(pharmaceutical economics)主要研究药品供需方的经济行为,供需双方相互作用下的药品市场定价,以及药品领域的各种干预政策措施等。

狭义的药物经济学(pharmacoeconomics)是一门将经济学基本原理、方法和分析技术运用于临床药物治疗过程,并以药物流行病学的人群观为指导,从全社会角度展开研究,以求最大限度地合理利用现有医药卫生资源的综合性应用科学。

在实际工作中,广义的药物经济学涉及的社会层次比较高、宏观,研究性文章相对比较少;狭义的药物经济学涉及的内容比较具体、微观,研究性文章相对比较多。

## 四、药物经济学的应用领域

目前,药物经济学作为促进医疗卫生资源有效利用的一个重要手段,在欧美发达国家得到较为普遍的应用和重视,主要被用于药品定价、决定药品补偿和共付状况、制定医院用药目录或诊疗规范以及促进合理处方等方面。

### 1. 药品定价

就制药厂家而言,通过对新药和已上市同类药品的经济学评价研究,可以战略性地确定新药的价格范围,这是药物开发过程中很重要的内部战略研究。1995 年的一项研究显示,国际上主要制药公司的 75% 已经采用药物经济学研究来制定药品价格,50% 的美国制药公司及38%的欧洲制药公司在美国申请新药审批时提供了药物经济学研究资料。

在法国、瑞典和芬兰等实行药品定价管制的国家中,药物经济学评价提供了新的重要的药品定价管制手段。虽然药品定价极其复杂,主要影响因素有生产成本、制药厂家的投资强度及其获利水平、与其他药品或同类药品的价格比较以及新药上市预计产生的卫生费用等,且各个国家药品定价政策又有显著差异。但是,药物经济学评价能够提供临床上优选药品及其意愿支付能力的信息,只要政府充分考虑,不仅能提高药品定价管制的透明度,而且能促进资源的有效合理利用。

采用药品参考定价体系的国家,如德国、荷兰等,由于保险公司为一组疗效相同或相近的药品设定了一个参考价格,并且只为病人支付每种药品的参考价格,病人实际消费药品时需要支付药品实际价格高于参考价格的那部分费用,在不降低药物可获得性的同时抑制病人对昂贵药品的消费需求。这时,药物经济学评价可为药品分类和制药厂家的药品定价提供有力的依据。

**2. 决定药品是否获得补偿或共付水平**

大多数国家或者采取药品报销范围,或者对不同种类药品采用不同的共付水平,再就是采用参考定价体系来限制药品的公共补偿。药品补偿或共付水平传统上是根据药品所治疗疾病的严重程度(如危害生命的疾病)、新药的功效及安全性等指标,主要由临床医生和药学专家评审决定的。其最大缺陷在于药品有效性、安全性与经济性在综合评分中分值权重的确定。若有效性分值权重较高,经济性分值权重较低,就会倾向于选取新药(一般情况下价格较高,疗效也较好);如有效性分值权重较低,经济性分值权重较高,就会有利于选择老产品。另一方面,由于缺乏可相互直接比较的客观指标,专家对不同药品品种的评分依赖于各自的临床经验或研究经验与主观意向,评判结果的差异可能较大。药物经济学评价可有效弥补上述方法的缺陷,极大改进药品评审的科学性,因而被大多数西方国家所推崇与鼓励。在某些国家,政府既要管制药品定价,又要决定药品是否获得公共补偿或其共付水平,药物经济学评价可使两者有机地结合起来,有利于政府不同主管部门的协调合作。

**3. 制定医院用药目录或诊疗规范**

很多国家采取一系列政策措施来促进各个独立的卫生服务决策者(包括地方卫生行政管理部门、医院、医生)有效地利用卫生资源,这些政策措施包括医院支付方式的改变、卫生预算的安排(如德国的总额预算、英国的指导性药品预算)、在卫生服务体系内鼓励合理竞争等。由于存在一定的竞争或预算压力,卫生服务决策者从自身利益出发就会充分考虑采用适宜的卫生技术,根据当地的社会经济发展水平、服务人群的人口学特征和疾病谱特点,按成本效果的原则,即充分运用药物经济学研究,制定当地或各个医院自己的临床用药目录或者临床诊疗规范,使医院或地方卫生服务体系更有效地利用医疗卫生资源。

### 4. 促进合理用药

药物经济学研究最主要的目的是促进合理用药,有效利用药品资源。鉴于目前缺乏有效的影响医生处方行为的政策措施,甚至于临床医生可能会认为开处方时考虑费用问题对病人是不人道的,因此有些国家通过向医生提供充分的药品信息,包括药物经济学研究信息,间接地影响医生处方行为,达到合理用药的目的。

英国、比利时、西班牙等国已由政府资助开展了这类信息反馈活动。在英国,大量事实表明制药厂家主动向临床医生提供了丰富的药物经济学研究资料,因而是欧洲国家中利用药物经济学研究促进合理用药较为突出的国家。随着其他国家在这方面的不断努力,通过药物经济学研究促进临床合理用药的作用将更为重要。

发达国家正是沿着上述循证医学的发展方向构建其用药管理体系的。比较典型的是成立于 1999 年 4 月,作为英国国家卫生服务体系(NHS)的一个特殊管理部门 NICE,其职责是向病人、医学专业人员和公众在当前最好的临床诊疗方面提供权威、充分和可信的指导。英国 NHS 建立 NICE 部门的目的就在于推进临床上具有成本效果的新诊疗方案能更快地得到应用,改善对临床上具有成本效果的(新的或已有)治疗方案更公平的可及性,促进对 NHS 资源更好地利用以获得最大的健康结果,以及提高 NHS 对发展创新治疗方案的长期兴趣等。经济学评价作为 NICE 必不可少的重要技术手段被用于其技术审批、临床指南修订、干预措施制定等主要工作内容中,卫生服务技术范围不仅仅涵盖药品,也延伸到医疗设备、诊断技术、诊疗项目、健康促进等多个领域。

# 第二节 药物经济学的研究方法

药物经济学研究通过对各种药物治疗方案的投入和产出的综合考察,寻求最具成本效果的治疗方案,以达到最大限度地利用医疗卫生资源的目的。

当前,在药物经济学评价研究的实践中还存在许多争议之处,如研究角度、成本与治疗结果的测量与估价、贴现、统计分析、结果表述等,而且实施药物经济学评价研究的经费又大多来自制药厂家,如何保持研究结果的客观性与公正性也是一个问题。为此,许多国家相继制定了药物经济学评价研究指南,以保证药物经济学研究方法学的标准化及其研究结果的可比性。药物经济学研究作为一项强有力的经济分析工具,正在国内得到积极的推广和采用。为保证药物经济学研究的质量,以求为临床和管理决策提供科学、客观的参考依据,必须从多个方面对药物经济学研究本身进行评价。

## 一、药物经济学分析方法

药物经济学是卫生经济学的一个分支学科,其分析方法和卫生经济学的分析方法相近,通常包括成本最小化分析(CMA)、成本效果分析(CEA)、成本效益分析(CBA)和成本效用分析(CUA),这些方法将在第四章中详细介绍,在此不赘述。

选取不同分析方法的主要差别在于对治疗方案健康结果的不同测量上。CMA假定或已验证相比较的治疗方案所导致的健康结果是等同的,分析重点仅在于不同方案成本的比较上。CEA采用各种卫生服务产出和健康指标表示不同治疗方案的健康结果,可以是中间指标,如血压下降水平、诊断或预防的病例数等;也可以是健康的最终指标,如挽救病人数、延长寿命年数等。CBA是将不同治疗方案的健康结果用货币形式来表示,适用于不同目标、不同健康结果的治疗方案的比较。CUA是按生命质量或消费者偏好测定不同治疗方案的健康结果,常用指标如质量调整生命年(QALYs)、失能调整生命年(DA-LYs)等。

这些分析方法各有优缺点,适用条件也不同,应根据研究项目的特点、数据的可得性以及评价的目的与要求选择具体的分析方法。

药物经济学评价所得出最具成本效果的优选方案不一定是成本最低的治疗方案。药物经济学研究中的增量分析就是用于评判相对较昂贵的治疗方案所能获得的新增加的健康结果是否值得追加成本,它比单纯的成本效果(效用)比值指标更为重要。

虽然药物经济学采用的是卫生经济学的分析方法,但是由于药物经济学的特殊性,即从全社会角度进行评价研究通常是理论上推荐的,也源于经济学评价的理论基石,但实际的药物经济学评价研究往往是从医疗保险、医疗机构、病人等多个角度进行研究的。在具体运用不同的分析方法进行药物经济学研究时,要注意以下几个方面:

### 1. 药物经济学成本分析

无论采用哪种药物经济学分析方法,都要计算药物治疗方案的成本。成本测算要有科学依据。扩大成本估计,把不应该属于药物治疗方案的医疗或非医疗成本包括在内,就会加大成本投入,不利于新药评价。相反,如果遗漏了本该计算的成本,就会减小药物的成本效果比值,从而导致错误的结论。药物经济学测算的成本一般可分为以下4种。

（1）直接医疗成本

指直接与药物治疗方案有关的固定及可变成本,如医护人员在诊疗过程中所消耗的时间折算成工资的成本、药物成本、检查化验成本、低值易耗品的消耗及医院固定资产折旧等其他成本。

（2）直接非医疗成本

指与医疗服务提供有关的非医疗成本，如病人来医院就诊时的车旅费、诊疗期间额外的伙食费、营养费等。

（3）间接成本

由于患病、丧失功能或死亡而减少生产力的成本，也称为生产力成本。常用的测定间接成本的方法主要有人力资本法、意愿支付法和摩擦成本法。

（4）无形成本

包括因病引起的疼痛，精神上的痛苦、紧张和担忧等，一般不易计量。实际测算成本的范围取决于药物经济学评价研究所确定的分析角度。

**2. 药物经济学效果分析**

药物效果（effectiveness）是指在现实的病人群体中一种药物及其治疗方案的治疗结果，它不同于该药物在临床对照试验中获得的功效（efficacy）。由于后者是在特定条件下进行的，药物功效往往高于实际临床应用的效果。

效果的测定取决于疾病的种类、症状、体征、实验室检查的项目、临床试验观察随访的终点及病例选择的对象。在进行急性疾病药物经济学效果评价时，多用治愈率、症状消除率、不良反应发生率、病死率、减少并发症发生率、因不良反应或治疗失败退出临床试验的比例等。

在对防治慢性疾病药物进行经济学评价时，观察效果的时间一般要长达数月，甚至数年，例如研究抗组织排异药物或血管紧张素转换酶抑制剂（ACE），可用肾脏排异率，急性心肌梗死率，脑卒中率，总死亡率或心血管事件死亡率，减少糖尿病、白内障及肾病并发症发生的危险率、生存率的比较来评价药物效果。

药物临床试验也可以从临床反应、安全性以及各种实验室或生物生理学的测量指标（如血压、血糖、血脂、血液学指标、病毒性标志物、病原菌培养结果等）来评价药物效果。

临床症状的分级有时也可作为判定疗效的一种测定方法，如对精神抑郁病人采用Hamilton抑郁分级标准，对胃肠道疾病病人采用肠道症状分级标准等。

**3. 药物经济学效用分析**

效用（Utility）是经济学及心理学上的概念，它是指对一种特殊结果的一种选择和偏好。人的健康状态分为2个组成部分，一是不同健康状况的效用值，二是不同健康状况下所处的时间，两者相乘后就是经过加权的病人主观选择评价的QALYs值。目前常用的测定 QALYs 的方法有直接分级法(如 EuroQoL、QWB、SIP 等)、标准博弈法和时间权衡法。质量调整生命年这一指标已被广泛应用在药物经济学成本效用分析中。失能调整生命年是 1993 年新出现的从社会角度评价失能与早逝的效用指标,用来衡量人们健康的改善和疾病的经济负担。

药物经济学研究的设计与分析方法是药物经济学研究的技术关键,其准确性与适宜性将直接影响药物经济学评价研究结果的可信性。药物经济学是一门应用科学,只有根据研究项目的具体要求与限制条件,因地制宜地选择设计与分析方法,才能保证药物经济学研究的高质量。

## 二、药物经济学评价中的决策分析模型

随着各国药物经济学评价指南的发展,经济学评价方法越来越广泛地应用于各国的卫生决策。传统的经济评价研究总是结合临床试验进行,临床试验由于其较高的内部效度而得到广泛的应用。但也存在一些缺点:首先它不能反映实际的临床治疗过程,治疗人群经过严格挑选,对照并不能代表最有成本效果的疗法,得到的结果往往是中间结果,不能长期随访病人由试验产生的成本和效果等,因此临床试验不能为决策提供充分的依据。药物经济学试验(PCT)虽然能提供评价最准确和可信的数据,但因其费时费力,费用较高,不能及时为新上市药品提供指导,因而并非常用方法。

为了分析诸多不确定性变量变化对结果的影响,多种数学模型被引入了经济学评价。决策分析模型是一种利用手头现有资料,直观、定量分析不确定条件下治疗方法的临床和经济结果的一种合成方法,它考虑了对治疗的影响。模型由不同的分支构成,每个分支代表不同的选项(决策或发生事件),分支处是决策结点和机会结点。模型可尽量反映实际的疾病转归和不同治疗结果的复杂性。由于其省时省力,在较短的时间内能提供比较全面的信息,正逐渐被用于药品的报销申请及药厂的研发决策。

### (一)模型的种类

模型起源于 20 世纪 60~70 年代,主要是由数值和统计关系将各种卫生决策者感兴趣的变量和结果连接而成的一组逻辑数据。卫生服务模型是在原始或二次资料基础上考虑事件随时间和人群的变化,评价一项干预措施对健康状态和成本的影响。模型的种类很多,比较正式的模型有决策树(DT)、影响图(influencediagrams)、状态转换模型(如 Markov 分析)、非连续事件模型(discreteeventsimulation)和系统动态模型(systemsdynamics),Meta 分析也是一种模型。

实际应用中模型常因需求和复杂性而不同。采用哪种方法建模,主要根据疾病的种类、治疗的特点及数据的可得性。一般说来,急性疾病的药物经济学模型采用决策树模型,慢性疾病首选 Markov 模型。

**1. 决策树模型**

决策树模型是常用的一种反映事件与决策随时间变化而产生各种结果的动态模型,由决策结点、机会结点、结果结点、箭头和概率及结果值组成。其中每条路径表示一种可能的结果与决策事件,并有特定的发生概率,由此可计算其期望效果或效用。优点是非常直观地提供各种可能的结果,适合短期内有确定结果的疾病。缺点是不能反映复发事件的发生。

**2. Markov 模型**

Markov 模型是一种循环决策树,又称为状态转换模型。它将所研究的疾病按其对健康的影响程度划分为几个不同的健康状态,并根据各状态在一定时间内相互间的转换概率,结合每个状态上的资源消耗和健康结果,通过多次循环运算,估计出疾病发展健康结局及费用。

Markov 模型在卫生领域的应用始于 20 世纪 80 年代初用于模拟慢性疾病的发展过程,随着疾病谱的变化,对慢性病研究越来越重视,逐渐应用到卫生经济学评价中,包括癌症的筛检、疾病干预措施和药物经济学评价等。分析过程包括:根据疾病的自然过程设立 Markov 状态,并确定各状态间可能存在的转换过程以及转换概率;确定循环周期和各状态的最初概率;设定各状态的结果如生命年、费用及效用值等;进行运算和敏感度分析。进行 Markov 模型分析,首先要根据研究目的和疾病自然转归将整个疾病划分为不同的健康状态,所有可能发生的事件模拟成从一个状态向另一个状态转换的过程,并将分析的期间分为相同的时间周期,称为 Markov 循环周期。Markov 循环周期长短通常根据临床意义设定,一般为 1~2 年。通常 Markov 模型仅设立一个终点状态,但有时也可将不同死因分别作为终点状态。使用的假设条件是:①在每个 Markov 循环中,每个病人只能处于一种 Markov 状态;②Markov 过程对已进行的循环过程没有记忆,即病人从一个状态转换成另一个状态是根据概率随机发生的,与病人进入该状态前所处的状态无关。

Markov 模型可分为 Markov 链和时间相关的 Markov 过程。Markov 链是指转换概率恒定的模型,而 Markov 过程的转换概率则可随时间变化。

Markov 模型的计算方法有矩阵法、队列模型、MonteCarlo 模拟 3 种。矩阵法用于 Markov 链的分析;队列模拟法是最常用的 Markov 模型分析方法,能直观表示 Markov 过程和结果,可以计算各循环周期后及整个分析期末队列成员在各状态上的人数,具有分析结果易于理解的优点,其估计的准确性与循环周期的长短有关,缺点是无法估计结果的变异;MonteCarlo 模拟可以赋予 Markov 模型记忆功能,较接近实际情况,并能估计结果的变异程度,但计算复杂,必须借助计算机软件进行,如 DATA、@RISK 等软件。

目前用 Markov 模型对临床干预措施进行研究的内容包括疾病的筛检、疾病的干预措施、特殊疗法的应用价值、新疗法的远期效果评价、临床试验的外推和药物经济学评价等。

### 3. 预算影响模型

传统的经济学评价只能提供干预的优先重点顺序,目标是效率最大化,不能解决在有限资源下干预的可供给性,而且经济学评价得到的卫生系统外的成本节省(如生产力)不能转移到卫生系统内。因此决策者在进行报销决策时只关注与预算直接相关的成本,希望了解新治疗措施对他们整个预算的影响。将经济学评价和预算影响结合起来进行评估,或者说将预算影响考虑进决策分析模型,这就是预算影响模型。预算影响分析和经济学评价既有区别又有联系。

预算影响分析需要有经济学评价即成本效果分析的基础。预算影响分析模型需要输入的信息有:①按疾病的病程在人群中流行情况的资料;②了解采用新技术(新药)后,人群患病情况的变化;③新技术推广播散的时间(diffusionrate);④新干预措施的成本,包括用药和管理的成本、副作用、人员培训等;⑤病人管理保健的成本。

因为新疗法的引进可以改变疾病的患病率。反之,如果延误治疗疾病,患病率就会增加,而且等待治疗的病人数也会增加。模型可采用 Markov 模型和离散事件模拟(DES)来计算。在进行预算影响分析时需要考虑以下一些技术性的问题:现存治疗的替代程度,是否有新的资助(替代可能性),对卫生服务利用的影响,潜在的病人数,可供给性和资金分配的合理性。

目前药物经济学指南中考虑预算影响分析的有澳大利亚、荷兰、英国 NICE 及美国的 AMCP 和 BCBS 指南,加拿大 CCOHTA 指南中提到要报告替代品的总成本和产出,但并没有提供如何进行分析。

评价一个好的预算影响模型应该从透明度、研究角度、数据的可靠性、中间结果和最终结果的关系、采用新疗法的速度、不同亚组或适应证干预的影响、结果报告、重新分配资源的可能性、时间期限、不确定性和敏感度分析以及决策者对模型的可及性等方面进行。

### 4. Meta 分析

Meta 分析过去常常用于汇集单个小样本随机临床试验的结果来估计总效应的大小,

现在也被用于荟萃多个经济评价试验的结果。Meta 分析可以：①降低 Ⅱ 型误差；②在没有确定的试验前能提供效果的综合估计值及可信限；③在现有试验存在差异的情况下提供异质性解释。

缺点是不可避免地存在选择偏倚、研究异质性和注重综合效果忽视研究质量。

为了克服其缺点，Meta 分析也应向其他经济评价一样分析和报告，包括对试验间和综合结果的变异进行敏感度分析。

## 三、药物经济学研究的评价

为保证药物经济学研究的质量，以求为临床和管理决策提供科学、客观的参考依据，必须从多个方面对药物经济学研究本身进行评价，药物经济学研究的评价标准如下：

### 1. 研究目的确定

是不是有一个明确的研究问题存在？

### 2. 样本选择

病人选择是否恰当，他们是否被专门指定？

诊断的标准是否有详细的说明？

### 3. 比较方案的分析

所有相关的治疗方案都分析了吗？

这个比较方案是否为最常用的治疗方案，今后是否会被新药替代？

选择的指标是否是最相关的？

这些治疗方案的重复性如何（剂量、疗程、间隔等）？

是否应分析自然对照的方案？

有无采用决策分析方法？

### 4. 研究角度

是否清楚说明了研究角度（社会、病人、医院、保险机构等）？

### 5. 效果的测量

效果测量是否符合研究问题及研究角度？

主要的评价变量（终点）是否客观和相关？

### 6. 成本的测量

成本测量是否符合研究问题及研究角度？

是否是现行的成本和市场的价格？

对成本有无贴现？

### 7. 分析方法是否合适

财务名词:成本-效益;

物理单位:成本效果;

生命质量/效用:成本效用;

相等效果:最小成本;成本分析或疾病成本。

### 8. 研究结果分析

有无进行边际分析?

### 9. 如果做临床试验的话,评价是否合适?

使用的方法学是否合适?

统计学方法是否充分运用了?

是否是按临床试验的成本计算,它与正常情况下的成本有无差异?

### 10. 研究的推测及局限性

有无进行灵敏度分析?

推测有无偏倚?

如果是中间结果的推测,有没有讨论其局限性?

### 11. 有无对可能的伦理问题进行讨论或识别?

### 12. 结论

结论是否公正,有无普遍性,能否推广到正常的临床工作中去?

### 13. 对论文质量总的印象

## 第三节 药物经济学评价中不确定性的处理

卫生经济评价是一门运用流行病学、经济学和临床方法学来研究医疗干预项目的正确使用和为合理配置卫生资源提供指南的有效工具。药物经济学评价方法是卫生经济评价在药学领域的应用。随着澳大利亚和加拿大 1993 年正式颁布了药物经济学评估指南来制定药品价格和药品报销目录,许多国家开始在药品的分配决策中广泛使用药物经济学评价方法。由于药物经济学评价方法中还存在很多不确定因素,极大影响了评价结果的信度和效度,给药物经济学评价方法的应用带来了障碍。

### 一、不确定性产生的原因

药物经济学评价方法中的不确定性存在有 2 个原因:

　　首先,药物经济学评价方法的许多方面还存在争议,如研究设计、研究角度、成本与治疗结果的测量与估价、贴现、统计分析和结果表述等。就研究设计来看,药物经济学研究设计包括前瞻性、回顾性、模型法研究设计和混合研究设计。前瞻性研究设计包括药物经济学临床试验和围绕临床试验的药物经济学研究即平行研究(piggy-back),平行研究由于其严格的病人取舍条件、限制外部条件,因而具有很好的内部有效性,但外部有效性较差。前瞻性的药物经济学实验被认为是药物经济学实验的金标准,为决策者提供最真实的、科学的成本效果证据。但由于取消了外部条件,混杂因子的存在又降低了其内部有效性。回顾性研究设计虽省时省力,但由于难以获得病人生命质量、效用和工作能力丧失情况的资料,而不能做成本效用分析,且存在选择偏倚。在基础数据不易获得、研究时间很长或研究预算受限制时,模型研究非常有用,可选择临床决策分析模型和以流行病为基础的数学决策模型,如 Markov 模型和 MonteCarlo 模拟模型。在建立假设和模型时较易产生假设偏倚,因而结果的可信度和准确度相对较差。不同的研究组织因目的不同其研究角度也不相同,有采用社会角度、病人角度、管理保健组织角度或第三付费者角度。研究角度不同同样也会影响到成本和治疗结果的测量,间接成本是否纳入,无形成本是否计算,采用什么样的量表测量效果,成本效果是否同时贴现,采用多大贴现率都没有达成共识,这些不确定因素都会影响评价结果的可比性。

　　其次,数据也存在相当大的不确定性,有抽样误差引起的如样本大小、样本的代表性;有假设引起的如针对模型的各种数据假设。在药物经济学研究中由抽样误差造成的不确定性与由未证实的假设造成的不确定性相比来说是极小的。数据的收集也存在不确定性,回顾性调查收集的资料存在一定的偏倚。最后,在递交和解释药物经济学评价结果时存在大量的主观性。

## 二、不确定性因素的分类

　　不确定性存在于经济评价过程的每个阶段,按性质可分为:与数据有关的不确定性和与评价过程有关的不确定性。数据中的不确定性通常是由于抽样误差造成的,也就是说基于样本人群的估计与样本大小的不确定水平相关。评价过程有关的不确定又可分为 3 类:评价结果外推中的不确定性,如从一个临床结果(如胆固醇降低)得到一个健康产出的测量(如发病率或死亡率的降低);结果普遍性中存在的不确定性,如从一个研究背景到另一个研究背景和病人群体;分析方法选择中的不确定性,如分析中是否纳入间接成本和药物经济学模型的假设。

### 三、处理不确定性因素的方法

根据不确定因素产生的原因,有多种控制药物经济学评价中不确定性的方法,归纳起来主要有以下几种:

#### (一)从药物经济学研究设计控制

从研究设计上有许多方法可以控制不确定性。前瞻性设计可以避免数据收集过程中的不确定性;随机化分组可以控制选择病人时的不确定性,确保治疗与对照的可比性;双盲可以克服测量中的不确定性,但药物经济学评价中对盲法还存在争议,有的认为对病人和医生采用盲法与常规治疗不符,不能反映真实的成本效果数据。有的建议对测量健康结果的人采用盲法有助于控制测量不确定性。严格选择病人有助于控制混杂因素,但同样不能得到真实的结果数据。

药物经济学评价实验对病人的选择限制较少,如允许并发症存在,这样可以反映真实条件下的效果,有利于结果外推,同时也增加了收集数据的难度。因此,药物经济学研究设计既要控制偏倚,最大限度降低分析过程中的不确定性,又要在内部效度和外部效度之间进行权衡。最首选的评价方法是前瞻性的药物经济学临床试验,其次是围绕临床Ⅲ期试验的平行研究。在没有条件开展前瞻性研究时,有时也可根据临床病人的病历和费用资料进行回顾性研究。在不能获得大量临床试验数据、研究时间长或预算受限时,可采用模型法研究设计,但由于无法计算检验模型的统计量,不能进行统计学显著性检验,只能在分析时采用可信限范围来检验不同假设条件下的敏感度,在决策时应谨慎对待评价结果。

#### (二)从分析方法来看

##### 1. 传统的统计分析方法

传统的处理评价中抽样误差的方法也是临床试验中最常用的方法即统计分析。当收集了病人的资源使用和健康结果数据(如前瞻性的临床试验),就可以利用统计技术来计算成本效果点估计的95%可信区间(CI),尽管估计率的可信限的方法要比其他统计复杂。

成本和成本效果数据通常呈偏态分布,数据转换后呈正态分布,统计显著性检验可能对转换后的数据更有意义,但可信区间应基于原来的数据进行计算。甚至当数据呈偏态分布,经济学分析应该建立在分布的均数基础上。

对于独立的成本和效果,我们可以采用直接计算 95% 可信区间来估计其测量的精确程度,而对于成本效果比的可信区间如果采用直接计算法就会存在一系列问题。我们知道可信区间的估计取决于变量的分布、均数、方差和样本大小,而成本效果比的分布常常是未知的,不能得到成本效果比标准误的无偏估计值。有几种方法可以弥补率的可信区间标准计算方法的不足,包括 Box 法、Taylor 分级法、椭圆法、Fieller 准则和非参数的 Bootstrap 法。

如果收集的病人成本和效果数据呈正态分布,统计学上可采用参数方法如 Box 法、Fieller 准则和 Taylor 分级法(delta 方法)计算成本效果比的可信区间。盒法(confidence box)是 O'Brien 等人提出的用成本和效果的可信限来粗略估计成本效果比的可信限。具体做法是将增量成本 95% 的下限除以增量效果 95% 的上限,作为增量成本效果比的下限,而将增量成本 95% 的上限除以增量效果 95% 的下限,作为其比率的上限。由于盒图代表的是增量成本和效果 90% 的可信区间,因此保守估计了成本效果比的可信区间。delta 方法是采用 Taylor 级数近似值来估计效果比的可信区间,这种方法将成本和效果的协方差考虑进了标准误的计算,但仍假设成本效果比呈正态分布。

VanHout 通过椭圆形(ellipse)推出联合成本效果密度函数来计算成本效果比的可信区间。它的优点是考虑了增量成本和效果的协方差。Fieller 准则是由 Fieller 于 1932 年提出来的用于生物测定的计算方法。它是基于分子与分母之比呈两元正态分布($\Delta C - R\Delta E$ 呈正态)基础上的一种参数估计。William 和 O'Brien,Chaudhary 和 Steams 将其用于成本效果比可信区间的估计,它同样考虑了成本和效果之间的相关性,且不限制成本效果比的分布是正态和均衡的。

如果不知道成本效果数据的分布,可采用非参数方法 Bootstrap 法和 Jacknife 估计技术计算成本效果比的可信区间。Bootstrap 法是采取反复抽样的方法,首先确定随机种子数,然后抽取相当于试验组及对照组例数的观察数据对,组成一个 Boots 样本,一般抽取 250~1000 次,可以得出 250~1000 个均数,然后求得 5% 及 95% 的可信区范围。Bootstrap 法要求样本数 $n$ 必须足够大,一般 50~200 个即可。

MonteCarlo 模型是从已知分布进行抽样来验证某些统计量的性质,可以用来检验可信区间计算方法的优劣。根据 Briggs 和 Polsky 采用 MonteCarlo 模型来验证不同可信区间计算方法的研究结果表明:Fieller 法和 Bootstrap 法优于 Taylor 级数法和修正后的 Box 法,能够得到联合估计的 95% 可信区间,而椭圆法和 Box 法估计的可信区间较大。如果样本分布不呈正态分布,Taylor 级数近似值就会提供错误的可信区间。修正后的 Box 法得到的可信区间最小。

**2. 敏感度分析方法**

敏感度分析是药物经济学评价中最广泛采用的处理不确定性的方法,用来评价改变假设和某些关键变量在一定范围内的估计值如药品价格、住院天数、治愈率和贴现率等,是否会影响到结果或结论的稳定性。在实际评价过程中数据的收集通常是由几个来源合成的,包括文献综述、医院记录和临床评价,由于不确定性水平不是由抽样误差决定的,标准的统计学分析不能应用,只有采用系统检验变量和假设对评价影响的敏感度分析。敏感度分析对药物经济学研究有很大帮助,可以减少临床试验研究或观察性研究的偏倚,提醒研究者重视重要参数对评价结果的影响。敏感度分析所采用的指标大部分与投入指标有关如各种成本,也有涉及治疗结果的率如治愈率、死亡率和成本或结果的贴现率。

敏感度分析方法可以分成 6 种:①单纯法;②阈度法(threshold analysis);③极端分析法;④将可信区间(CI)与阈度分析结合起来的方法即排序稳定性分析(ROSA);⑤概率分析法;⑥结构敏感度分析,就是假设外推结果有不同的函数形式,如不变效益、线性外推和时间依赖递减函数等,这是一个经常伴随其他敏感度分析的方法。

单纯法是在其他因素固定在最佳水平或基线水平时检验一个变量在可能范围内的影响;极端分析法是所有变量同时都处在最理想/最差状态产生一个最好/最差案例。在现实生活中评估的变量并不是单独变化的,也不是完全相关的,因此单纯分析会产生过低估计,极端值分析会产生过高估计。概率敏感度分析大多建立在 MonteCarlo 模拟模型基础上,人为地选取一些总体,根据预定的分布检验所有变量在可能范围内同时变化对评价结果的影响,这种方法的结果界于单因素敏感度分析和极端分析之间,因而可以提供更现实的可信区间。

有必要对敏感度分析和亚组分析进行区别。亚组分析是用来识别结果的适用人群,亚组分析有助于研究结果的普遍性和结果适用于特殊人群的外推性;敏感度分析提高数据的有效性。两者共同问答一个问题"结果是否真实?"都是"先验的"而非"后验的"。

基于模型研究设计的药物经济学评价,如决策树模型或 Markov 模型存在参数和模型方面的不确定性。由于缺乏病人成本和效果方面的样本数据,而不能采用标准的统计学方法来处理不确定性,单因素敏感度分析和极端分析法也不适用。Nuijten 等人采用点敏感度和区间敏感度相结合的方法对抑郁决策树模型进行敏感度分析,避免了目前大多经济研究中敏感度分析变量的主观选择和潜在偏倚,是对模型所有变量敏感度的客观判断,且可以根据敏感程度排序,还可对一个变量在两个不同研究的影响进行客观比较。关于采用"参考方案"法处理模型中的不确定性还存在争议。

在成本效果比存在重要变化或怀疑变量相互关联情况下,目前最常用的处理模型中不确定性的方法是建立在 MonteCarlo 模拟基础上的概率敏感度分析,分析利用同时变化所有变量,得出成本效果比 95% 的可信区间。概率敏感度分析也能提供预期情况发生的相对似然信息,模型可以通过随机从参数分布取值反复进行评估。

O'Brien 等人总结了敏感度分析的 3 个主要的局限性:①分析中变量及其变动范围由分析者决定,产生了潜在偏倚;②敏感度分析的解释由于缺乏指南或标准,往往非常主观武断;③单因素敏感度分析中不确定参数的单独变动忽略了参数间的相互作用。

概率分析技术也只能解决第 3 个缺点,将参数之间的相互作用模型化。因此敏感度分析也需要进行不断的完善。

由于不确定性存在于药物经济学评价的全过程,因此要控制经济评价中的不确定性。首先从研究设计的开始就要选择合理的研究设计,尽量降低评价过程中可能出现的不确定性,前瞻性的药物经济学临床试验是最佳选择;在报告成本效果数据时,更多采用可信区间来描述结果值;当成本效果数据呈偏态分布时,可以采用对数或平方根转换或非参数方法 Bootstrap 计算可信区间。在不同研究结果进行比较时应确保它们的代表性;在报告结果时,采用参考方案可以增强不同研究间的可比性;应对研究中所有变量进行敏感度分析。药物经济学评价指南的制定和正式使用,有助于研究者选择合理的分析方法,更好地进行敏感度分析。

今后的指南应对敏感度分析各种方法的细节及其适用范围进行详细规定,以便研究者正确应用。尽管单纯法敏感度分析得到了广泛应用,但单纯法的正确使用还未普及。基于我们所知的敏感度分析方法中的优缺点,没有一种方法能满足所有要求。为了弥补每种方法的不足,研究者最好在药物经济学研究中采用一种以上处理不确定性的方法,比较不同敏感度方法联合使用的效应。在参数较少时,推荐采用单纯法和极端分析法;在参数较多和模型设计时,采用 MarteCarlo 概率敏感度分析。

## 第四节　药物经济学评价应用中的问题及对策

药物经济学取得迅速进展的主要推动力来自医药工业部门,而由医药工业部门所推动的药物经济学研究又创造了卫生管理者和决策者对药物经济学评价的需求。目前,药物经济学信息常常通过制药公司或其代表(如咨询机构、研究组织和学术团体)提交给决策者,以进行特定药物治疗方案或药品的选择。然而,该信息提供过程本身存在的诸多缺陷,导致药物经济学评价在临床实践以及卫生行政管理决策中并未得到有效的应用。

其根本原因除了药物经济学评价方法学本身所导致的偏倚、质量和可信度问题之外,主要表现在以下三者之间存在的断层:①卫生保健决策者做决策的方式;②提交给卫生保健决策者的信息类型;③由研究人员得出的药物经济学评价信息的类型。具体反映为如下一些方面的主要问题。

## 一、药物经济学评价中的偏倚、质量和可信度

药物经济学评价要不断发展并为人们所普遍接受和得到广泛应用,一个很重要的方面就是药物经济学评价中的质量、偏倚和可信度问题。

已有许多研究就药物经济学评价的方法、严密性、相关性、客观性以及所形成的研究报告等方面存在的问题提出了批评,一些团体和杂志(如《新英格兰医学杂志》)已对药物经济学分析的可信度提出质疑,并限制这类文章的发表,从而阻碍了药物经济学研究结果的广泛应用。这样不仅不能为卫生资源的合理配置提供有效的决策支持,还可能进一步给人群健康造成负面影响。

值得特别强调的是,药物经济学研究领域中偏倚、质量和可信度问题已超出了单纯的统计学范畴,与研究透明度及利益冲突有关的伦理学问题正受到人们越来越多的关注。卷入其中的有研究的使用者(如政府、保险机构和服务提供者),也包括研究的资助、组织和实施者(如政府、药物公司、服务提供者、学术界、咨询机构和基金会)。这些利益集团的观点和需要与其他一系列因素共同影响着药物经济学评价中的偏倚、质量和可信度。

概括起来,与质量、偏倚和可信度相关的问题主要是:研究是否采用了最佳方法,是否存在可观察到的偏倚,以及研究是否存在相关的信任问题。

由于药物经济学是一门相对新兴的学科,方法学上存在的不一致,仍然是影响药物经济学评价研究质量的主要问题,同时药物经济研究领域的多学科性质也给同行评估造成一定难度,也会影响到质量。

药物经济学评价中的偏倚,是指一系列独立于研究干预之外的因素对研究设计、过程和结果造成的系统的有偏影响,可分为"有意"偏倚和"无意"偏倚。例如,研究设计上的缺陷或由于临床研究中样本量不够引起的"把握度"问题。有的观点还涉及了资助来源导致的偏倚,其中包括不发表阴性结果或根本不发表所产生的偏倚。但不可否认,虽然资助方的因素可能影响研究的客观性,医药工业部门仍然是药物经济研究最主要的资助来源。此外,还有如何使药物经济学研究和实际商业决策或政府决策过程有效衔接,减少决策者对药物经济研究的质疑,促进其利用药物经济研究资料的问题。

### 1. 评价标准问题

药物经济学评价信息的使用者包括了病人、服务提供方、管理保健组织、卫生行政管理机构(如药品目录制定机构)以及企业。这些决策者对药物经济学评价信息参数(如功效、安全性、成本和生命质量等)常常持不同的评价标准、观点或权重。例如,就某药物对生命质量的影响而言,病人所持的评价标准就可能与医生或管理保健组织存在显著差别,甚至在医生内部或管理保健组织决策者内部也可能存在不同的评价标准。笼统地从所谓的社会观点进行药物经济学评价也不一定能为特定的病人或管理保健组织所接受。这种评价标准的差异性所产生的直接结果是,通过单一衡量标准所进行的药物经济学评价可能首先遭到应用药物经济学评价信息的决策者的反对。

### 2. 缺乏比较

比较是药物经济学评价的一个基本要求,但不能将药物经济学评价涉及的"比较"简单地局限于不同药物之间的比较。不同的药物经济学评价信息使用者对"比较"的需求也是有所区别的。对药品目录制定者而言,可能主要关注的是一种药与另一种药的成本和效果之间的比较,最后在两者之间进行权衡选择。而对其他类型的药物经济学评价信息使用者,如医生和病人,除了在两类药物或多类药物之间进行比较选择之外,还需要考虑药物治疗与不治疗、非药物治疗(如饮食改变)、手术或其他治疗选择(如顺势疗法)之间的比较。从目前看,药物经济学评价在这方面的比较是缺乏的。

### 3. 研究设计的冲突

药物经济学评价的研究设计可能与药物临床试验设计存在一定程度的冲突。

由于药品审批的管理程序中对时间框架和比较信息的要求,药品生产企业首先考虑的可能是如何收集药品审批的支持性资料。另一方面,除了如期通过药品审批之外,制药企业还希望在药品上市之前能获得相关的药物经济学评价信息,有利于其制定最初的市场价格及进入药品目录,或公司也希望在药品目录做出最初的购买决定时,能够在药品启动时提供有用的关于药品的结果信息。所以制药企业(特别是要开展Ⅲ期临床试验的企业)寻求的是既能满足药品审批的管理要求,又能满足公司市场目标的研究设计方案,与此同时,又不得不面对两种不同研究设计之间的冲突。例如,对安全性的关注可能使研究人员在设计中纳入更频繁的随访、体检和实验室检查(当然也意味着更多费用的发生),于是很难让人判断是否是由于药物本身的问题导致了更多的随访和检查(费用)。此外,研究设计可能与一些管理保健组织的规定相冲突。如美国的一些管理保健组织甚至有禁止采用安慰剂和随机将病人分配入治疗组的政策,而这些却是临床试验设计的基本要求。管理保健组织也可能对临床试验对象收取额外的与试验无关的费用,从而妨碍药物经济学评价的准确性。

**4. 研究资助**

研究资助的来源可能给药物经济学评价研究结果的可信度和应用造成障碍。目前大多数药物经济学评价研究主要的资助来自制药企业,或者是制药企业直接开展,或者是制药企业委托商业咨询机构、研究组织或学术团体开展,从而使研究结果可能出现有利于提供资助的制药企业的偏性,造成药物经济学评价信息的使用者可能质疑研究结果的可信度。现在的问题是,在没有更多的制药企业之外的机构或组织开展药物经济学评价的情况下,片面地谈药物经济学评价的独立性本身也有问题。

## 二、药物经济学评价应用的障碍

药物经济学评价应用的障碍,来源于以下几个方面:

**1. 专业术语的障碍**

专业术语常常妨碍了药物经济学评价信息提供者和使用者之间的有效交流。最大的问题是对术语含义的混淆,例如一些人将"成本效果分析"与"节约成本"或"降低成本"等同起来。而实际上,成本效果分析描述的是不同治疗方案的效果与达到效果所需成本之间的联合关系,节约成本仅是其中一种可能的结果。

其他术语如成本效用、质量调整生命年、Gompertz 函数、Bootstrap 和时间偏好对临床医生、药师或管理保健组织管理者而言并不具有什么意义。因此,在为临床用药决策提供药物经济学评价结果资料或模型时,需特别注意专业术语障碍所导致的信息丢失。药物经济学领域的研究人员为达到同行间的相互理解而出现的术语复制现象,进一步拉大了药物经济学评价结果信息及出版物与信息使用者之间的距离。因此,为了促进药物经济学评价信息的应用,不仅要改善对信息使用者的教育和培训,而且要求信息生成方提供清晰、准确、相关、并且不含多余术语的药物经济学评价信息。

**2. 专业人才的缺乏**

除专业术语外,专业人才的缺乏也是药物经济学评价应用的障碍。药物经济学评价信息的收集、分析和解释,对多数药物经济学评价信息的使用者而言是较复杂的,一些具体评价技术更是如此(例如成本效果比的可信区间测算),这些工作都需要相应的专业人员进行。

药物经济学评价的专业人员不仅应能够评估药物经济学评价研究的质量和制定药物经济学评价指南,更重要的是,需要有足够数量的药物经济学评价专业人员来为众多药物经济学评价信息使用者提供支持和帮助,通过满足最终用户的需求推进药物经济学评价的广泛应用。

### 3. 交流和理解的缺乏

药物经济学评价信息的提供者和使用者之间的交流事实上也非常有限。药物经济学评价指南的多样性(其中一些甚至是相互冲突的)和复杂性也造成使用者无所适从,特别是在给定时间框架内进行决策时。一方面制药行业提供了大量的药物经济学评价结果信息,另一方面这些信息并未被使用或未被适当地使用。这种状况提示需要加强药物经济学评价信息提供者和使用者之间的交流,即使使用者准确表达所需求的信息内容,又使研究人员能够有针对性地提供信息。

药物经济学信息的使用者,特别是临床医生、药师所接受的培训集中于治疗的药物学方面的资料,对药物经济学方面的信息缺乏理解,因此也难以将药物经济学评价信息整合入临床用药决策之中。传统的以安全性和有效性为基础的药品审批过程已经成为一种既定的决策模式,作为模式外部信息的药物经济学评价进入该既定模式内存在相当难度,这也进一步说明了交流和理解的重要意义。

## 三、解决策略

国际药物经济学和结果研究会建议,通过在研究资助、研究设计和实施、研究发表和传播、专业团体和组织的作用、研究方法和伦理学标准的制定等方面的努力改善药物经济学研究的质量和可信度。

### 1. 研究资助

明确列出所有与研究直接或间接有关的资助联系。研究人员和资助方之间应有一个书面的研究计划方案或合同,对发生意外问题的处理、相关文档和资料、项目控制、提交和结果发表等一系列事宜应在合同中预先约定,合同也应符合伦理学要求。

### 2. 研究设计和实施

研究人员应采用与研究目标一致的最佳可得方法设计和开展药物经济学研究,方法说明应当清晰透明。药物经济研究应遵循有关国际组织阐述的伦理学条款。尽可能采用前瞻性研究设计,并且研究不应为掩盖非预期结果而提前终止,因为这些结果可能正是人们所关注的方面。

### 3. 研究发表和传播

研究作者的署名应遵循同行普遍认可的规范。发表的研究论文应具备充分的透明度,提供足够的信息以使他人能进行研究的重复,同时如果发表的文章中明显未能提供重复该研究所需的研究信息时,应允许读者提出疑问。杂志或期刊决定是否发表药物经济学评价论文的标准应与其他类型稿件中使用的标准相同,并且不应仅仅由于资助方的性质或作者的隶属机构而拒绝论文的发表。当然也应明确说明发表的要求,以便于论文的评估、比较或重复。

至于是否给予药物经济学研究者在符合伦理学规范的条件下发表论文的权利,目前仍然存在许多争论。一种观点认为这有关发表权利的问题是涉及偏倚和可信度的核心问题,因此主张赋予开展药物经济研究的人员完全的发表文章的权利,不应阻止阴性研究结果的发表。但也有人持反对意见。

**4.专业团体和组织的作用**

在提高药物经济学评价研究的质量和可信度的过程中,相应的专业团体或组织在其中可以扮演重要的角色,如制定药物经济学研究的伦理学规范、举办相应的专业杂志、推进相关的教育和最佳研究方法规范等方面的合作,以使其会员、杂志机构以及研究使用者获益,从而达到改善药物经济研究质量、减少偏倚及提高可信度的目的。专业团体同时还应当帮助杂志编辑确定同行评阅人并建议相应的评估程序,还可考虑建立基金会对高质量的研究给予奖励。

**5.制定研究方法和伦理学标准**

制定和传播有关药物经济学评价的最佳方法学以及伦理学规范,以解决研究中的偏倚、质量、可信度和伦理学等方面的问题,使药物经济学研究的设计、实施、结果发表和传播有明确的参考依据;通过形成一个伦理学规范,以解决有关适宜方法学的采用、可重复性、出版权,以及公示可能的利益冲突等方面的问题。

# 第五节　药物经济学评价在卫生决策中的应用

随着人类社会对医疗保健需求的日益增加,卫生保健费用(其中相当一部分为药物费用)的逐年上涨已经成为妨碍各国卫生事业发展的沉重负担。如大多数欧洲国家全年卫生保健总费用占其国民生产总值(GNP)的 7%~9%,日本约占 14.95%,美国约占14%;药品费用占卫生总费用的比例在 10%~20%。

面对快速增长的医疗费用,各国政府都开始寻找新的策略来有效控制卫生费用。众所周知,卫生费用增长的一个主要驱动力量是最近几年药品的科技创新速度和新药的价格攀升,其中一个解决办法就是在药品价格和补偿决策中运用药品经济学评价。越来越多的国家开始鼓励对新药进行经济学评价,确保进入报销目录的药品具有临床疗效和成本效果两方面优势。药品经济学评价作为一种决策工具,过去几十年得到迅速的发展。

传统的药物经济学评价仅注重成本效果,强调卫生资源配置的效率,被经济学家所追捧。而卫生决策者常常需要在有限的资源(预算)下进行判断,他们更希望了解不同治疗方法对预算的影响,更强调可支付性。因此预算影响分析越来越受到各国决策部门和医药行业的重视,传统药物经济学评价与预算影响相结合的药物经济学研究逐渐成为热点。

由于没有统一的评价标准,过去所做的大量药物经济学评价大部分是不完整和缺乏可信度的。而且目前的证据表明尽管提供了药物经济学评价,决策者也不总是按照评价结果来进行卫生决策,如制定治疗方案和药品报销目录。而且使用经济学评价结果也面临许多问题,这些问题包括不信任,特别是临床医生对经济学评价结果和一系列方法缺乏认识;各种进行经济学评价的目标、数据来源、成本和结果的测量、分析方法、时间和贴现率的不同,不同的评价结果之间很难进行比较、外推和决策。无论是卫生政策决策者、医药企业、医疗保险机构和临床医生,都迫切需要一套统一的药物经济学评价标准来保证评价的一致性和可靠性,因此,在澳大利亚、加拿大、英国、西班牙、意大利、瑞士、日本和美国的一些研究机构和药物管理委员会都相继提出了本国的药物经济学评价指南和推荐标准。

## 一、药物经济学评价的用途

根据各国国情、卫生保健体系和药品政策的不同,药物经济学评价的用途也各不相同。按用途可以分为5类:

第1类,继疗效、安全性和质量后作为药品上市的第4个标准,目前还没有国家采用,可能是由于经济学评价的可信度还受到怀疑和指南亟待完善。

第2类,作为报销决策和纳入基本治疗计划的前提条件,如芬兰从1999年6月,荷兰从1999年底,都要求申请进入报销目录的药品必须按照指南进行经济学评价。这只意味着如果药品没有成本效果数据,就不能报销,但由于这些国家卫生服务的高福利性,就等同于上市条件,因为消费者常常不愿意支付报销目录以外的药费。

第3类,在开药决策时使用,如英国英格兰和威尔士通过NICE制定的指南,在引进新药和贵药时促进对临床和成本效果的循证医学的重视。

第4类,在卫生决策中使用,如法国,尽管也鼓励经济学评价,但不是强制性,也不要求完整的经济学评价,一个简单的新治疗方法对预算的影响估计或疾病的成本研究就足够了,因此这些证据对报销决策的影响非常有限。

第5类,经济学评价指南作为研究者自愿性指南,美国和英国都是这样,指南没有明确的政策目标,指南由卫生部和药厂共同协商,研究者可以偏离指南或不同于指南的内容。

目前药物经济学已被众多的国家用于控制药品费用的各个领域,有的国家已将药物经济学纳入一个药能否进入医疗保险用药目录的第 4 个条件(另外 3 个条件是安全性、有效性和药品质量),最早的国家有澳大利亚和加拿大,现在正快速扩展到其他一些欧洲国家,如荷兰、葡萄牙、芬兰和挪威。其他一些国家,如日本现在正在评估药物经济学评价的潜在作用,美国 HMO 组织(健康维持组织)对药物经济学在药物纳入医学保险目录中所起的作用的认识正在加强。

药物经济学评价按执行情况可分为 3 类:

一是指强制用于药品报销目录,如澳大利亚、加拿大安大略省、芬兰、荷兰、葡萄牙、美国和英国;

二是推荐用于药品报销目录,如丹麦、爱尔兰、新西兰、挪威、美国蓝十字和蓝盾组织(BCBS)、美国食品和药品管理局(FDA)、美国管理保健组织制药业协会(AMCP)和瑞士指南;

三是指导药物经济学研究,如比利时、加拿大卫生技术评估协作办公室(CCOHTA)、法国、意大利、西班牙、德国、英国经济评价规范指南(卫生部和药厂)、美国成本效果专家指南、美国药品研究和药厂协会(PhRMA)和美国宾夕法尼亚指南。

以下按药物经济学评价的用途分类,分别介绍各国医疗保险制度和药品政策及药物经济学的应用。

## 二、药物经济学评价对各国利益各方的影响

### 1. 付费者和决策者

对于卫生决策者(包括第三方付费者)来说,他们最关心的是在有限的资源条件下,能否使资源配置最合理、产出最大化,在效率和公平之间找到最佳结合点。药物经济学评价主要是药厂用来与药品报销机构进行价格谈判时讨价还价的工具。尽管在有些国家没被正式认可,经济学评价仍然用于与产品成本效果和产品成本影响相关的谈判中。由于决策者主要关注社会保险预算的成本节约,因此药物经济学证据对他们的吸引力并不大,除非有潜在的成本控制或成本限制。

决策者会对药物经济学数据进行广泛的分析,对那些价格高但有效、可以节约其他卫生服务预算的药品也会纳入报销目录。

在荷兰,药物经济学评价有望强制用于报销申请。药物经济学评价是 1B 类药物获

得政府补助的基础。在西班牙,药物经济学评价对定价和报销影响很小,主要用于药品的价格谈判。在意大利,经济学评价被认为是卫生部下面的药品委员会(CUF)决策中的相对有影响力的因素,也是药厂讨价还价的工具,成本效果好的药品应得到较高的价格。在德国,药品经济学评价对需求方的成本控制影响远大于提供方。用药目录(AMRs)的建议主要基于临床和经济研究,成本效果标准是德国用药指南中药物取舍的一个主要决定因素,阴性目录也把不经济作为主要考虑因素。

### 2. 药厂

在澳大利亚,指南对制药业的影响主要体现在 2 个方面:一方面是对药厂准备资料的影响,指南给制药业带来一定的实际问题:①是对于研究药品而言,对照疗法的选择是之前最广泛使用的疗法,还是选择 3 年后研究药品上市时最常用的疗法还不明确;只选择一种常用疗法有时可能会出现错误的结论。②药厂现有的临床资料可能并不适合做经济评价。③有些新药的优势如完全按照指南可能很难得到确认。另一方面是指南的产生对整个医药行业的影响。

加拿大药品公司不仅将经济研究用于药品报销申请一个合理价格,而且还用于研发战略、定价和市场战略。加拿大经济评价在世界上是最成熟的,公司只有在足够的经济学证据支持下才进行重大投资。大部分评价是前瞻性的,采用成本效果分析或成本最小化分析,分析角度则采用卫生部角度而非社会角度,反映了他们想要影响报销决策的特殊目的。

在西班牙,过去几年药厂开始扩大经济学评价的使用范围,一方面是因为卫生服务部门的竞争加剧,另一方面是满足决策者对卫生服务体系物有所值的需求。

## 三、对我国医药政策的借鉴和启示

大多数国家将药物经济学评价用于药品报销目录的确定,有的还包括报销价格的制定,如澳大利亚、加拿大、瑞典、法国;部分国家用于制定用药目录和临床诊疗规范,如英国、爱尔兰、德国;还有少数国家用于公共卫生资源配置和药品研发,如英国、美国和加拿大。还没有一个国家将药物经济学评价用于药品上市注册。

从各个国家药物经济学评价的应用我们可以看出,药物经济学评价的应用与评价指南制定相辅相成,而评价指南的制定与一个国家的卫生保健体系和药品政策有着密不可分的关系。如美国,主要是依赖私人筹集卫生经费、购买和提供卫生服务的卫生保健制度,管理保健组织是其主要的医疗保险形式,因此没有全国统一的评价指南,评价大多从管理保健组织的角度出发,视组织而不同;而英国是实行全民健康保险的国家,NICE 为国家卫生服务(NHS)制定的指南在全国范围内适用。药物经济学评价的应用同时也取决于评价指南的发起者和制定者,国家卫生行政部门的指南通常具有强制性,如澳大利亚、加拿大安大略省、荷兰和英国 NICE 指南;医药协会的指南带有行业规范性质,如比利时、美国药品研究和药厂协会(PhRMA)指南;学院、刊物指南通常是指导药物经济学研究的,如法国、英国医学杂志(BMJ)指南。

从国外经验看,对药品费用的控制已从单纯的价格控制转向以促进合理用药为主的全方位的综合控制,药物经济学评价能够为药品费用控制的关键环节提供重要信息:药品报销目录及价格的制定、临床治疗指南。

我国实施的药品费用控制政策侧重于对药品生产、流通的"管制","轻视"促进供需双方合理用药,尤其对供方的约束机制薄弱。因此我国应借鉴国外经验,尽快制定适合国情的药物经济学评价指南,将药物经济学评价应用于药品研发、药品报销目录范围、报销价格和制定临床诊疗规范,有效、合理控制药品费用的增长。因此对我国药物经济学评价研究及应用提出以下建议:

一是由独立的学术机构成立国家级药物经济学评估中心,多方参与制定药物经济学评价指南的指导性研究,对研究结果进行评估和推广。

二是制定与药物经济学研究相适应的研究指南及相关的规章制度和法规,促进药物经济学的健康发展。

三是不断完善药品报销目录范围的配套措施,尝试将药物经济学评价用于药品报销目录的遴选。

四是加强药物经济学评价中心、中华医学会、中国 CDC 及药品评审专家之间的合作,尽快建立基本疾病诊疗规范和用药指南。

五是加强临床医生、药师、卫生经济学专家、卫生决策者及药厂之间的交流,加强对卫生决策人员的药物经济学培训,提高其认识和应用水平。

# 参考文献

[1] 胡善联. 卫生经济学[M]. 上海:复旦大学出版社,2003.

[2] 胡善联,杨莉,陈慧云. 药物经济学评价指南研究[M]. 上海:复旦大学出版社,2004.

[3] Fenwick E,O'Brien B J,Briggs A. Cost-effectiveness acceptability curves:facts,fallacies and frequently asked questions[J]. Health Econ,2004,13(5):405-415.

[4] 宗欣,孙利华. 成本效果阈值理论介绍:单位、定义与特征[J]. 卫生经济,2012,31(3):65-67.

# 第四章

# 卫生技术的经济学分析方法

卫生技术在其被使用的过程中,除了消耗一定的人力、物力等资源外,技术本身也在不断地被消耗;随着医学科学的进步,技术不断得到改进和发展,某些过时的技术被淘汰。在医疗卫生服务过程中,选择最适宜、最安全、最经济有效的技术是医疗卫生服务提供者和患者最为关心的,因此,在对卫生技术的安全性、有效性、社会影响有所了解的基础上,需要掌握卫生技术的经济学分析与评价的理论和方法。

## 第一节 卫生技术的成本分析

### 一、卫生技术成本的概念

卫生技术的成本就是卫生保健服务机构在提供卫生技术的过程中所消耗的物化劳动和活劳动的货币表现。

卫生技术的成本具体地来说可以分为:劳务费、公务费、卫生业务费、卫生材料费、低值易耗品损耗费、固定资产折旧及大修理基金提成等各大类。

按照卫生技术成本的概念,卫生技术成本的范围必须是在提供卫生技术服务的过程中所消耗的物化劳动和活劳动的部分,不能把不属于卫生技术成本范围的开支也列入成本。

值得一提的是,卫生技术成本和费用是两个不同的概念,不要把两者混为一谈。成本是资源的实际消耗,而费用则是卫生技术服务价格的货币表现,如心脏支架植入技术成本包括支架本身的成本,还包括医务人员在为病人提供服务的过程中消耗的人力成本,同时还包括在为病人服务的过程中消耗的其他材料成本及仪器设备使用成本等。支架本身的价格仅仅是按照物价部门定价的费用。

根据以上对卫生技术成本的定义,不难理解,计算卫生技术的成本要全面考虑,不能仅局限于某项技术单一的物质资料的成本,而应扩展出去,包括该项技术在使用的过程中所消耗的其他直接和间接成本等。技术本身只是其中的一种手段,与其他成本消耗密切相关;因此,在卫生技术评估研究中,不仅要考虑卫生技术本身所消耗的成本,而且要考虑与卫生技术相配套的其他相关的成本消耗。这样计算出来的成本才能够真正反映卫生技术的成本。

## 二、卫生技术成本的分类

### 1. 直接成本和间接成本

针对卫生技术来说,所谓直接成本是指卫生机构专为提供某项卫生技术而发生的与该项服务直接相关费用。"直接"的意思是指该项支出与卫生技术有着明确的一对一的匹配关系。这种费用可以根据凭证而直接计入该项卫生技术服务项目中去。如人员的劳动力成本、卫生材料、低值易耗品损耗费等。直接成本的高低主要取决于卫生技术服务量的大小。

所谓间接成本是指有些费用与卫生技术服务间接相关或其成本不是针对某项卫生技术服务项目的,无法直接计入该项卫生技术服务项目中,而必须采用适当的方法,在几个服务项目中加以分摊,也就是说,间接成本与卫生技术服务存在着松散的关系,它与卫生技术服务之间不存在精确的一对一的匹配关系。如行政管理费、辅助科室费用等。

### 2. 固定成本、变动成本和混合成本

(1)固定成本

凡成本总额在一定时期和一定业务量范围内,不受卫生技术服务量增减变动影响而固定不变的,称为固定成本。如卫生服务机构中的办公费、差旅费、邮电费、工资等在一定时期和一定服务量范围内,不随服务量的变动而变动,此类成本属于固定成本。

(2)变动成本

凡成本总额与卫生技术服务量总数成比例增减变动关系的,称为变动成本。如卫生技术中所使用的一次性消耗材料成本总额,随着卫生技术服务量的增加而增加;同一项卫生技术服务的成本,随着卫生技术服务量的增加而增加,此类成本属于变动成本。

(3)混合成本

有些成本属于部分固定、部分变动的成本,这些成本属于混合成本。混合成本的总

额随着卫生技术服务量的变化而变化,但与卫生技术服务量的增减变化不成比例。根据混合成本兼有固定和变动两种特性的不同特点,又可分为以下3种:

半变动成本:半变动成本通常有一个基数,一般不变,相当于固定成本。在这个基数的基础上,卫生技术服务量增加,成本也随之增加,这又相当于变动成本。如卫生服务机构的水电费、燃料费等。

半固定成本:半固定成本又称阶梯式变动成本。在一定卫生技术服务量范围内成本总额是固定的,当卫生技术服务量超出这个一定范围时成本总额就跳跃到一个新的水平。然后在新的一定卫生技术服务量范围内,成本总额在新水平上保持不变,直到另一个跳跃。如卫生服务机构某项设备,当卫生技术服务量增加到超过一定限度时,就需要增加设备、人员等。其设备的折旧和大修理基金、人员工资的支出等即呈阶梯式变动情况。

延期变动成本:一般情况下,支付给工作人员的工资是固定成本,当工作量超过预定卫生技术服务量时,则需对医务人员支付加班费、津贴等,这种成本称为延期变动成本。

固定成本与变动成本是两个极端的例子,在卫生服务机构中,碰到单纯的固定成本或变动成本还是比较少的,一般都是混合成本。为了便于研究和计算,常常将混合成本分解成固定成本和变动成本两部分加以处理。分析成本的习性及其变动情况,可以有利于加强成本管理和控制,达到降低成本,提高卫生服务机构服务效益或效果的目的。

### 3. 边际成本与平均成本

边际成本是指多提供一单位卫生技术服务所需增加的成本。如某项卫生技术服务,需要做 $X$ 次,所需总成本为 $C_0$,现要做 $X+1$ 次,总成本为 $C_1$,边际成本则为 $C_1-C_0$。

平均成本是指单位卫生技术服务的资源消耗,即总成本除以总服务量。

值得注意的是,边际成本与平均成本虽然都是每单位卫生技术服务量的花费,但两者在数值上一般而言并无直接联系,只有当总成本与总卫生技术服务量之间成正比,且呈截距为零的线性关系时,两者在数值上完全相等。通常固定成本随着卫生技术服务量的增加没有任何变化,因此边际成本可以看作为平均变动成本。也就是说,如果一项卫生技术服务其成本主要是变动成本,其平均成本和边际成本几乎是相同的,但如果一项卫生技术服务其成本的大部分是固定成本,其边际成本小于其平均成本。

边际成本的计算可以了解达到平衡时可能的卫生技术服务价格。平均成本的计算可用于卫生机构的战略规划,决定是否引入新的技术或开辟一个新的领域。边际成本和平均成本对制定卫生技术服务价格提供了基础数据。

#### 4. 可控制成本和不可控制成本

（1）可控制成本

凡是属于一个部门或个人的责任范围内能够直接加以控制的成本，叫作可控制成本。例如，在卫生技术服务中所发生的材料费等成本，卫生服务机构有权力和责任加以控制，就是可控制成本。

（2）不可控制成本

不是一个部门或个人在责任范围内可以控制的成本，叫作不可控制成本。例如，对卫生服务机构的固定资产折旧、大修理费，卫生服务机构无权力加以控制，就是不可控制成本。

（3）标准成本

在进行卫生技术成本测算时，实际成本的测算是相当烦琐和复杂的，可以考虑用标准成本来代替其实际成本，这样可以大大简化成本测算的过程。

标准成本是指对影响成本的各项指标进行标化和量化，如工时、材料消耗、人员劳务、设备使用等。用标化和量化的指标测算出的成本，其成本具有一定的普遍性，分析时较为方便。

（4）机会成本

另外，有时还会用到机会成本的概念，如药物作为一项卫生技术，在使用药物对病人进行治疗的过程中，可选用不同药厂生产的药物，不同药厂生产的药物其疗效可能相同，但不同药物的价格、用法、用量却不相同，因此其治疗成本消耗就会不同。所谓机会成本是指在几个可供选择的方案中，采用某种方案而放弃另外一些方案，在放弃的方案中产生最大效益方案的效益，或所放弃方案中效果相同，其成本消耗最小的方案的成本即为所选方案的机会成本。

在进行卫生技术成本计算和分析时，可以采用不同的成本分类，不同的成本分类各有其优缺点，在计算时主要是全面考虑，做到成本归类不重、不漏，便于比较和分析。

### 三、卫生技术成本的测算

卫生技术的发展、管理水平的提高越来越强调经济管理，新的卫生技术、卫生技术设备、医疗程序及药物在卫生服务应用的过程中都应测算其成本，寻求最佳的技术经济指标，以期从根本上降低成本，获得最大的效益。根据卫生技术成本测算的特点，为此可以提出以下要求：①要逐步建立和健全卫生技术成本测算方法。不同的人对于卫生技术成本的理解是不同的，因此在进行卫生技术成本相互之间分析、比较和评价时存在一定的困难。建立和健全卫生技术成本测算的方法,不仅有利于卫生技术服务机构的经济管理,同时也有利于进行科学研究。②要建立卫生技术成本测算及评价的指标体系。卫生技术成本的测算固然重要,但其成本的评价相对于成本的测算则更为重要。评价指标体系的建立对于正确评价服务项目及卫生技术的效果,提出建设性建议起到指导作用。

**1. 成本测算的内容与方法**

卫生技术的成本测算不能仅局限于卫生技术本身,而应从卫生技术及其辐射的范围去全面考虑。病人来到卫生机构接受卫生技术服务,除接受化验、检查、手术等医疗技术服务外,同时还要接受药物治疗、医护人员的其他服务,因此分析和评价卫生技术的成本要通盘考虑,否则是不全面的。

(1)成本测算管理体制

以往,我国各级卫生技术服务机构仅有费用的财务账目,没有进行真正的成本测算。有些机构开展了成本测算方面的一些工作,但也主要是出于其他方面的目的。近年来随着社会经济的不断发展,许多卫生技术服务机构都开展了成本测算的工作。总结各级机构卫生技术服务成本测算的管理体制,主要有 2 种:①一级成本测算管理体制;②二级成本测算管理体制。

一级成本测算管理体制是把卫生技术服务机构的成本测算工作集中在机构的财会部门,以机构为测算单位,归集机构的总费用,然后分配到各科室中,最后计算各个卫生技术服务项目的总成本和单位成本。而二级成本测算管理体制,是以科室或部门为测算单位,计算科室或部门的成本,建立科室或部门成本测算账户,首先计算出科室或部门的成本,然后再计算各卫生技术服务项目成本。

二级成本测算管理体制,也是以财会部门为主,设置科室成本测算账户,会同科室兼职人员一起完成科室测算任务。

2 种成本测算管理体制相比,一级成本测算管理体制比较简单,二级成本测算管理体制较为复杂。但是,二级成本测算管理体制优越性大,能使科室或部门人员参与管理,参与成本测算,掌握本科室、部门的各项任务与各项主要定额指标的完成情况,可以把科室成本测算与项目成本测算有机地结合起来,有利于落实责任制,有利于考核评比,有利于贯彻责、权、利相结合的原则。

(2)成本测算的内容

成本测算的内容涉及卫生技术服务的方方面面,根据其性质可以分为以下 6 大类:

①劳务费:卫生服务机构职工直接或间接为服务对象提供卫生技术服务所获取的报酬,包括职工的工资收入、奖金及各种福利、补贴等。②公务费:包括办公费、差旅费、邮

电费、公杂费等。③卫生业务费:维持卫生服务机构正常业务开展所消耗的费用,包括水、电、煤和设备维修、更新费等。④卫生材料费:包括化学试剂、敷料、X线材料、药品等。⑤低值易耗品损耗费:包括注射器、玻片等。⑥固定资产折旧及大修理基金提成:包括房屋、设备、家具、被服等各种固定资产的损耗。

(3)成本测算的方法

一是确定成本测算对象:成本测算对象包括项目科室和非项目科室。项目科室指的是直接为服务对象提供服务的科室,一般为业务科室和一些辅助科室(如药房、检验科和放射科等);非项目科室指的是间接为服务对象提供服务的科室,如行政和后勤科室,包括洗衣房、食堂、车队等。

有些卫生服务机构把科室分成成本中心和收入中心2类。成本中心是指只有投入而无直接收入的部门,如行政管理部门、支持保障部门,向其他2个或2个以上的部门提供支持性服务,这些成本中心的花费则称为共同成本。收入中心是指有直接收入的部门,如临床和医技科室。收入中心本身的直接成本加上该中心应分摊的共同成本之和才是该收入中心完整的成本,在此基础上才能计算出边际成本与平均成本。

二是各科室六类成本的归集和计算:

劳务费:包括工资、奖金和各种福利补贴等。按各卫生技术服务机构实际支出数进行计算,或按卫生技术服务机构的平均数乘以机构的人数进行计算。

公务费:包括办公费、差旅费、邮电费和公杂费等。按各机构的实际支出数进行计算,或将卫生技术服务机构的公务费按照机构职工人数进行平摊。

业务费:包括水费、电费、燃料费和设备维修更新费等。水费、燃料费可按人+床进行分摊。电费先对用电大户进行分摊,余下的按人+床进行分摊。设备维修更新费按各机构实际支出数进行计算。此种计算方法仅适用于不进行机构成本核算的卫生服务机构,而对实行机构成本核算的卫生服务机构的业务费可按机构实际支出数进行计算。

药品和低值易耗品及卫生材料费:部分按实际支出数记入治疗、检查各项目中,部分分摊到机构的床日成本中。

固定资产折旧及大修理基金提成:固定资产包括房屋、设备、家具和被服等。固定资产折旧可根据需要采用以下几种方法:A.直线折旧法:固定资产提取折旧的年限,根据固定资产的类型而异:房屋、建筑物,最短年限为20年;设备根据不同类型的设备确定不同的折旧年限,最长年限为10年;被服一般为2年。B.加速折旧法:包括余额递减法、双倍余额递减法、折旧年限积数法和递减折旧率法。其中用得最多的是递减折旧率法。

年折旧额=固定资产原值+估计清理费用-估计残值估计使用年限

各年折旧额＝固定资产原价×各年折旧率

各年折旧率总和＝固定资产原值-估计残值

固定资产原值、各年的折旧率，是以各年折旧率总和，按每年递减而总和不变的原则计算得到。

三是非项目科室成本的处置：非项目科室的成本也是在维持卫生服务机构业务开展的过程中所消耗的成本，需将非项目科室成本进行分摊，具体实施时按"受益原则"将非项目科室成本向项目科室和非项目科室进行分摊，如按科室人数及床位数或科室工作量进行分摊，这是非项目科室成本处置的关键。

成本会计学的一个重要原则是"成本跟着收入走"，只有将非项目科室的成本通过适当的分配方法将其分摊到项目科室中去，才能建立起与卫生技术服务量相挂钩的成本效益评价体系，才能正确求出边际成本、平均成本，并正确地评价各机构的经济表现及管理者的业绩。常用的分摊方法有直接法、成本下行法、双重分配法和代数分配法：

直接法：是4种分配方法中最简单的一种。它是将非项目科室的成本根据项目科室接受非项目科室服务量的相对百分比值直接分配到项目科室。

直接分配法简单易行，但完全忽略了各个成本中心间的相互作用，因此无法了解这种相互作用对最后结果的影响。

成本下行法：其特点是注意到了各个非项目科室的作用。非项目科室以服务部门的多少顺序排队，提供服务部门多的非项目科室排在最上头，服务部门少的非项目科室排在第二位，依此类推，所有的项目科室排在最下面。排在上面的非项目科室向排在下面的所有部门（包括其他非项目科室及项目科室）按照部门接受其服务量的相对百分比分摊费用。排在第二位的非项目科室接受来自第一位非项目科室分摊的成本之后与其自身的成本相加在一起，向排在它下面的所有部门分配。依此方式，顺次分摊，直至所有的非项目科室的成本全部分摊到项目科室为止。

双重分配法：进行两轮的成本分配过程。在第一轮共同成本分配过程中，各非项目科室的成本向除自己之外的所有非项目科室和项目科室根据接受服务量的相对百分比进行分配。在完成第一轮的成本分配之后，各非项目科室均接受了其他非项目科室的成本。第二轮的分配是将各非项目科室在第一轮分配之后的全部费，用根据各项目科室接受其服务量的相对百分比分配到项目科室中。

代数分配法：共同成本分配的各种方法中最精确的方法是代数分配法。该方法是建立方程组将各非项目科室之间所有的相互作用全部包括在内，通过解联立方程的方法同时关闭所有的非项目科室，其解值便是各个非项目科室的最终成本，取得非项目科室的最终成本之后,再一次性地将其分配到除本部门之外的其他所有非项目科室及项目科室。由于医院有多个非项目科室,建立的联立方程和求解未知数会有很多。

四是单项卫生技术服务项目成本的计算:各机构服务成本进一步分摊核算到所提供的服务项目上,就成为各种卫生技术服务项目的单项成本。在计算单项成本时,采用直接消耗直接计入,其余成本则用"操作时间分配系数"进行分摊。

在一些卫生技术服务机构中,项目成本的测算是科室成本测算的主要任务,新的医疗项目,大型仪器诊疗项目收费标准的制定就是基于项目成本测算基础之上的,而且项目成本的测算直接与机构人员的经济效益挂钩,因此在收费标准一定的情况下,科室会努力降低成本消耗,增加经济效益,这不失为控制成本的有效方法。

归集项目科室的 6 类成本及非项目科室分摊到项目科室的成本构成项目科室的总成本。项目成本正是基于科室成本测算基础上的,在科室所提供的各服务项目之间进行分配。

五是药物治疗成本的核算:包括治疗成本+不良反应成本,具体又可分为病房成本(床日成本×床日数);各项检查治疗成本(包括材料费);药品成本。

床日成本=(科室的直接成本和间接成本)/实际占用总床日数

某项检查治疗成本=操作时间×单位时间操作成本+消耗的材料费

药品成本=药品进价×药品成本加成指数

药品成本加成指数=(全年药品支出费+全年药品耗损费+药房 6 类成本+分摊的非项目科室成本)/全年药品支出费×100%

每例病人治疗成本=床日成本×床日数+Σ某检查、治疗项目单位成本×某项目服务次数+按成本核算后的药品成本

每例病人不良反应成本=床日成本×因不良反应增加的床日数+Σ某检查、治疗项目单位成本×因不良反应增加的某项目服务次数+按成本核算后的不良反应增加的药品成本

六是间接成本的测算:间接成本的测算目前国内外一般多采用人力资本法。人力资本法认为人的价值由个体对社会的未来贡献所决定。基于这一基本思想,在实际操作过程中,可用居民的年平均收入来计算。例如,假如居民的年平均收入为 18000 元,1 年按360 天计算,则居民的日收入为 50 元。病人因病住院而 1 个月不能上班,则其间接成本为 30×50 = 1500 元。

七是隐性成本的测算:隐性成本的计算比较复杂和困难,国际上多用意愿支付法(willingness to pay,WTP 法)来获得此成本。WTP 法是建立在效用基础上的一种测量健

康改善价值的方法。认为人的价值由2部分组成:①个体的健康;②个体的收入(可消费的非健康物品)。可用下面的效用函数来表示:

$$U = U(C, H)$$

其中,$C$ 是个体消费的非健康物品,$H$ 是个体的健康状况。假定个体的最大效用受到收入的限制,即 $Y - PC = 0$,$P$ 是非健康物品的价格,$Y$ 是税后收入。于是可得到下面的间接效用函数:$V(Y, P, H)$

假定一个药物治疗能使个体的健康从关节炎($HA$)恢复完全的健康($H$)状态,那么对个体来说该药物治疗的 WTP 可用下面的等式来定义:

$$V(Y - WTP, P, H*) = V(Y, P, HA)$$

其中,WTP 是为了保持初始效用水平个体所愿意支付的货币数量。这是一种不考虑风险情况下的 WTP 的计算,若考虑风险和个体对风险的态度,则计算公式将有所不同。

在具体确定 WTP 值时,一般用问卷调查的形式来获得个体对健康改善价值的数值。问卷的形式有开放式和封闭式2种。"每年您愿意支付多少钱来治疗高血压"就属于开放式的问卷;"每年您是否愿意支付1000元来治疗高血压"则属于封闭式的问卷。由于封闭式问卷的问题比较易于回答,因而应答率较高,故建议使用此类问卷。

八是患者治疗的总成本:从以上的陈述中可以总结出卫生技术中成本测算:

每例患者治疗的总成本=直接成本+间接成本+隐性成本

## 四、卫生技术成本的调整

由于物价等的不断变动,卫生技术服务的价格也在不断地发生变化,货币的时间价值也影响着成本,因此卫生技术服务成本应随着这种变化不断进行调整才能够反映其真实的资源消耗。

通常情况下,可以采用物价指数对成本进行调整,对于工序较简单,影响因素少的可以采用这种简单的方式,但医疗卫生行业则不宜采用此方法,宜采用复合调整的方法,随着物价指数等的变化而调整,同时还应考虑到货币的时间价值。其中,最简单的方法是单纯考虑货币的时间价值,把过去的成本贴现成现在的成本。其计算公式为:

$$PV = PC \times (1 + r) n$$

其中,$PV$ 为现在的成本;$PC$ 为过去的成本;$r$ 为折扣率;$n$ 为年限。

或者把现在的成本折算成过去的成本,其计算公式为:

$$PC = PV \times 1/(1 + r) n$$

根据所计算成本的需要,可以分别采用不同的计算公式进行计算,以保证成本具有可比性。

如某疾病 2000 年测算出的治疗成本为 6000 元,考虑到货币的时间价值,折扣率为 1%,其 2001 年的成本为 6000×(1+1%)=6060(元),2002 年的成本为 6000×(1+1%)2=6120.6(元),2003 年的成本为 6000×(1+1%)3=6181.81(元),2005 年的成本为 6000×(1+1%)5=6306.06(元)。

## 五、卫生技术成本分析

卫生技术的成本分析方法很多,可以根据不同的研究目的采用不同的分析方法,其中最小成本法、边际成本法、机会成本法、生命周期成本法、平衡点法、敏感性分析等方法经常在成本分析中应用,下面就最小成本法做一介绍。

所谓最小成本法是指对于治疗某种疾病的几种卫生技术方案,完成治疗后某一方案的总成本最小;只要在检查和证明 2 个或多个卫生技术方案获得的效益或效果相同,仅分析和比较各个卫生技术治疗方案的成本差异,则成本最小的方案认为是最理想的方案。

最小成本分析并不是单纯的成本分析,与简单的成本分析不同,后者只是简单地计算卫生技术方案的成本,不考虑每一个卫生技术方案的结果,而最小成本分析认为参与的比较组是等效的,是以结果相同作为前提。最小成本分析以货币单位(元)来计量,可以说是成本效益分析或成本效果分析的特例,它使得研究问题简单化。但在实际应用中,由于各个卫生技术方案的结果大多不同,而且证明 2 种方案获得的结果相同并不容易,因此最小成本分析的应用受到一定的限制。

可以通过以下 2 个例子理解最小成本法。终末期肾病患者可以有几种治疗方案:一种是接受肾移植,一种是采用定时到医院肾透析,一种是采用家庭自助肾透析,不同方案其每年消耗的成本不同;其中,肾移植平均每年消耗的总成本为 2600 美元,定时到医院肾透析平均每年消耗的总成本为 11600 美元,而家庭自助肾透析平均每年消耗的总成本为 4200 美元。从这一个例子可以看出,采用肾移植法成本最小,前提条件是各种治疗方案的效果相同。

某种疾病可以用甲、乙 2 种方案进行治疗,但 2 种方案采用的治疗药物不同,药物的用法和用量不相同,当然效果不同,成本消耗也不相同。若用甲方案治疗,每天消耗的总成本仅 20 元,而乙方案治疗每天消耗的总成本为 51.3 元;从计算平均每一例病人的总成本来看,甲方案总成本为 424 元,乙方案总成本为 430 元。由于 2 种方案药物效果不同,病人住院时间不同,其治愈一例病人成本,甲方案为 1024 元,乙方案为 785 元。仅从每天的成本来看甲方案治疗总成本较小,而平均每一例病人的总成本比较接近,但每一治愈总成本甲方案成本远远高于乙方案。

在分析最小成本时,可以根据分析研究的不同目的采用不同的分析角度,最小成本法可以用于总成木的分析和卫生技术成本分析。

# 第二节 卫生技术的成本效果分析

卫生技术的成本效果分析(cost-effectiveness analysis,CEA)是计数和比较某项卫生干预措施的净成本与措施的效果(临床上或生命质量)的一种分析技术,是评价卫生技术方案经济效果的一种方法,该方法不仅研究卫生技术方案的成本,同时研究卫生技术方案的结果,以体现有限的卫生资源发挥最大的经济效益和社会效益的经济学思想。这是目前在卫生技术经济评价方法中最常用的一种方法,美国的一项调查显示,在新药临床经济评价中,该方法的应用占72%。

## 一、效果的概念

卫生技术的效果是指有用效果,由各种使用价值构成,是满足人们各种需要的属性。如卫生技术的使用减少的死亡人数,发病率、患病率的降低,休工、休学率的减少,人群免疫接种率和免疫水平的提高,寿命的延长等,这些都是有用的效果。

## 二、效果的表达方式和选择

效果可以是各种具体的结果,这种结果可以用自然单位表示,也可用货币单位表示,或用合成单位表示;用自然单位作效果评价指标,称之为成本效果分析,用货币单位表示则为成本效益分析,用合成单位表示则为成本效用分析。

在卫生技术的结果很难用货币单位表示时,成本效果分析是一种很好的经济学评价方法。在成本效果分析中,效果可以同时或分别使用中间结果和最终健康结果,前者包括症状、危险因素或测定的结果,例如溃疡的愈合率、乙型肝炎病毒 E 抗原的阴转率、血清胆固醇的下降程度、血压的下降等。后者包括病残天数、生命的延长、死亡数等,可考虑的指标有挽回的死亡数、延长的生命年、失去的健康日、失去的健康年、由死亡而失去的生命日、由死亡而失去的生命年、由病残而失去的天数、被预防的病例数等。例如在高血压的治疗项目中,血压下降的百分率为中间结果,预防由于中风造成的死亡是最终健康结果。有时当最终结果的测定所需时间太长时,可选择用中间结果。

为了使效果指标和评价目标密切相关,卫生技术方案的效果指标的选择需要根据实际情况和经验进行判断,需要注意以下 4 点:

**1. 指标的可比性**

在卫生技术方案的比较中,尽量使用相同的定量或半定量的指标,以便确切地反映目标,便于比较和分析。

**2. 指标的客观性**

必须有明确的定义和内容,避免受主观倾向的影响,不同的人在不同的时间和地点对于同一种情况的观察所得出的结果应经得起重复。

**3. 指标的灵敏性**

应能及时、准确地反映事物的变化,反映卫生技术方案实施后人群卫生状况的改变。

**4. 指标的特异性**

应有较强的针对性,假阳性率比较低。如:甲胎蛋白检测诊断肝癌的效果评价。

## 三、CEA 的步骤

**1. 项目的确定**

①确定所要解决的问题及将要进行比较的不同措施。②明确地列出所要分析的问题,包括对象、内容、地点、时间、意义等。

**2. 成本的确定**

①计算开展该项目总成本。②计算开展项目后节约的成本。③考虑贴现,计算现值成本。计算公式为:

$$P = \sum t_n = 1 F_n (1 + i)$$

其中,$P$ 为现值成本;$F_n$ 为 $n$ 年时的成本;$i$ 为年贴现率;$t$ 为项目完成年数。

**3. 计算净健康效果**

包括改善的效果和由副作用带来的不良影响,必要时作时间上的矫正。

**4. 应用决策原则选择成本低效果好的措施**

应用成本效果比(或效果成本比)的方法,对各方案进行评价,为决策者提供各方案的投入和产出分析的客观依据。

**5. 敏感度分析**

在已得出经济评价的结果后,测定模型中几个主要变量发生变化,如成本、贴现率或结果的判断标准等可变因素,以及不同的经济分析类型对评价结果的影响程度。

## 四、CEA 的方法

成本效果分析的基本思想是以最低的成本实现效果的极大化,其表示方法为成本效果比(效果成本比)或增量成本增量效果比(增量效果增量成本比)等。这就使不同的卫生技术方案在进行比较选择时,有了相同的评价单位,从而为决策提供科学的依据。

### 1. 成本/效果比(效果/成本比)

成本/效果比(效果/成本比)(cost/effective,C/E,E/C)是成本效果分析的一种方法,即每延长 1 个生命年、挽回 1 例死亡、诊断出 1 个新病例或提高 1 个单位结果所花的成本,或每 1 个货币单位获得多少生命年、挽回多少例死亡、诊断出多少新病例或提高多少单位结果。成本效果比越小,或效果成本比越大,就越有效率。

单一的成本/效果比没有意义,主要用于 2 个或 2 个以上卫生技术方案的比较,并且是比较有相同结果单位的 2 个卫生技术方案。

例如,用纤维结肠镜和乙状结肠镜(乙结镜)加钡剂灌肠 2 种措施,对治疗下消化道出血及诊断结肠癌的成本效果分析(表 4-1)。

表 4-1 2 种方案治疗下消化道出血成本效果分析

| 项目 | 纤维结肠镜 | 乙状结肠镜+钡剂灌肠 |
|---|---|---|
| 敏感性/% | 80 | 57 |
| 特异性/% | 95 | 80 |
| 治愈 1 例成本/美元 | 2319 | 2895 |
| 诊断 1 例结肠癌成本/美元 | 2694 | 2896 |

可见,纤维结肠镜不仅诊断的敏感性、特异性高于乙状结肠镜加钡剂灌肠,而且有较好的经济效果。

### 2. 增量成本效果分析

由于卫生技术经济评价包含对 2 种或 2 种以上的卫生技术方案进行比较,而成本投入不同,一些方案可能有更好的效果,但成本支出也更多,因此成本效果的平均比例难以充分显示两者的相互关系,这时需要应用增量成本效果分析(incremental cost-effectiveness analysis,ICEA),ICEA 通常应用增量成本-效果比(incremental cost-effectiveness ration,ICER)来分析、表示,ICER 是指增量成本除以增量效果,表示增加一单位的效果所消耗的增量成本,可用于评价 2 个及以上项目之间的相对经济性。

增量分析计算一个卫生技术方案比另一个卫生技术方案多花费的成本,与该项目比

另一项目多得到的效果之比,称为增量比例,能充分说明由于附加措施导致成本增加时,其相应增加的效果是多少及是否值得。公式:

$$IA = \frac{\text{成本}1 - \text{成本}2}{\text{效果}1 - \text{效果}2}$$

即 $IA(\Delta C/\Delta E) = (C_1 - C_2)/E_1 - E_2$

边际成本效果和增量成本效果的概念有重大区别:

边际成本效果代表增加一个服务单位(如多住院一天或每天增加一个单位的药物剂量等)而产生增加的成本和效果。

增量成本效果代表一个卫生技术方案和另一个卫生技术方案相比较时,反映增加成本和增加效果的比;比如门诊手术和短期住院手术的比较,反映一个额外效果的额外成本。

例如,对美国成年妇女每6个月进行脱落细胞巴氏染色法检测,以早期发现宫颈癌。其成本为5600万美元(20年前研究时的价格水平),挽救约2万人的生命。对筛检频率进行敏感性分析,观察其对成本和效果的影响,结果发现:每年筛检方案的成本约节约一半,而效果相同,3年开展一次筛检的话,效果也相当。

一般地,推广一项卫生技术,增加的临床效果有递减的趋势;但是,一项新的技术发明,可能在增加效果的同时只增加少量的成本,甚至降低成本。

关于ICEA解决成本、效果含义的问题,以及说明其与卫生决策制定的关系,常采用Black在1990年建立的成本–效果象限图(the cost-effectiveness plane, the CE plane)给予解释,成本效果象限图(见图4-1坐标系 $\Delta e\, B\Delta c$)以基准方案为原点(本文指方案 $B$),横坐标为效用的差值,即 $\Delta e$,纵坐标为成本差异值,即 $\Delta c$。由坐标轴区分出4个象限,简称为 NE(Northeast)、NW(Northwest)、SW(Southwest)和 SE(Southeast);李楠等使用双坐标系进行增量成本–效果比的研究:

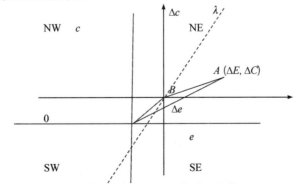

图 4-1 CER 与 ICER 在成本–效果象限图中的实现

$e\,O\,c$ 和 $\Delta e\,B\,\Delta c$,前者向右上方平移得到后者。坐标系 $e\,O\,c$ 以 $O$ 为原点,方案 $O$ 可视为未采用任何干预措施,$O$ 与 $A$ 连线的斜率为方案 $A$ 的成本-效果的比率 CERA,$O$ 与 $B$ 连线的斜率即为方案 $B$ 的成本-效果的比率 CERB。$A$ 与 $B$ 连线的斜率即为 ICER。

根据 $\Delta C$ 和 $\Delta E$ 的取值情况,可以将 ICER 的结果分为如下 4 种情况:①$\Delta C<0$,$\Delta E>0$,ICER 为负值,A 方案位于 SE 象限,即 A 方案在增加效果的同时成本也在减少,相对于 B 而言是优势方案,因此接受 A 方案;②$\Delta C>0$,$\Delta E<0$,ICER 为负值,A 方案位于 NW 象限,即 A 方案在效果减少的同时成本也在增多,相对于 B 为劣势方案,因此接受 B 方案;③$\Delta C<0$,$\Delta E<0$,ICER 为正值,A 方案位于 SW 象限,即相对于 B 而言 A 消耗的成本及效果均小于 B;④$\Delta C>0$,$\Delta E>0$,ICER 为正值,A 方案位于 NE 象限,即相对于 B 而言 A 消耗的成本及效果均大于 A。在第 Ⅲ 和第 Ⅳ 种情况下,成本和效果同时增加或减少,常无法选择出优势方案,因此引入一个外部参考值 $\lambda$(也称为成本效果阈值),即增加一单位效果的最大支付意愿。由于各国、各地区经济发展水不同,因此 $\lambda$ 的取值各异。当满足:(1)当 $\Delta E>0$ 时,ICER $=\Delta C/\Delta E<\lambda$;②当 $\Delta E<0$ 时,ICER $=\Delta C/\Delta E>\lambda$,方案 A 相对于方案 B 而言是具有成本效果优势的,可接受 A 方案。

**3. 多个效果指标的处理方法**

卫生技术方案的效果指标有时不止一个,而是多个,这种情况的评价就相对困难,特别是当不同方案指标间的比较各有优劣时。在这种情况下,可以采取适当的办法加以选择处理。

(1)精选效果指标

在成本效果分析中,尽量减少效果指标的个数,选择最有代表性的效果指标。首先把反映效果的指标列出,然后对其进行精选或处理。对于满足效果指标条件较差的指标可以删去,将较次要的指标作为约束条件对待,选择关键的重点指标。

(2)综合效果指标

对各效果指标根据其数值给予一定的分数,并根据效果指标的重要程度给予一定的权重,经过计算使各效果指标换算成一个综合指标。综合指标,作为总效果的代表,用于不同方案之间的比较和评价。在将评价的各个效果指标确定后,首先要确定指标的评分标准,因为不同指标的量纲根据各指标的重要程度,征求有关专家的意见,分别制定各指标的权重,各指标的权重之和等于1;之后,按照以下公式计算综合指标的评分:

$$Q = \sum W_i P_i = W_1 P_1 + W_2 P_2 + \cdots + W_n P_n$$

其中,$Q$ 表示总分;$W_i$ 为各效果指标的权重;$P_i$ 为各效果指标的评分;$n$ 为效果指标的个数。

**4. 敏感性分析**

当数据有不确定性时,应该进行敏感性分析,以确定数据发生多大变化会影响决策。若数据微小的变动,就会影响评价结果,说明决策对该数据十分敏感;若数据的较大变动,仍不影响评价结果,则该数据敏感性小。

**5. 分析决策**

成本效果分析一般有3种方法:

①成本相同比较效果大小:当比较的各种卫生技术方案的成本总额相同,则比较其效果,以效果大的为优选方案。②效果相同比较成本大小:当比较的各种卫生技术方案的效果相同,则比较其成本,以成本低的为优选方案。③比较增量成本和增量效果的比率:当卫生技术方案的投资不受预算约束的情况下,成本可高可低,效果也随之变化,这时可采用增量成本和增量效果的比率评价,以比值大的为优。

**6. 成本效果可接受曲线与成本效果阈值**

(1)成本效果可接受曲线

增量成本效果比(ICER)是当前药物经济学评价当中最为常用的结果指标之一,但由于它是一个比值,为其置信区间估计带来了一定的困难,在此背景下,Van Hout 等于1994 年基于 Bayesian 法提出了成本效果可接受曲线( cost - effectiveness acceptability curve,CEAC)的概念,用它来表示成本效果分析(CEA,广义包括 CUA)中 ICER 值的不确定性。在一个以成本效果阈值 $\lambda$ 取值为横坐标,以药物具有经济性的概率 $P$ 值为纵坐标的平面中,CEAC 表现为一条随 $\lambda$ 取值而变的曲线,如图 4-2 所示。

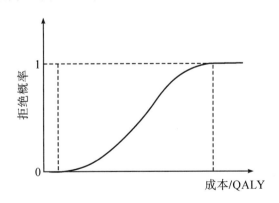

**图 4-2 成本效果可接受曲线**

CEAC 可以通过计算净收益(INB)来获得,在 Bayesian 理论中,某一给定成本效果阈值下的净收益(INB)大于 0 的概率表示点($\Delta E$,$\Delta C$)落在成本效果平面( cost-effectiveness plane)中阈值线下方的概率。计算式为:$INB = \Delta e\lambda - \Delta c$

此外,CEAC 也可通过 Bootstrap 技术来获得。

(2)成本效果阈值

1)定义:成本效果阈值是在某一给定卫生保健体系下,某项干预若能够被接受所应达到的成本和效果水平。《Health Economics Glossary》中指出,成本效果阈值是每获得 1 个 QALY 或 LYG 所需支付的最高成本,是一个政治性或政策性的值。虽然目前并没有达成关于成本效果阈值的统一定义,但成本效果阈值本质上是一个 ICER 的临界值,是判断项目是否具有经济性(即对资源的利用是否有"效率")的标准。

2)成本效果阈值的特征:成本效果阈值的明确性或隐含性双重属性,成本效果阈值的明确性是指官方明确表示使用某一 ICER 值或范围作为成本效果阈值或阈值范围,例如英国在其技术评估方法学指南中给出了一个明确的阈值范围£ 20000 ~ £ 30000/QA-LY。

成本效果阈值的隐含性是指官方并未正式公布成本效果阈值,但通过对已有决策进行系统的回顾性分析,可以发现成本效果阈值或阈值范围在实践当中是确实存在的。目前已有研究者根据现有决策推断出国家在决策过程中隐含的成本效果阈值。

明确的成本效果阈值具有较强的透明度和一致性,有助于增进公众对决策者所做决策的理解,根据明确的成本效果阈值或成本效果阈值范围所制定的政策具有良好的公开性、透明性以及公众顺应性;隐含的成本效果阈值可以使决策者在决策过程中获得更多的自由裁量权,也可以使决策者避免受到源于成本效果阈值的设定而引起的来自公众和媒体的压力。

成本效果阈值的刚性或柔性双重属性:刚性成本效果阈值是指"成本效果阈值是一个单一值","柔性"成本效果阈值是指一定的"成本效果阈值范围"。NICE 对成本效果阈值这一特征的研究资料较为丰富,Devlin 和 Parkin 以图形的方式解释了成本效果阈值单一值与成本效果阈值范围,当干预的 ICER 值未超过成本效果阈值时,该干预"被拒绝"的概率为 0;一旦其 ICER 值超过了成本效果阈值,该干预"被拒绝"的概率随即上升至 1 并维持在该水平。Devlin 和 Parkin 认为,成本效果阈值范围能够在考虑经济性的同时兼顾公平性等其他因素,同时也使得决策具有一定的灵活度。但成本效果阈值单一值能够更好地保证决策的一致性和透明性。

成本效果阈值范围可以综合考虑经济性和公平性,看似优于成本效果阈值单一值,但正是这种将公平和效率混杂在一起考虑使成本效果阈值范围上限和下限的确定变得十分复杂,并且无一定的章法可循,不仅很难确定合理的成本效果阈值范围,而且还会降低决策的一致性和透明性。而成本效果阈值单一值虽然能够保证决策的一致性和透明度等,但仅依据这一标准进行决策制定显然又忽略了决策目标的多重性,这就要求在此基础之上额外增加对公平性等其他因素的考虑,但具体如何操作也是一个值得探究的问题。

3)成本效果阈值:成本效果阈值,可近似为 ICER 阈值,其本质是 ICERs 的一个临界值。ICER 作为成本效用分析和成本效果分析共同的评价结果表现形式在国内外已达成共识,因此成本效果阈值主要存在于成本效果分析和成本效用分析 2 种评价方法中。

成本效果阈值的常见单位共有 2 种:

一是每获得 1 个质量调整生命年所需支付的成本(cost per QALYgained,CQG);

二是每获得 1 个生命年所需支付的成本(cost per life year gained,CLYG)。

此外,WHO 还推荐了一种成本效果阈值单位:每避免 1 个伤残调整生命年所需支付的成本(cost per DAL Yavoided)。

目前,CQG 是最为常见的一种成本效果阈值表现形式,其次为 CLYG,WHO 推荐阈值单位目前还未发现被各国实践所采用。此外,目前在传统 QALY 基础上已发展出加权 QALYs("equity-weighted"QALY)。

成本效果阈值,在发达国家为 5 万美元,在发展中国家为人均 GDP 的 3 倍。

## 五、CEA 应注意的问题

应用成本效果分析目的是以一定的资源消耗,争取得到最理想的经济效果,或者为取得同样的效果,而把人力、物力、财力的消耗降低到最小限度;这种分析方法就是运用经济学的观点和方法,对医疗卫生政策、措施、方案的经济性评价。成本-效果最佳的治疗方案不一定是成本最小的治疗方案,而应是费用最合理的、最适用的方案。

由于医疗保健工作中绝大多数的决策是与所提供的活动水平和范围有关,单纯根据成本效果比($C/E$)来做决策有时会犯错误,有关的评价应考虑边际变化,这时需要应用边际成本效果比值(marginal CEA,mCEA)方法,mCEA 是指治疗方案每增加一单位成本所造成的成本和收益的变化,其计算公式为:

$$mCEA = (成本_{n\times A} - 成本_{(n-1)\times A})/(效果_{n\times A} - 效果_{(n-1)\times A})$$

此外,在看到文献报道的 CEA 结果时,应确认适用于该项目病人类型。

## 第三节 卫生技术的成本效益分析

成本和效益正式运用于卫生技术项目始于 20 世纪 50 年代后期。成本效益分析

（cost-benefit analysis，CBA）适用于市场评价不充分的项目。由于许多原因，市场不能反映卫生技术的全部效果及一些不曾预料的副作用。例如，药物治疗可能对人带来不良反应。卫生技术项目不能完全靠市场进行评价，这主要由卫生保健系统的自身性质决定。在许多国家，病人并不是直接支付者，或仅付很少医疗费就可以接受服务，因此不能正确地了解全部预付费用与可能产生的效益。通常，社会和个人在评价上所持的观点不一，个人一般只关心近期可见的效益，而社会需要对几代人负责，要考虑长远效果的问题。

现在许多决策是由政策方针和卫生保健制度决定，这些决策需要技术支持，CBA 已越来越成为这种决策的工具。

CBA，是比较单个或多个卫生技术服务项目间所耗费用的全部资源成本价值，以及由此产生的结果值（效益）的一种方法，目的在于选择成本效益较好的卫生技术项目。成本效益分析要求成本和效益用同样的货币单位来表示，如果某种效益很难转换成货币单位，或者不易用货币单位表示，这种分析方法就难以使用。

## 一、效益的概念

从管理学来讲，效益是有用结果的货币单位表现，即用货币值表示卫生技术利用的有用结果；从卫生经济学来讲，效益是某项卫生计划方案实施后，从社会角度计量的全部效益，因而，用货币值来表示卫生技术的结果，有时难度相当大，甚至涉及伦理道德等问题，这是成本效益分析方法中的一个难题，例如人的寿命延长 1 年值多少钱，一位农民与一位教授死亡损失是多少，两者是否一样？有工作的与没有工作的，老人与小孩的价值是否一样？病人痛苦、悲伤情绪的消失，其价值到底是多少？用货币值来表示人的生命的价值是否合乎伦理道德，往往存在许多争论。但事实上许多国家对涉及人的生命或健康的赔偿都是用钱支付。从社会的角度来评价时，采用某项卫生技术能使多少人获得益处，发病率降低、发病人数的减少其效益往往都难以计算。

## 二、效益的分类

与成本相对应，效益一般可分为直接效益、间接效益和无形效益。

### 1.直接效益

是指采用某项卫生技术之后，所节省的卫生资源和健康的改善及生命的延长。如发病率的降低，减少了药品和卫生材料费用的支出，减少了人力、物力资源的消耗，这种比原来节省的支出或消耗就是该卫生技术项目的直接效益。

**2. 间接效益**

是指采用某项卫生技术之后,所减少的其他方面的经济损失。如治愈了疾病减少了由于患病所致的工资、奖金的损失等。

**3. 无形效益**

是指采用某项卫生技术之后,减轻或避免了病人身体或精神上的痛苦,以及康复带来的舒适和愉快等。

## 三、效益的测定

采用某项卫生技术所带来的效益,如减少的诊断、治疗、手术、卫生材料的支出等的测定相对来说比较简单,可以直接采用与之相关的费用来计算。但采用卫生技术后健康的改善,延长的生命的价值或减少的身体及精神上的痛苦所带来的效益比较难以测量,对这些效益的测量,一般常用人力资本法和意愿支付法。

**1. 人力资本法**

假定一个个体生命的价值由未来的生产潜力来决定,考虑未来对社会的贡献,通常计算目前的贴现率。这里有 2 种情况:一种是不考虑个体的消费,仅考虑个体对社会的产出;另外一种是不仅考虑个体的产出,同时也考虑个体对资源的消耗。当个体死亡后,他不仅失去创造力,同时也不再消费了,对社会的经济损失将是创造价值和维持花费间的差值。这 2 种情况都是根据个体对社会的现在和未来创造来计算人的生命价值。

通常人力资本法往往采用个人的平均收入,考虑到货币的时间价值,进行贴现后进行分析。

由于人力资本法不考虑疼痛、悲伤、对风险的厌恶和失去的空闲时间等的价值,因此存在一些不足之处。

**2. 意愿支付法**

是一种用以测量健康改善,包括生命延长、疾病治愈、身体和精神痛苦减轻所带来的价值的方法,是建立在健康效用理论基础上。健康效用理论认为人的效用由 2 部分组成:①人的健康状况;②人的收入。人的健康状况决定了人的生命效益,所以有时可用人的生命效益来表示健康状况。人的生命效益包括未来的劳动力收入、非劳动力收入(包括资本收入、房产收入等)、非市场活动(家务管理)和空闲及痛苦和悲伤等。

## 四、CBA 的步骤

CBA 作为卫生技术评估中一种常用方法,一般包括下面几个步骤。

**1. 确定分析项目**

在进行 CBA 时,研究者必须明确所要研究的具体问题,是要对哪项卫生技术进行研究,如心脏支架技术、药物治疗技术、仪器设备检查技术等。明确了这些情况之后,就要具体来说明所要研究的问题。如药物治疗心血管疾病的经济学研究,首先就要选择要研究的药物,明确药物的不同功效;其次要说明是选择一种药物治疗不同的心血管疾病,还是选择不同的药物治疗一种心血管疾病,或是一种药物治疗一种病情。

**2. 区分所有被消耗的资源和计算每个卫生技术方案的成本**

应该识别不同类型的成本,其中包括直接成本、间接成本和隐形成本。

直接成本包括卫生技术使用的过程中所直接消耗的人、财、物成本。间接成本包括由于卫生技术的使用导致的副作用所致缺勤所带来的损失。隐形成本包括由于技术的使用给患者带来精神和身体上的痛苦和不适等。

**3. 区分和计算效益**

效益包括直接效益、间接效益和隐形效益。如果卫生技术的使用是挽救了病人的生命,则效益就是生命的价值,包括直接效益(Direct Benefit,指患者治愈后因恢复工作所赚取的工资或其他收入、病人提早康复所节省的治疗费用)、间接效益(Indirect Benefit,减少了病人的住院天数,则恢复病人每天被扣的工资、减少的主要费用);减轻的患者的痛苦或悲伤,是隐形效益。

**4. 统计所有的成本和效益**

将直接成本、间接成本和隐形成本相加就可以得到总成本,类似地将直接效益、间接效益和隐形效益相加就可以得到总效益。在计算总成本和总效益时,若涉及不同年份的成本和效益,就应该对各年的成本和效益进行贴现,即计算到相当于同一时间的货币值,然后进行比较。也就是说,应该考虑货币的时间价值。影响货币的时间价值的因素主要是利息和物价指数的变动,当物价指数的变动比较小而可以忽略不计时,此时可用利率作为贴现率;当物价指数变动比较大时,则考虑物价指数的变动,可用利率和物价指数的差值作为贴现率。

**5. 成本效益分析**

**6. CBA 评价结果判断**

CBA 评价结果根据以下方法判断:

成本相同,比较效益,以效益大的为优;效益相同,比较成本,以成本低的为优。

当效益与成本均不相同时,则选择净现值法方法评价。

## 五、CBA 的方法

### 1. 卫生技术方案的类型

**(1) 相互独立的方案**

如果对某个卫生技术方案的选择不影响对其他卫生技术方案的选择,这些方案就是相互独立的方案。相互独立的方案间无须互相比较和选择,能否接受或采纳某个方案只取决于方案自身的经济效益能否满足决策所提出的标准,而与其他方案的优劣无关。对相互独立的一组方案,可根据决策标准全部接受或部分接受,也可以全部不接受。

**(2) 相互排斥的方案**

如果对一组卫生技术方案进行选择,当选择其中任何一个方案之后就不能再选择其他方案,这些方案就是相互排斥的方案。换言之,选择了其中一个方案,就意味着必然放弃其他方案,因此方案间是相互排斥的。如冠状动脉搭桥术与心脏支架术,就是 2 种相互排斥的卫生技术方案;对于病人来说,选择了冠状动脉搭桥术就必然放弃心脏支架术。

### 2. 常用分析方法

**(1) 净现值法(net present value,NPV)**

是根据货币时间价值的原理,消除货币时间因素的影响,计算计划期内卫生方案各年效益的现值总和与成本的现值总和之差;反映项目计算期内的获利能力;计算公式为:

$$DNPV = B - C = \sum nt = 1 \left[ (Bt - Ct) / (1+r)t \right]$$

为了使不同年份的货币值可以汇总或比较,就选定某一个时点,作为基准点计算各年效益和成本的价值。通常把方案的第一年年初作为计算现值的时间基准点,不同方案的时间基准点应该是同一年份,这样才能比较。通常只有当净现值为正数时,该卫生技术方案才可以考虑接纳。

**(2) 效益/成本比率法**

是卫生技术方案的效益现值总额与方案的成本现值总额之比。计算公式为:

$$B / C = \sum nt = 1 Rt / (1+r)t / \sum nt = 1 Ct / (1+r)t$$

这种分析方法的结果判断为:

①在 CBA 中,由于卫生技术方案的效益可能出现正值,也可能出现负值,效益/成本比就会有 2 种情况,即效益为正值时,效益/成本比最大的技术方案为优,效益出现负值时,绝对放弃该技术方案。第一种情况,消耗了一定的卫生资源也取得了一定的效益,如果有几个卫生技术方案可供选择,效益/成本比率大的为优;第二种情况,消耗了一定的卫生资源反而得不偿失,这种卫生技术方案必须放弃。②就一个卫生技术方案来说,只

有当效益/成本比率≥1,才可以接受;反之则不可接受。③多个卫生技术方案比较时,按照效益/成本比率大小顺序排列,比率大的卫生技术方案为优选方案。

（3）本量利分析

本量利分析是成本效益分析的一种,可应用于医疗机构的宏观、微观经济学分析。

定义:本量利分析(Cost - Volume - Profit Analysis,CVP 分析)是成本—产量(或销售量)—利润依存关系分析的简称,是指在变动成本计算模式的基础上,以数学化的会计模型与图文来揭示固定成本、变动成本、销售量、单价、销售额、利润等变量之间的内在规律性的联系,为会计预测决策和规划提供必要的财务信息的一种定量分析方法。本量利分析(CVP 分析)又称量本利分析(VCP 分析)。它着重研究销售数量、价格、成本和利润之间的数量关系。它所提供的原理、方法在管理会计中有着广泛的用途,同时它又是企业进行决策、计划和控制的重要工具。

主要内容:CVP 分析的主要内容是进行盈亏临界点(保本点)分析,有关因素变动对利润影响的分析(敏感性分析),不同产、销方式盈利对比分析等,具体详见第六章相关内容:①保本点:是指能使检验科达到保本状态时的业务量的总称。单一检验技术的保本点有 2 种表现形式:保本点销售和保本点销售额。②保利点:是指在单价和成本水平确定的情况下,为确保预先确定的目标利润能够实现而达到的销售量和销售额的总称。具体包括实现目标利润销售量和实现目标利润销售额。③保净利点:是指实现目标净利润的业务量。具体包括实现目标净利润销售量和实现目标净利润销售额。

基本关系:在进行 CVP 分析时,应明确认识下列基本关系:①在销售总成本已定的情况下,盈亏临界点的高低取决于单位售价的高低。单位售价越高,盈亏临界点越低;单位售价越低,盈亏临界点越高。②在销售收入已定的情况下,盈亏临界点的高低取决于固定成本和单位变动成本的高低。固定成本越高,或单位变动成本越高,则盈亏临界点越高;反之,盈亏临界点越低。③在盈亏临界点不变的前提下,销售量越大,企业实现的利润便越多(或亏损越少);销售量越小,企业实现的利润便越少(或亏损越多)。④在销售量不变的前提下,盈亏临界点越低,企业能实现的利润便越多(或亏损越少);盈亏临界点越高,企业能实现的利润便越少(或亏损越多)。

CVP 在医学应用:CVP 分析着重研究医疗服务数量、价格、成本和利润之间的数量关系,它所提供的原理、方法是医疗机构进行医院经济决策、计划和控制的重要工具,在医疗服务经济学中有着广泛的用途,具体详见第六章相关内容:在医院全成本核算、效益分析、绩效考核中的应用;在科室经济分析中的应用;大型医疗设备成本效益分析;在单一医疗服务项目成本效益评价。

CVP 分析在检验科应用:CVP 分析在医学检验科经济管理中,与以上相似,至少有 3 个层面的应用,具体详见第六章相关内容:①单一检验技术:单一检验技术条件下,本量利分析主要是确定保本/保利点以预测该技术的经济学可行性以及该技术应用后的经济学效益分析。

例如,医院检验科 2012 年购入的一台全自动血液分析仪,采用盈亏平衡分析法和敏感度分析法对该设备 2013 年全年的综合效益进行评价和分析,结果表明该设备经济效益等级优秀,使用率等级高,盈亏平衡点 526 例,单价和业务量敏感系数绝对值较大且大于 1,设备总体效益评价优秀。②多种检验技术:检验科业务组有多种检验技术,此时的本量利分析采用加权平均法:是指在掌握每种检验技术本身的贡献边际率的基础上,按各种检验技术销售额的比重进行加权平均,据以计算综合贡献边际率,进而计算多种检验技术保本额和保利额的一种方法。③检验科科室层面全成本核算、效益分析、绩效考核分析。

### 3. CBA 案例

Weisbrod B. A. 等曾比较美国由社会实施精神病患者的康复治疗和医院实施的康复治疗哪一个获益更大。表 4-2 列出了两者的直接成本(包括基础治疗费、社会服务费、法律强制费以及食品、衣服、住所等费用),以及间接成本(包括病人及家属的工资收入等)。数据显示由医院实施的康复治疗比由社会实施治疗每例病人每年可节省 797 美元(8 093~7 296 元),即医院实施的康复治疗的总成本比社会实施的治疗要低。由此推论,由医院实施治疗较合适。

表 4-2　由社会和医院实施精神病康复措施的比较(按 1980 年计算)　(美元/病年)

| 成本与效益 | 社会 | 医院 |
|---|---|---|
| 成本:基础治疗 | 4 798 | 3 138 |
| 社会医疗 | 1 838 | 2 142 |
| 法律强制费 | 350 | 409 |
| 维持费(食品,衣服,住所等) | 1 035 | 1 487 |
| 家庭成员工资损失 | 72 | 120 |
| 成本合计 | 8 093 | 7 296 |
| 效益(病人工资收入) | 2 364 | 1 168 |

## 六、CBA 中应注意的问题

在进行卫生技术 CBA 时,影响因素很多,尤其要注意以下问题:

**1. 分析的成本和效益因采用者而异**

一般来讲,CBA 至少涉及 4 个有关方面:病人及家属、医疗机构及医务人员、医疗费用支付方和国家卫生行政管理部门。在对待具体的卫生技术时,常会有不同的观点和矛盾。一方认为是效益的因素,而对另外一方可能是成本的因素。

在对卫生技术方案进行 CBA 时,关键是分析和评价被计算的成本和效益用于谁。是用于医生、病人、行政管理部门、医疗保险支付方,还是其他方。对住院病人来说,如果住院医疗费用由医疗保险部门支付,那么该病人一般不会把减少的住院天数作为效益或认为降低了成本。而对医疗保险部门,则将把减少的住院天数作为一种效益。对一个床位利用率较低的医院,则可能视为减少了效益或增加了成本。如果由病人自己支付住院医疗费用,则把减少的住院天数作为效益。

**2. 敏感度分析**

在对卫生技术进行 CBA 时,往往有许多变量不确定,如贴现率、结果、成本、固定资产的折旧率,以及生命价值的判断等,其中任何一个变量的改变都会导致效益或结果的改变,因此必须做敏感度分析。

敏感度分析是当一个变量改变而其他变量保持不变时,CBA 的结果是否相应改变。换言之,敏感度分析允许人们决定当处于疑问的变量值在其变化范围内是否能维持原有的结论;在变化的范围内效益、成本比是否能维持在 1 以上,净效益是否能维持正值。如果结论能维持,该结论的正确性就很高;如果结论改变,应该尽力寻求变量的真实值或明确说明结论对单个变量值的"敏感性"。

# 第四节 卫生技术的成本效用分析

卫生技术的成本效用分析(cost utility analysis,CUA)是用每一经质量调整的生命年(QALY)或伤残调节生命年的成本,来衡量卫生项目或治疗措施的效果,是卫生技术经济分析的一种技术方法,该方法的特点是十分重视卫生技术带来的健康效果的质量。它和卫生技术成本效果分析有相类似之处,过去曾归入成本效果分析,实际上是一种特殊的CEA,是 CEA 的发展。

## 一、效用的概念

效用(utility),就是指一个人在占有、使用或消费某种商品(服务)而得到的快乐或满足。

效用有共性,也有个性,不仅包括客观实体,也考虑主观因素;同时,效用的衡量受许多因素的制约和影响。例如,效用在很大程度上受经济条件所制约,特需医疗服务对于收入颇丰的人有实用价值,只有享受特需医疗才能获得高的效用;而农村地区低收入人群享受到基本医疗服务,却同样会得到很高的效用。效用也会随着时间的变化而变化,随着民众生活水平的提高,会产生新的医疗保健需求。因此,效用的计量相对较困难。

## 二、CUA 的特点

CUA 具有 2 个特点:①十分重视卫生技术带来的健康效果的质量。②CUA 的计量单位则是人工制定的合成指标或者最终产出指标。

### 1. 合成指标

CEA 是用自然的计量单位衡量效果,CUA 的计量单位则是人工制定的合成指标。常用的效用评价指标是"质量调节生(或寿)命年"和"伤残调节生(或寿)命年"。

(1)质量调整寿命年(Quality-adjusted life years,QALYs)

一种调整的期望寿命,用于评价和比较健康干预。由于健康损害,伤残和(或)出生缺陷等原因造成的慢性疾病可以通过健康调查、医院出院记录等资料进行评价。

在实际应用时,反映剩余伤残严重性的权重可以通过患者或职业医师的判断来确定。

如果健康地生活了一年则记为 1;如果死亡则记为 0;如果是伤残则根据适当的标准记为 0~1 之间的数字。如果经过诊断,认为一位患者可以以现在有疾病的状态生存 10年。假设这位患者可以选择完全健康但是生存的时间将会减少为 8 年,则该患者今后 10年将被认为是 8 个 QALYs。

目前常用的 QALYs 作为效用评价指标还有不足之处。QALYs 的使用有假设条件,如假设所有人,无论职业、生活方式,一个质量调整年对他们的价值是相同的;假设给 10个病人提供 1 个 QALYs 和给 1 个人提供 10 个 QALYs 的价值相等;假设健康状态的权重独立于此健康状态的持续时间等。这些假设虽然有局限性,但生命质量调整年仍然是CUA 最常用的方法。

CUA 能统一量化生活质量,有利于不同疾病和不同治疗方案之间的比较,具有相当广阔的应用前景;但目前在应用方面,由于在生命质量测量方面各国的效用指标没有统一标准,这给治疗方案的评价方面带来了极大的不便。目前迫切的需要是建立一套能获得广泛认可的 CUA 体系,尤其是符合我国标准的 CUA 体系,包括健康生命相关测量的量表、评价指南、通用的和特殊疾病专用的生活质量评价指标。

根据世界卫生组织成本效益分析指南,我国一般将中国人均国内生产总值的 3 倍 GDP/QALY 作为支付意愿。

(2)伤残调整寿命年(disability adjusted life year,DALY)

定义:是指从发病到死亡所损失的全部健康寿命年,包括因早死所致的寿命损失年(YLL)和疾病所致伤残引起的健康寿命损失年(YLD)2 部分。DALY 是生命数量和生命质量以时间为单位的综合度量。

基本原理:DALY 是一个定量的计算因各种疾病造成的早死与残疾对健康寿命年损失的综合指标。是将由于早死(实际死亡年数与低死亡人群中该年龄的预期寿命之差)造成的损失和因伤残造成的健康损失二者结合起来加以测算的。

疾病可给人类健康带来包括早死和残疾(暂时性失能与永久性失能)2 方面的危害,这些危害的结果均可减少人类的健康寿命。定量计算某个地区每种疾病对健康寿命所造成的损失,可以科学地指明该地区危害健康严重的疾病和主要卫生问题,这种方法可以科学地对发病、残疾和死亡进行综合分析。

因为流行病学是从宏观的高度和群体的角度来认识疾病和健康状况的分布及其机制,研究制定防治对策及评价其效果。DALY 的出现是疾病经济负担研究的划时代变化,在 1980 年以前,DALY 的概念还没有提出,疾病负担的评价指标主要是发病率、死亡率等传统指标。

随着医学模式的转变,传统的指标越来越不适应现代医学模式的要求,1988 年,为了量化失去健康生命的全部损失,哈佛大学和世界卫生组织的专家进行了 DALY 的研究,并成功地应用于 GDB 的分析。DALY 是目前应用最多的、最具代表性的疾病经济负担评价和测量指标。

计算方法:DALY 主要依赖于疾病的年龄别发病率、死亡率、平均发病年龄及持续时间,因此收集资料要尽量保证准确性。DALY 为 YLLs(years of life lost,早亡所致生命年损失)和 YLDs(years lost due to disability,伤残所致生命年损失)之和。计算公式为:

YLLs 和 YLDs 都可以用的定积分所算出,即从疾病的开始时间 $a$ 到 $L$ 用积分求的公式

$$3 = -\{DC*(e^{(-\beta x)}/(\beta+\gamma)^{\wedge})2*[e^{(-(\beta+\gamma)L}]*[1+(\beta+\gamma)(L+a)]-[1+(\beta+\gamma)a]\}$$

式中 $x$ 为年龄;$\beta$ 年龄函数参数;$\gamma$ 为贴现率;$L$ 为疾病持续时间;$D$ 为残疾参数;$C$ 为年龄权重调节因子。

残疾权重 $D$ 死亡取 1,健康取 0,一般介于两者之间,取值皆为 WHO 的 GBD 的确定值,权重是由专家评议的,具有权威性。$C$ 取 0.1658;$\beta$ 取 0.04;$\gamma$ 取 3%。

应用:①评价一个地区医疗卫生干预措施。跟踪全球或一个国家或者一个地区疾病

负担的动态变化及检测其健康状况在一定期间的改进,还可以对已有的措施计划进行初步的评价,评价医疗卫生干预措施的有效性。②确定防治及研究重点病种、人群和地区。对不同地区、不同人群(性别、年龄)、不同病种进行 DALY 分布的分析,可以帮助确定危险严重的主要病种,重点人群和高发人群和高发地区,为确定防治重点及研究重点提供重要依据。③确定重点病种的防治及研究措施。研究不同病种、不同干预措施挽回一个 DALY 所需的成本,以求采用最佳干预措施来防治重点疾病,使有限的资源发挥更大的挽回健康寿命年的效果。

**2. 最终产出指标**

CEA 和 CUA,这 2 种评价方法都十分重视效果指标,但效用评价只使用最终产出指标,中间产出指标(发现的病人数、治疗的病人数)是不适宜的,必须把生命数量的增减和生命质量的改变,结合到一个综合的指标中进行比较。质量的调整使用加权数(0~1),称为价值或效用,反映人对不同健康状况的满意程度。

## 三、CUA 的应用条件

**1. 可使用条件**

①当生命的质量是最重要的干预结果时。如心血管疾病的不同方案比较,关键是方案提高病人的身体功能状况,保持社会功能和心理状态上的完好。②当生命的质量是重要结果之一时。如在评价出生低体重儿的新生儿监护项目时,婴儿的存活和存活质量都是重要的评价指标。③当卫生技术不仅影响患病率,而且影响死亡率,其中包括同向、逆向作用,而评价人员希望有一个共同的计量单位将多种效果结合在一起时。如使用雌激素治疗绝经期症状可改善病人的生活质量,减轻不适感,降低病死率,但是却增加了一些合并症的死亡率,如子宫内膜癌、子宫出血、子宫内膜增生和胆囊、膀胱疾病。④当进行卫生技术的优先重点确定时。作为一位卫生技术管理人员,在卫生资源有限的条件下,有许多不同效果的卫生技术需要提供资金支持,由于这些不同卫生技术的效果评价使用不同的自然单元,缺乏可比性,给卫生资源的有效配置决策带来困难,成本效用分析则是一个选择。如通过成本效用分析协助确定投资的重点,是扩大新生儿监护,还是对孕妇分娩前进行 Rh 免疫预防,抑或是对高血压进行普查和治疗等。⑤同其他 CUA 的研究成果进行相互比较。

**2. 不宜使用条件**

①当只能取得中间产出的效果数据时。如对高血压病人的筛选和为期一年的治疗,用血压降低值作为效果指标,这种中间指标无法转化为质量调节生命年。②当不同方案

的效果数据显示方案效果几乎完全相同,使用最小成本法分析就足够了。③当一个自然单元的变量就足以衡量方案的效果时。如治疗腿部骨折主要用限制活动天数来反映。④当 CUA 只能在一定程度上改善评价的质量,却要花费很多的时间与金钱,而对决策没有根本性的影响。如一项成本效果分析研究显示某一方案的绝对优势,效用值不可能改变结果,再进行成本效用分析就显得多余。

随着医学模式的转变和人们新的健康观和生命观,许多患有慢性疾患的病人不希望仅仅拥有无意义的低水平的寿命延长。在这种理念下,CUA 可以有助于判断不同治疗方案的综合效果,既可以充分提高患者的健康水平,又可以使有限的卫生资源得到有效的利用。

## 四、生命质量评价方法

生命质量(效用)既可以是总体评价,也可以是具体范畴的评价;而且这种评价既可以是病人主观感受,也可以是家属的评价,或者护士或医生的评价。随着医学评价的多维性,观测对象从人体生理测量(客观参数)转移到社会心理测量(主观参数),当然,生命质量(效用)的测量并非是一件容易的事情。

对病人生命质量(效用)的评价,有 3 个目的:

第一,评价由于疾病给病人带来的负担和对生命质量造成的影响。

第二,评价各种临床诊疗方案或干预措施,选择能够提高病人生命质量的方案。

第三,通过成本效用分析,从社会的角度,选择最佳方案,为卫生政策的制定和卫生资源的合理配置提供参考。

### 1. 一般效用的评价方法

衡量健康状况的效用有 3 个常用方法:等级标度法(grade scale)、标准博弈法(Standard game method)和时间权衡法(Time trade off)。

效用的理论和测量的方法已成为一种规范化的模型,效用值表示个体对不同健康结果偏好强度的选择,这些数值是在个体具有不确定的情况下做出的优先选择,表现出其某种偏爱。作为病人的选择,这些效用值反映了个人的主观意念,个人对客观事物的主观满意度、焦虑或愿望等。

(1)等级标度法

典型的等级标度法是用一条或多条量表进行测量。每一量表由标题和一条 10 厘米长的线段构成,两端为描述性短语,一端 0 表示最差的健康状况(如死亡),一端 1 表示完全健康,线段上标有刻度。要求访谈对象(医务人员、病人等)在线段上最能说明某健康状态的位置上划一竖线。这种方法,对慢性和暂时的健康状况都能够进行评价。

(2)标准博弈法

是测量基本效用偏好的经典方法,基于效用理论的基本原理,该法广泛用于决策分析。被调查者有 2 种选择,一种是选择治疗,但治疗的结局有 2 种可能性:或是病人完全康复,再健康生存 $t$ 年(概率为 $P$),或是当即死亡(概率为 $1-P$);另一种选择是某种慢性疾病状态 $i$,生存 $x$ 年($x<t$)。通过对比提问法,确定 $P$ 值。$P$ 值是变动的,直至回答者对 2 方案的选择保持中立,此时 $i$ 状态的偏好效用值为 $P$。对于暂时的健康问题,治疗的结果或是完全恢复健康,或是导致某种健康状态 $j$(其效用值 $0 \leqslant U_j < U_i$)。

$i$ 状态的效用值公式为:

$$U_i = P + (1 - P)U_j$$

为使调查对象易于接受抽象的概率概念,因此,该法通常借助于可视道具的辅助,常用的是概率轮。这是一个可以调节的 2 个部分组成的盘,有 2 种不同的颜色,2 部分相对大小可以改变。各种选择写在卡片上告诉调查对象,概率轮上的不同颜色的比例和各种结局的概率是一致的。

(3)时间权衡法

对于慢性疾病状态优于死亡的情况是基于 2 种选择:①状态 $i$ 生存时间 $t$ 年(慢性疾病的期望寿命),之后死亡;②健康生存时间 $x$ 年($x<t$),之后死亡。时间 $x$ 是变动的,直到回答者对 2 种选择保持中立,这时状态 $i$ 的偏好效用值 $U_i = x/t$。

对暂时健康问题的偏好也可用时间权衡法,健康状态 $i$ 和完全健康及状态 $j$ 相比,有 2 种选择:①暂时状态 $i$,持续时间 $t$ 年,之后恢复健康;②暂时状态 $j$,持续时间 $x$ 年($x<t$),之后恢复健康。$i$ 状态的效用值:$U_i = 1-(1-U_j)x/t$

效用值是评价者对事物满意程度的多维主观判断。效用值的评价可以在病人、病人家属、健康人和医务人员中进行。

显然,不同评价主体的效用评判是有差别的,单一运用医生或病人的效用值来进行评价,结果必然不相同。

**2.其他方法**

效用的评价方法还有很多,其中还包括文献查阅法、量表法等。

## 五、多属性效用理论(multi-attribute utility theory,MAUT)

多属性效用理论(multi-attribute utility theory,MAUT)是一种量化的决策分析方法,可以人为地评价多个影响因素,主要用来评价最终结果起作用的各个因素对各种选择的影响,确定最佳选择方案。该理论中,分数高低被认为是反映各目标对决策者的效用(价值、作用、意义或满意度)。

### 1. 实施步骤

(1)确定各个决策对象

(2)确定对决策过程有贡献的各个因素

(3)评估各因素的权重

是确定各个因素在整个决策方案中的重要性,即权重。赋权重的方法很多,但基本上可以分为2类:主观赋值法和客观赋值法。

主观赋值法是依照人的经验主观确定,在赋权重过程中充分发挥专家作用,这类方法实质是专家调查、专家征询法。

客观赋值法通过科学方法对客观资料进行整理、计算、分析进而得到权重,避免了人为因素和主观因素的影响。

根据各个因素对效用的贡献的相对重要性,设定各因素权重,权重之和等于100%。

(4)计算每个决策对象的各因素得分并求和

其算法大致有以下几种:加权和法;负离差法;判断矩阵法;环比系数法。

(5)选择总得分最大的决策对象

(6)进行敏感度分析

### 2. MAUT 应用特点及优势

MAUT 可以将成本效果以外的因素纳入评价模型中,并对各个因素参数赋予适当权重加以计算,用定量的方法展示对最终结果起作用的各种因素的影响程度大小,有效弥补了成本效果分析法评价方案时仅考虑成本因素和效果因素的片面性,又因其赋值方法和效用值计算本身带有的综合性,因而可以全方面综合性地评价方案,可以充分考虑不同疾病诊疗方案中众多影响因素,有较好的针对性和区分度。

## 六、CUA 的步骤

### 1. 评价立足点(观点)的确定

CUA 应该主要立足于社会、病人等角度,不能仅限于医院、医生供方的角度来评价,这有利于得出一个正确的决策。

### 2. 明确备选方案

不同的卫生干预规划方案应加以描述,并在初步分析的基础上,确定研究的对象(备选方案),其中注意不应该忽略任何一项重要且合理的备选项,对照方案应具有普遍性,不能太特殊。在没有伦理学影响的前提下,可以考虑使用空白对照。

**3. 建立干预方案的效用评价**

最好在随机临床试验的基础上获得效用的数据。效用的评价可以使用等级标度法、标准博弈法和时间权衡法等通用方法,也可使用各种量表,量表可以用已经建立的,也可自行开发,但要进行信度和效度评价。用质量调节生命年作为评价的主要指标,需要通过试验获得效用和生存时间的数据。

**4. 成本的测算**

重要的相关成本都应包括在成本中,并且予以准确的计算。

**5. 成本和效用的贴现**

成本和效用发生在不同的时间段上,应该通用折算到现在的值或某一时点的值。

对于寿命年(生存年),也存在同样的情况。因为目前的疾病和损伤对于健康的损害,可以延续到将来,或许是几年,也可能是几十年,将未来的价值联系到现在,是个有争议和棘手的问题。一种观点认为,社会总是偏好在今天进行一定量的消费,而不是明天。健康寿命的时间价值假定为每年3%,一个相对较低的贴现率。另一种观点认为,如果资源不是现在去消耗而是投资以获得明天更多的消费,那么就有理由使用较高的贴现率。期望消费的增长率乘以消费效用的弹性,得到8%~10%的贴现率。世界银行的报告,使用3%的贴现率对生命年进行贴现较为合适。

**6. 计算成本和质量调节生命年的比值(C/QALYs 或 QALYs/C)**

计算获得一个质量调节生命年所消耗的成本或每一元所得到质量调节生命年,前者越小越经济,后者越大越经济。

**7. 增量分析**

一般对2个以上的方法进行评价选优时,由于投入的成本在数量上可能会有高低,那么质量调节生命年也不同,在这种情况下单纯用 C/QALYs 或 QALYs/C 很难得出结论,这时需要做 ΔC/ΔQALYs 或 ΔQALYs/ΔC 来进行增值分析。

**8. 敏感性分析**

鉴于经济学评价中成本和结果存在着不确定性,必须对主要的参数进行敏感性分析,以确定研究结果是否对这些因素敏感,或到达什么程度时结论会发生改变。实际上,成本、效用和生存年都存在着可信区间。

**9. 研究的报告和讨论**

CUA 一般采用 C/QALYs 或 QALYs/C 作为结果表述。目前的研究方向是,运用多元统计的方法,分别对成本、效用、生存年和 QALYs 进行多元统计分析,以观察和发现应变量的影响因素,如干预措施的有无,年龄、性别、疾病严重程度、依从性等各种因素,这样就大大提高了经济学评价研究的质量。

研究的报告要和相近的研究结果进行比较,从比较中发现共同点和差异,这样可以相互促进。研究应讨论结果的可推广性,在其他的背景下或病人中研究结果是否发生变化。研究还应考虑其他一些重要因素,如伦理道德、公平性、可及性和效率等问题,这样的讨论有利于决策。

## 七、CUA 应注意的问题

根据以上的介绍可见,CEA 和 CBA 这两个术语是指在不同的方案中比较结果的正作用或副作用的正规分析技术。对 CEA 和 CBA,不同的人有不同的用法,这些用法大到包括收集成本、效益的资料而进行的前瞻性研究,小到为决策而进行对成本及效益的直观猜测性估计。尽管方法的范围大小不同,用法也各有差异,但重要的是这种分析推理必须有逻辑特征,符合一般的分析方法。

CEA 和 CBA,都需要分析人员对于给定问题不同方案的成本及结果进行度量和比较,目的是将信息加以处理,从而为政策制定者提供依据;两者的主要区别在于产出变量的表达方式:

在 CBA 中,所有结果(效益)均可像成本一样用货币单位度量,从概念上讲,成本效益分析可以估计一个卫生技术项目的全部价值:产出是否能超过投入,也可用于比较相互竞争的不同方案。

而 CEA 中的结果(效果)不能用货币单位度量,如增寿年数或天数及避免的死亡,最好的表达可以是货币/年(每获得一个健康人年的货币价值);CEA 可用来比较相同目标相互竞争的方案,却不能来比较相差甚大的方案。优点在于克服了诸如寿命这样难以用货币衡量的困难,绝大多数人反对用货币单位衡量一个人的生命价值。

不能简单地讲哪个 CEA 正确,哪个 CEA 不正确,但对于其运用的基本原理还是有一致看法,在卫生技术经济评价中主要遵循下列原则:

### 1. 明确问题

问题必须确定,其与健康产出或健康状况的关系也必须阐明。

### 2. 描述目标

评价的技术目标必须明确阐明,分析必须说明目标达到(或需要达到)的程度。

### 3. 确定备选方案

达到目标的不同方案应确定并加以分析,当发现结果差别极小时,产生这些差别的分析必须进行检查。

### 4. 分析效益效果

所有可预见的效益效果(正或负的结果)应确定,应尽可能地度量出来。同样对能取得一致理解的结果,尽可能对所有效益都测出,使之比较容易进行。

### 5. 分析成本

所有成本应确定,有可能的话应用货币单位(美元、人民币)度量。

### 6. 区分分析要求

当个人或项目的效益成本与社会的效益成本不同时,应予以指明。

### 7. 贴现

所有过去和将来的成本和效益应折算到现在的货币价值。

### 8. 敏感性分析

分析不确定因素,主要变量应加以变动分析以确定不确定性对分析结果的影响。

### 9. 讨论道德伦理问题

道德问题应提出讨论,并放在分析和技术目标的适当位置上,可及性与公平性在包括中国在内的许多国家应引起重视。

### 10. 讨论结果

要就有效性、改变假设条件下的敏感性及结果对政策与决定的影响、问题,对分析结果展开讨论。

根据以上 10 点来评价 CUA。总体来说,CUA 作为一项综合活动,要运用可及一切的结果资料。一项建议是要收集临床随机对照试验中成本资料且直接推算其成本效益。

由于 CUA 在测量临床干预结果的价值时,采用了完全不同于 CEA 和 CUA 所用的单位,故具有不同于后者的一些特点或者说优点。

一是无论什么项目,不管它们之间表面上是否有可比性,CBA 都能直接地用同一个单位(即货币单位)比较其增量成本和增量结果。

二是 CEA 和 CUA 是要在预算约束条件下、在相互竞争的项目中做出选择,以使效果(如拯救的生命年数、获得的 QALY 等)最大。这 2 种方法要求所有项目有完整的和可比的数据,而且需要一个正规的定期预算分配过程,用这个过程对所有项目同时进行评估。但是,通常可能一次只讨论一个项目或少数几个项目,而且要在未满足所有项目都有完整信息要求的条件下做出决策。成本效益分析正是在一次只讨论一个决策方面优于 CEA 和 CUA,即可以回答“这个项目是不是值得”的问题。

三是在“无优势”的情况下,新项目以额外增加的成本带来了更好的结果,CEA 和

CUA 只能提供诸如获得一个寿命年,筛选发现一例病人或获得一个 QALY 的增量成本一类的信息,但并不能回答如下问题,即已知所耗资源的机会成本的条件下,获得这样的结果是否值得,因而,用 CEA 和 CUA 来做决策,还不得不牵涉到某种外部的价值准则。例如,利用某种隐含的值,可以从每个 QALY 成本的对比表中得到,或者利用已发表的某个阈值,而 CBA 没有这种弱点。

四是 CBA 在基本的哲学理念上与 CEA 和 CUA 也不同。CEA 和 CUA 是基于一种决策的原理,即选择的或指定的决策者按分配给相互竞争的项目的目标的相对价值,对结果做出评估并做出决策。与此不同,CBA 是基于福利经济学的原理,认为有关价值是源于消费者个人,故项目结果的货币价值是由消费者来判断的。

五是 CBA 有更广泛的应用。CEA 和 CUA 只限于比较医疗卫生部门内的卫生技术项目,不能做不同领域中不同项目间的比较。

现在已有一些卫生技术项目和非卫生技术项目。CEA 和 CUA 只能比较具有相似的结果测量单位(如 QALY)的项目,并且,其比较常常是限于生产效率的问题;而 CBA 却能回答配置效率的问题,因为其能通过把相对价值分配给卫生和非卫生技术项目的结果,比较哪一个或一些项目值得实施。事实上,已有不少研究在设法把卫生技术项目所带来的非卫生内容的好处数量化。

六是 CEA 和 CUA 常常只是狭隘地集中于当事人自己,例如只集中临床治疗的病人身上,这就无法捕捉到有关外部效应的信息,而 CBA 通过利用意愿支付的技术,能将外部效应数量化。例如,对治疗艾滋病的新药的总社会意愿支付,不仅包括来自病人,也包括来自其他人(非病人)所判定的价值。然而,要把有关健康结果的价值转换成货币单位表现的形式,却不是一件容易的事。

# 参考文献

[1] 胡善联. 卫生经济学[M]. 上海:复旦大学出版社,2003.

[2] 田文华,刘保海. 卫生经济分析[M]. 上海:复旦大学出版社,2008.

[3] Weisbrod B A, Test M A, Stein L I. Alternative to mental hospital treatment. Economic benefit-cost analysis[J]. Arch Gen Psychiatry, 1980,37:400-405.

[4] 王平,陈永法. 增量成本效果分析方法学的研究综述[J]. 国外医学(卫生经济分册),2012,29(4):173-178.

[5] Black W C. The CE Plane A Graphic Representation of Cost-Effectiveness[J]. Medical

Decision Making, 1990, 10(3).

[6] 张楠,石学峰,吴晶. 增量成本效果比在卫生技术评估中的应用[J]. 中国卫生政策研究,2012(2).

[7] 宗欣,孙利华. 成本效果可接受曲线与成本效果阈值[J]. 中国新药杂志,2012(19).

[8] 黄祥志,邬石云,曾杏金,等. 本量利分析方法在医院经营中的运用[J]. 现代医院,2013(2).

[9] 吴子洋. 本量利分析在医院绩效中的应用——以 S 医院为例[J]. 中国乡镇企业会计,2017(11).

[10] 石冰. 全自动血液分析仪设备综合效益评价分析. [J] 现代医院,2015(2).

[11] 林梅玉. MAUT 在抗菌药物经济学评价中的应用[J]. 药品评价, 2017(16).

[12] 蒯丽萍,张钧. 药物经济学的成本-效用分析[J]. 药学实践杂志,2005(5).

[13] Murray C J, Evans D B, Acharya A, et al. Development of WHO guidelines on generalized cost-effectiveness analysis[J]. Health Econ, 2000, 9(3):235-251.

# 第五章

# 医学检验经济学的基本原理与方法

全国医疗体制改革深入，医疗服务价格项目规范化逐步加强，各地医疗服务价格调整力度进一步加大，覆盖范围广，调整项目数量多，以结构型调整为主；主要是对使用大型仪器设备开展的项目价格进行了降价，如降钙素原（PCT）检测项目由 180 元降至 100 元；对部分价格明显低于成本或以医务人员人工操作为主的项目，如血细胞镜检、尿沉渣镜检等，显微镜下人工判读，进行了适当涨价调整。

同时按病种收费，各地按人头付费、按床日付费、总额预付等多种付费方式相结合的复合型支付方式也在持续探索推进，这些改革措施必将进一步挤压检验收费空间。

在上述这种医疗服务价格改革，按照"控总量、腾空间、调结构、保衔接"的路径和原则，对公立医院的收入结构逐项进行调整的大环境下，以前那种"随意开展检验项目、随意定价、怎么都能赚大钱"的时代一去不复返了。

医疗机构的检验部门是医疗机构的利润大户，因此，医疗机构是非常重视检验部分的经济管理的；检验管理者必须学习和应用经济学知识和技术，对检验科进行多层次全领域精细化管理，方能保持检验科持续发展；同时，医学检验各岗位的工作，既需要全面的专业知识，还需要良好的身体素质，也需要处理各种临时紧急情况的应变能力，是劳心劳力的辛苦活，再加上各种检测活动耗时不同、操作复杂程度各异、不同的操作人员的能力、效率差异，其绩效管理难度较大；这些方面的管理不仅仅需要普通管理，还需要经济学的管理。

## 第一节　医学检验经济学的基本概念

随着社会经济的发展、卫生技术与管理改革实践的进步，出现了卫生经济学，这是一门新兴的边缘学科,它是应用经济学理论、概念和方法,研究、阐明健康及卫生服务中出现的专业性的特殊经济学规律,解决健康及卫生服务中出现的经济学规律现象及问题。目前,卫生经济学作为促进医疗卫生资源有效利用的一个重要手段,在欧美发达国家得到较为普遍的重视和应用。

卫生经济学的发展促进了药物经济学的诞生和发展,目前,药物经济学作为促进医疗卫生资源有效利用的一个重要手段,在欧美发达国家也得到较为普遍的应用和重视,主要被用于药品定价、决定药品补偿和共付状况、制定医院用药目录或诊疗规范以及促进合理处方等方面。

医学检验是医疗服务的一个组成部分,虽然其活动目的是救死扶伤社会公益性质,但其活动不可避免地受到社会经济大环境的影响,也需要进行经济学科学化管理,其活动的经济学规律需要研究,研究成果可以反作用于医学检验及其管理活动,以提高医学检验的效率和效益。

# 一、医学检验经济学产生的背景

## 1. 全国医疗体制改革大环境

随着全国医疗体制改革的深入,医疗服务价格项目规范化的逐步加强,各地医疗服务价格调整力度进一步加大,覆盖范围广,调整项目数量多,以结构型调整为主,调价形式更加灵活,收付费改革工作持续推进。2019 年全国卫生健康财务工作会议提供的《2018 年全国医疗服务价格改革进展情况报告》表明,2018 年,青海省、内蒙古自治区和山东省青岛市已于 2016 年正式实施 2012 版《全国医疗服务价格项目规范》,安徽省、天津市等 18 个省份调整医疗服务项目价格,27 个省份审核发布了新增(或新开展)医疗服务项目共 2000 余项。截至 2018 年年底,28 个省份制定了按病种收费文件,各地按人头付费、按床日付费、总额预付等多种付费方式相结合的复合型支付方式也在持续探索推进。同时,全国按疾病诊断相关分组(DRG)收付费改革“三+3”试点工作稳步推进。《报告》要求,应注重进一步规范医疗服务价格项目。加强成本核算能力,积极探索建立医疗服务价格动态调整机制,逐步理顺医疗服务比价关系。这些改革措施必将挤压检验收费空间。

自 2017 年以来,深圳市启动医疗服务价格改革,按照“控总量、腾空间、调结构、保衔接”的路径和原则,对公立医院的收入结构逐项进行调整。2018 年 6 月,《广东省深化公立医院综合改革行动方案》就提出,2018 年年底前全省全面取消医用耗材加成,由此减少的合理收入,全部通过调整医疗服务价格予以补偿。12 月 20 日,在第三阶段价格调整中,深圳全面取消耗材加成。医用耗材就是医院用的消耗很频繁的配件类产品,常见的有血糖试纸、简易雾化吸入器、石膏绷带、心脏支架等。以往深圳各公立医院依据相关规定,对耗材加收 8%~10%,单件最高加收 800 元。而现在,医院采购什么价就收患者什么价,没有中间差价。据测算,全面取消耗材加成后,预计全市公立医院减少耗材收入 2.47 亿元。

2018 年以来,北京市、深圳市等地区启动第三阶段医疗服务价格调整。检验项目价格影响较大,不同项目"有升有降":

一是对使用大型仪器设备开展的检验项目价格进行了较大幅度的降价,如降钙素原(PCT)检测项目(主要用于检测重症患者感染程度,多用于重症病房、血液病房等)由 180 元降至 100 元;对现行价格水平已经较低的项目,如凝血时间(CT)测定,现行价格仅 1 元,此次平移了价格;对部分价格明显低于成本或以医务人员人工操作为主的项目,如尿沉渣镜检,为显微镜下人工判读,进行了适当涨价调整,由 1 元调整为 3 元。对少数临床使用极少的项目暂按市场调节价管理,后续会根据临床开展情况动态监测调整。

二是用高值耗材较多、检验较多的病种费用下降。

北京调整后的 1600 余项医疗服务价格也对外公布,分别对综合医疗服务、一般医疗服务、病理学诊断等类 1600 余项医疗服务项目进行了明确定价,像血小板计数一次 5 元;甲型流感病毒抗原检测 59 元;乙型流感病毒抗体测定 12 元;ABO 血型鉴定一次 15 元;尿常规化学分析一次 6 元,等等。

深圳市公立医院医疗服务价格中的检验项目,除耗材外,322 项检验项目也在此次调价中收费大"跳水",由仪器操作的化学发光法、干化学法等 322 项检验项目,平均降幅达到了 15.29%。像过敏性鼻炎查过敏原,需要做一项名为"变应原筛查"的检验项目,从30 元降到了 21 元,降幅达 30%。这 322 项检验项目降价预计减少公立医院收入 2.20 亿元。

在医疗服务价格改革管理工作中,遵循优化调整医疗服务价格结构和比价关系原则,指导各地医疗保障部门制定调整医疗服务价格,重点提高诊疗、手术、康复、护理、中医等体现技术劳务价值的医疗服务价格,降低偏高的检查检验和大型设备治疗价格,支持短板学科发展,支持公立医疗机构在医疗费用增长率不上升的前提下,提高服务性收入占比。随着医改的推进,无论是执业医师、执业药师还是护理人员、康复医师等各类医疗服务人员的诉求将一步一步被实现,他们的真正价值正逐渐地被发现和认可。

但是,由于各种原因,我国检验界医学检验经济学严重落后,仅有一些医学检验经济学的初步研究报告,在各级管理层话语权很低,医学检验专业人员的劳动价值严重低估,各级各地提高诊疗、手术、康复、护理、中医等体现技术劳务价值的医疗服务价格,均与医学检验专业人员关系不大;各级管理层根本不懂"管理操作复杂大型设备的人员需要掌握英文(操作程序)、工程机械、电力学、电子学、生物化学、免疫学、质量管理学、国家法规等等广博理论知识,医学检验人员工作时间需要消耗大量脑力和体力",均认为:在非医学检验领域,管理操作复杂大型设备的人员是高级人才,在医学检验领域,管理操作复杂大型设备的人员是没什么了不起的普通人员,连普通人才都不是,他们的工作没什么技术水平和价值,具体体现在医疗检验服务价格计算中,根本没有医学检验专业人员技术劳务价值,从业人员奖金低、补贴少。

以上这些医疗改革措施,必将进一步挤压检验收费空间。检验管理者必须学习和应用经济学知识和技术,对检验科进行精细化管理,以应对医疗改革对检验科的冲击,这些新的社会变化促进了医学检验经济学的萌芽和发展。

现实也确实如此,从 1996 年开始,检验界的一些学者尝试应用经济学知识和技术,对检验科的一些技术、项目进行评价、检验成本核算、检验项目及其仪器和科室的成本效益分析等,进行了多层面、有价值的初步研究,部分研究成果对我国检验项目价格的制定提出了有现实意义的依据。

**2. 医疗保险付费方式改革**

由于按单病种付费、DRGs(Diagnosis Related Groups)付费、项目收费或按人头付费(详见下文)均无法操控医保基金,而医保"点数法"可以适应患者需求提升的现实,也可以保证医保基金风险可控,因此,医保支付"点数法"的推行成为我国医保支付方式改革的新亮点。

医保"点数法"又称总额控制下的按病种分值付费,它将项目、病种、床日等各种医疗服务的价值以一定点数体现,年底根据各医疗机构所提供服务的总点数以及地区医保基金支出预算指标,得出每个点的实际价值,按照各医疗机构实际点数付费。

医疗保险付费"点数法"开始广泛推行于英国、德国等国家的医保支付方式改革,并逐渐走向国际化。国外研究显示,一方面,"点数法"使医疗保险市场竞争性增强,医保支付准确性增强;另一方面,它使医疗服务市场中不同地区医师的收入得以平衡,进一步提高分配的公平性并避免医师的风险选择。

我国医保"点数法"在国外实践经验的基础上,我国各个地区开始了探索与实践,形成了具有中国特色的医保基金预算管理体系和医疗服务相对价值体系。

(1)点数法 3 种模式

我国基于总额预算控制下,点数法主要有 3 种模式:医保人次点数法、病种点数法和区域医保人次点数法。医保人次点数法比较粗放,且各家医疗机构需增加患者服务数量才能保证预算切分不吃亏;病种点数法比较细化,但测算较为麻烦,成本高;区域医保人次点数法按照医保区域人次测算,与医保人次点数法基本相同。3 种模式都存在一定缺陷,使用哪种模式来进行医保支付方式改革目前还未有一致定论。

1)金华市医保"病组点数法":浙江金华市医保支付改革的核心称为"病组点数法"。病组就是疾病分组,病组点数是根据某一疾病的平均花费确定该病在所有疾病中的相对权重,每收治一个病人即获得相应的点数,一年中的点数之和对应的是医疗机构的年服务总量,医保局根据医院年服务总量及每点的基金价值(每点基金价值=总预算/总点数)来支付医保基金。

2)东营市医保"病种分值点数法":山东省东营市确定等级系数,按照不同级别医疗机构的医保基金平均支出比例关系,如一级、二级、三级医疗机构的等级系数分别定为0.3、0.6 和 1.0。东营市用于按病种分值结算的总额预算确定办法=年度基本医疗保险基金总收入-风险基金-普通门诊支出-门诊慢性病支出-异地联网结算支出-星报销支出-大病保险支出-病种分值结算外的住院支出。

3)中山市、清远市医保"病种分值点数法":广东中山市、清远市做出规定,先将病种分值作为基金付费的权重参数,根据确定的常见病种实际住院次均费用的综合除以常见病种的病种数后,确定病种的固定参数;其次,再根据常见病种近 3 年病例的住院费用计算出病种的"初始病种分值",征求医疗机构意见后组织医疗机构专家进行评议,给定病种分值,然后确定各医疗机构系数。每月将上月基金应付总额的 90% 预付给医疗机构,年度结算按付费总额和病种分数计算,病种分数等于病种分值乘以医院系数。

4)银川市医保"病种分值点数法":银川市医保中心自 2015 年起开始实行按病种分值付费的方式与定点医疗机构结算,取得良好成效。银川市按病种权重分类,赋予各病种一定的分值,并按类别确定不同级别医院的等级系数,再考虑与考核系数的动态平衡,实现最终的结算支付。银川市的测算方法使医保费用结算常态化、公式化,能通过分值和考核系数等指标引导正确就医和资源合理分配。

(2)我国医保"点数法"的实践成果

1)医保基金预算分配相对公平:以往医保基金按照传统的预算分配模式,有失公平且容易引发异议和腐败产生。随着医保支付方式改革的全面推行,"点数法"依据医疗机构等级系数来确定病种在不同级别医疗机构结算时的点数值,一定程度上解决了原来医保基金分配不合理的窘境,促使医保基金预算分配的相对公平性。

2)医保资金使用效率大大提升:医保"点数法"模糊了医疗机构收入与病种费用之间

的关系,按病种分值来计算每家医疗机构最终获得的医保基金支付额度,将统筹区域内所有医疗机构的利益连在一起,使医疗机构最终获利情况与其他医疗机构的诊疗行为是否规范密切相关,彼此之间相互监督和约束力加强。引入内部控制机制,使医院之间存在竞争与合作关系,医保资金使用效率会大大提升。

3)点数变动调整使基金风险可控:点值是根据各医疗机构所提供服务的总点数,基于地区医保基金支出预算指标,综合测算得出每个点的实际价值,然后各家医院结合服务量乘以点值就是最终的医保收入。"点数法"点值变动调整会按照区域全部的医疗项目、病种、床日等,进行点数设计,总点数与医保基金相对应。医院受限于医保局的基金控制,对于制约过度医疗有重要作用。

适应分级诊疗的政策目标,调节点数值的设定。对于常见病和多发病,在三级医疗机构、二级医疗机构和一级医疗机构设定相同的点值,以鼓励常见病和多发病在基层医疗机构的诊治;对于疑难重症,应设定较高的点值,使得三级医院能够聚焦于高难度系数的疾病的诊疗。等级系数设定合理,能够准确反映客观情况,将推动医保"点数法"顺利推行,对医保支付制度改革具有重要意义。

4)完善配套绩效考核措施:"点数法"的应用不仅是简单地按照点值去确定医保基金,还有药占比、耗材比、均次费用、满意度、人头人次比、平均住院日、CMI、自费率等绩效考核措施作为调味剂。"点数法"医保支付制度刺激粗放式规模增长的收支结余和项目提成模式,倒逼医院转向"内涵质量效益型成本管控"为主的新绩效模式来适应"点数法"医保支付制度改革,顺应医疗改革新时代。

5)倒逼医院加强成本管控:"点数法"是从按照项目后付费向预付制付费的转轨。同样的点数和点值,医院成本过高,医院就可能亏本,即医保基金是按病种的平均医疗成本支付费用的,过度医疗服务所产生的不合理费用则要由医疗机构来承担。因此,医保"点数法"倒逼医院必须加强成本管控来保证医院的"不亏损"。

(3)我国医保"点数法"存在的问题及对策

1)等级系数难以确定:医保"点数法"为纠正病种分值按地区医院平均分值界定各医院分值的偏差,试点地区引入了医疗机构等级系数,同一病种的平均分乘以等级系数之积为该病种在不同级别医疗机构结算时的分值。通常来说,医疗机构级别越高,等级系数越大。

但等级系数设定的公平合理是至今仍未解决的难题。关于等级系数的确定,实践中主要使用的方法有3种,每种方法都存在一定的缺陷:专家评定法受主观人为因素干扰,不能准确反映客观情况;平均数据对比法对数据质量要求高,计算量大;征求意见法以主观认定的方式确定系数水平,有失偏颇。因此,设计一套能够将各种医疗机构相关影响因子统一纳入的数学模型来确定等级系数迫在眉睫,使等级系数尽可能准确地反映各级医疗机构诊疗质量、技术、成本等信息,是比较科学和合理的。

2)加强医疗质量监管防止医疗服务质量下降风险:医保"点数法"的实施有可能诱使医疗机构医疗服务质量降低。一方面,目前疾病分组比较粗糙,病种分值的确定还不能密切地与诊疗手段相匹配;另一方面,对于同一种疾病,诊疗手段的不同会导致住院费用出现较大差异。选择先进的诊疗技术有利于患者治疗和康复,但医疗机构将承担高额成本;按第一诊断来确定疾病分值,医生和患者对医疗技术手段的选择将会受限。由于技术和服务的价值得不到体现,医疗机构有可能倾向于降低医疗技术难度、控制医疗费用。因此,医疗机构将丧失追求技术进步和医疗服务质量的动力,出现医疗技术的选择性退步和医疗服务质量下降。由此将会导致医患矛盾加剧,患者倾向于异地就医,医疗保险基金支出费用高、愈发不可控,医保付费制度改革将更加难以推行。

因此,要加强对于医疗服务的监管,可以对医师的医疗诊断进行定期抽检并进行同行评议。对费用异常的病种,医疗机构也应申请专家评议并讨论处理方案;对违规的医务人员,采取一定的惩戒措施来避免类似不良事件以及医疗事故的发生。此外,医保的监督管理机制除医保常态的稽核制度之外,应当还有考核指标体系、质量保证金机制、病种分值对照诚信机制、智能审核和监控系统和医疗机构服务行为互审机制等,以保证医疗服务质量。

3)加强医疗总费用监控:对医疗总费用监控需要层层落实监控责任,注重环节管理,主要包括以下几点:

一是对辅助性、营养性等高价药品不合理使用情况和典型单病种费用实施重点监控,遏制医疗费用不合理增长势头。

二是大力改善医疗服务,重点做好预约诊疗、日间手术、结算服务、优质护理等工作。

三是在医护薪酬上,逐步提高医务人员收入待遇和医疗机构人员经费支出占业务支出的比例。院长的绩效工资可由政府办医机构确定。

四是采取多种形式推进医药分开,组织医疗机构开展处方信息、医保结算信息与药品零售消费信息共享试点,不允许医院限制处方外流,患者可自主选择购药方式。

此外,将医疗机构患者的自付比例作为考核医疗机构和支付医保费用的指标。

### 3. 卫生经济学、药物经济学的发展

卫生经济学是应用经济学理论、概念和方法,研究、阐明健康及卫生服务中出现的专业性的特殊经济学规律,解决健康及卫生服务中出现的经济学规律现象及问题的学科。

是经济学领域中的一个分支,是一门新兴的边缘学科,它所研究的对象是卫生服务过程中的经济活动和经济关系。

卫生经济学研究的内容是揭示上述经济活动和经济关系的规律,最优化地筹集、开发、配置和利用卫生资源,提高卫生服务的社会效益和经济效益。卫生经济学是分析卫生系统改革和执行卫生政策的主要工具之一。

卫生经济学的发展形成了医疗经济学、保健经济学、健康经济学、药物经济学和卫生福利经济学等三级分支学科。

药物经济学是一门应用经济学原理和方法来研究和评估药物供需方的经济关系及各种干预政策措施、药物治疗的成本与效果及其关系的边缘学科。药物经济学总体分为2大类:

广义的药物经济学(pharmaceutical economics)主要研究药品供需方的经济行为,供需双方相互作用下的药品市场定价,以及药品领域的各种干预政策措施等。

狭义的药物经济学(pharmacoeconomics)是一门将经济学基本原理、方法和分析技术运用于临床药物治疗过程,并以药物流行病学的人群观为指导,从全社会角度展开研究,以求最大限度地合理利用现有医药卫生资源的综合性应用科学。

在实际工作中,广义的药物经济学涉及的社会层次比较高、宏观,研究性文章相对比较少;狭义的药物经济学涉及的内容比较具体、微观,研究性文章相对比较多。

20世纪70年代,卫生经济学的技术经济评价方法,即成本最小化分析、成本效果分析、成本效用分析和成本效益分析就已被广泛运用于药品领域。到80年代初药物经济学作为一门新兴的边缘学科已逐渐发展成熟。1989年美国创办了《药物经济学》(pharmacoeconomics)杂志,1991年Bootmar等人编写了第一本药物经济学专著《Principle of Pharmacoeconomics》。澳大利亚和加拿大安大略省分别于1990年夏和1991年10月提出了在新药申请列入政府医疗保险药品目录时要求制药厂家提供药物经济学评价结果的新指南,并且澳大利亚的新指南已于1993年1月开始实施,药物经济学评价开始作为药物评审的一项正式指标,与药物的有效性和安全性评价得到同等考虑。药物经济学研究开始逐步被越来越多的国家所鼓励和采用,如在法国,有1/3的新药申请自愿提供了该药的经济学评价资料。

药物经济学迅速进展的主要推动力来自医药工业部门,而由医药工业部门所推动的药物经济学研究又创造了卫生管理者和决策者对药物经济学评价的需求。

20世纪70年代,英国和法国《医疗经济学》杂志的出版标志着卫生经济学分支学科的开始,在其各分支学科诸如药学经济学、临床经济学、医院经济学蓬勃发展的进程中,产生了护理经济学。1983年,《护理经济学杂志》(Nursing Economic)在美国创刊,主要内容包括护理市场开发、护理成本核算、护理服务相关政策、护理经济管理等。《护理经济学杂志》的出版,表明护理经济学研究已登上学术论坛,标志着护理经济学正式形成。

我国护理经济学研究起步较晚,2001年,北京军医学院率先在护理专业开设了护理经济学选修课程。2002年5月12日,中国在入世后的第一个国际护士节出版了国内第一本《护理经济学概论》专著,内容包括:护理经济价值的形成、护理经济学的产生与发展、健康生产中的护理价值、护理需求供给与市场、国外护理保险研究、护理成本价格与效益、护理评价与预算等。同年,北京培训基地成功申报了2003年护理经济学培训国家继续教育项目。

目前,我国护理经济学研究已取得了初步成效。2019年8月16日,国家医疗保障局在给民进中央提出的"关于加强和完善护理成本核算的提案"答复函中表示,卫生健康委明确要求医疗机构要建立健全护士绩效考核指标体系,突出岗位职责履行、工作量、服务质量、行为规范、医疗质量安全、医疗费用控制、医德医风和患者满意度等指标,将考核结果与护士岗位聘用、职称晋升、个人薪酬挂钩,做到多劳多得、优绩优酬,从而引导护士主动关注成本管理。近年来,护理类等技术劳务类医疗服务价格得到显著提升,涨幅50%～200%不等,少数省份成倍上涨。但优化医疗服务价格结构是持续推进的系统工程,需要一个过程。下一步,将继续指导各地,按照"总量控制、结构调整、有升有降、逐步到位"的原则,指导各地建立有利于理顺比价关系的公立医院医疗服务价格动态调整机制,合理制定和调整护理服务价格,体现护士技术劳动价值,支持公立医院提高护理等医疗服务收入在医院总收入中的比例。同时,将联合教育部积极支持有条件的高校在高等护理学专业教育中开设护理经济学相关课程,加强高等护理学专业学生成本核算等相关知识与能力的培养。

**4. 医学检验管理需要经济学**

(1)医学检验工作需要成本

医疗机构检验科的各种检验工作是需要各种经济成本的,包括人力成本、试剂、耗材、设备及其消耗等。

(2)医学检验工作需要经济学评估

由于各种方法、项目所需人力、试剂、仪器不同,且在折旧期内所检测数不同,故其直接经济成本不一样;同时,各种方法、项目的检验性能也不一样;这些差异导致各种方法、项目的性价比不一样;由于检验系统检验性能不一样,对患者病情诊断性能不一样,患者恢复需要的时间也不一样,患者的直接、间接负担经济就不一样;因此,检验科需要对各种方法、项目的经济成本、检验性能进行比较研究,以选择出性价比最高候选者,这个结果一则可作为科室、医疗机构经济效益考核的依据,二则为政府相关政策措施(各种医疗保险检验项目及其定价)的制定提供实证依据。

(3)医疗机构检验科支持部门需要成本

医疗机构检验科的各种工作必须得到医疗机构领导、职能部门、后勤部门的支持和帮助,这些支持部门的正常运作也是需要各种经济成本的,包括人力成本、耗材、设备及其消耗等,因此,检验科经济效益考核还必须计入这些间接成本。

(4)政府管理需要

在政府层面,各种医疗保险检验项目及其定价的制定,各种医疗检验技术、设备的研究、生产、销售的法治化管理,各种医疗检验项目临床应用的医学性能评估、检验性能评估、经济学评估,等等,均需要医疗机构检验科的大量经济学研究结果提供实证依据。

**5. 医学检验经济学萌芽**

由于以上原因,同时由于医疗改革的深入、医学检验技术的发展,卫生经济学的技术经济评价方法,即成本、成本最小化分析、成本效果分析、成本效用分析和成本效益分析等,已被广泛运用于药品领域,形成了药物经济学,进而渗透到医学检验领域,出现了一些医学检验经济学的初步研究报告。

较早,山东省寄生虫病防治研究所徐凌中等人对疟疾病例检测的成本进行了测量,并进行了成本效果分析。2001年栗文彬等人进行了"急性病毒性肝炎最佳诊断策略的成本效益分析",比较研究了急性甲、乙、丙、丁、戊五型病毒性肝炎酶联免疫吸附试验检测的最佳诊断策略的成本效益分析;这些研究是医学检验经济学的初步研究,是萌芽阶段。

直到2011年,才由李健和金党琴完成了"检验科成本效益分析",使得医学检验经济学的研究开始从单纯检验技术层面上升到了科室管理层面。

但是,在我国,医学检验经济学的研究很不受重视,相关研究零散,没有形成体系化、学科化。

## 二、医学检验经济学的基本概念

### 1. 医学检验经济学的定义

医学检验经济学是一门应用经济学原理和方法来研究和评估医学检验活动的经济性能、供需方经济关系和各种干预政策、措施及其经济效益的边缘学科。

这个定义包含3层含义:医学检验活动的经济性能;供需方经济关系;政府政策[各种目录检验项目、检验技术(方法、系统)的选择及其定价]。

**2. 医学检验经济学的分类**

从医学检验经济学的定义及其 3 层含义,我们可以看出,与药物经济学相仿,医学检验经济学总体也可以分为 2 大类:

广义的医学检验经济学(general laboratory economics)主要研究检验供(医学检验)需(患者、体检者、医保)方的经济行为,供需双方相互作用下的检验项目市场定价,以及检验领域的各种干预政策、措施等,主要属于宏观层面。

狭义的医学检验经济学(special laboratory economics, laboratoeconomics)是一门将经济学基本原理、方法和分析技术运用于医学检验过程,从具体检验技术、项目和检验科管理角度展开经济学研究,以求最大限度地合理利用现有检验资源的综合性应用科学,主要属于微观层面。

在实际工作中,广义的医学检验经济学涉及的社会层次比较高、宏观,研究性文章相对比较少;狭义的医学检验经济学涉及的内容比较具体、微观,研究性文章相对比较多。

## 三、医学检验经济学的特点

### 1. 医学检验经济学的特点

医学检验经济学具有以下 3 个特点:

(1)应用性

医学检验经济学是一门应用型学科,产生医学检验经济学这一学科的目的就是为了应用经济学来解决现实生活中的问题,而应用的目的是为了以有限的医学检验资源尽可能好、尽可能多地满足人类对生命和健康的需求。

(2)交叉性

医学检验经济学是一门综合性交叉学科,是应用经济学原理和技术来解决医学检验现实中的经济学问题。

(3)多层面

医学检验经济学的定义有 3 层含义,表明医学检验经济学涉及 3 个层面,即医学检验界、供需方(生产商、供应商、检验界)、政府,医学检验界又可分为 3 个层面,即单一检验技术或项目、多种检验技术或项目、检验科管理。这 2 个角度的 3 个层面分别对应了广义的医学检验经济学和狭义的医学检验经济学。

(4)专业性

医学检验经济学的研究方法,与卫生经济学研究方法类似,包括 CEA、CBA、CUA,但是医学检验经济学研究方法中的工时、成本、效果、效益、效用的含义及其计算方法,与普通卫生经济学研究方法大不一样,有其独特专业性,例如,检验技术或项目的效果是检验技术或项目的准确性、符合率等,效益是检验技术或项目的准确性+简便性+快速性,如此等等。

(5)研究方法多样性

医学检验经济学的研究方法,与卫生经济学研究方法一样,既包括工时、成本、经典的 CEA、CBA、CUA 等成熟的方法,也包括增量成本-效果比、边际增量成本-效果比和多属性效用理论(multi-attribute utility theory,MAUT)分析等新的分析方法。

## 四、医学检验经济学应用领域

医学检验经济学是一门应用型学科,至少可应用于以下 4 个层面:

### 1. 单一检验技术或项目

应用医学检验经济学可比较单一检验技术或项目的 CEA、CBA、CUA,其研究成果既可应用于检验科进行同一种方法学的不同的生产商、供应商的选择及其价格谈判,也可应用于政府在大型社会公益性医疗保障中进行生产商、供应商的选择及其价格谈判,还可应用于政府进行医疗保险中检验技术或项目的选择。

### 2. 多种检验技术或项目

应用医学检验经济学可比较多种检验技术或项目的 CEA、CBA、CUA,其研究成果与单一检验技术或项目经济学研究一样,可应用于检验科及政府。

### 3. 检验科管理

涉及检验科层面,例如各个岗位绩效管理、各种技术(方法、设备、系统)成本效益分析、各个专业方向成本效益分析等。

### 4. 政府管理

医学检验经济学研究成果可为政府在大型社会公益性医疗保障中进行生产商、供应商的选择及其价格谈判以及政府进行医疗保险中检验技术或项目的选择提供实证性依据。

## 第二节 医学检验经济学的检验成本

医学检验经济学研究,无论如何,都必须计算相关成本,只是不同研究者方法涉及的成本的计算方法或内涵不同而已。医学检验经济学研究的成本,既要按照国家卫健委《医疗服务项目成本分摊测算办法(试行)》《县级公立医院成本核算操作办法》等法规计算;同时,由于医学检验活动不包括挂号费、诊察费、床位费、治疗成本、诊次成本和床日成本等内容,所以检验成本计算也必须按照检验专业特色来计算。

本节简要介绍《医疗服务项目成本分摊测算办法(试行)》及检验成本相关研究内容。

## 一、医疗服务项目成本分摊测算办法

测算和分摊医疗服务项目成本,是一项重要的基础性工作,对于保证《全国医疗服务价格项目规范》的顺利实行,合理调整医疗服务价格,理顺医疗服务比价关系,都具有重要的意义。为此,国家计委、财政部、卫生部等相关部门进行了一系列探索,出台了一系列法规,与时俱进地改进医疗服务财务制度。

我国从80年代中期开始应用卫生服务成本测算方法。1985年7月,卫生部、财政部、国家物价局联合发放《关于进行医疗成本调查的通知》,成立联合调查组,调查了吉林、山东、甘肃三省的医疗成本与收费。复旦大学公共卫生学院(原上海医科大学公共卫生学院)于1987年开展了上海医院成本核算方法和应用研究,1990年又对全国10个城市25所医院进行了成本核算方法、成本标准化管理及病种成本研究。山东省卫生厅于1994年对132种代表性医疗服务项目进行了成本核算,并提出了医疗服务项目成本的指数推测方法。1996年卫生部卫生经济研究所在山东成立了成本测算中心,并对11省(市)33所医院医疗服务成本进行测算和分析。

2001年,国家计委、卫生部发布了《医疗服务项目成本分摊测算办法(试行)》,要求各地要随着医疗保障、医药卫生体制改革及有关政策的变化,适时测算医疗服务项目成本。对执行中出现的情况与问题,要及时上报。

2011年,根据国务院医改工作统一部署,财政部会同卫生部等有关部门同步推出了医疗机构财务、会计、注册会计师审计等5项制度,其中,新的医院财务、会计制度于2011年7月1日起在公立医院改革国家联系试点城市执行,2012年1月1日起在全国执行。

2012年版《全国医疗服务价格项目规范》将服务项目所需物资消耗、基本人力消耗及耗时、技术难度和风险程度等定价因素考虑在内。文章结合新医院会计制度,利用项目权数法,探讨医疗服务项目成本核算的思路,为医疗服务项目定价提供参考。

2017年,财政部会计司发布了《政府会计制度——行政事业单位会计科目和报表》的通知,明确了自2019年1月1日起,要停止执行《医院会计制度》和《基层医疗卫生机构会计制度》,意味着2019年1月1日开始,中国所有的医院要逐步变更现行的会计核算制度,医疗服务项目成本测算和分摊出现了新的变化。

**1. 卫生服务成本测算方法**

当前成本测算的方法,从测算的内容来看,可以分成完全成本、制造成本、变动成本、标准成本测算等;完全成本测算指产品成本中包含了所有的资源消耗,是相对于其他不完全成本测算而言的。

当前我国卫生服务成本测算方法为完全成本法,1998 年财政部和卫生部共同颁发的《医院会计制度》中确定了该成本测算方法,并将行政部门和后勤部门的管理费用按照一定的标准分摊到医疗部门和药剂部门。2001 年,国家计委、卫生部发布了《医疗服务项目成本分摊测算办法(试行)》,要求各地要随着医疗保障、医药卫生体制改革及有关政策的变化,适时测算医疗服务项目成本。

**2.《医疗服务项目成本分摊测算办法(试行)》**

医院医疗服务成本测算分为 3 个层次:医院成本测算、科室成本测算和服务项目成本测算。根据财政部、卫生部 1999 年颁布的《医院财务制度》,医院总成本由医疗服务成本和药品经营成本构成,包括行政和后勤科室费用在内的管理费用,按医疗和药品部门的人员比例分摊计入医疗服务成本和药品经营成本中。为了便于分摊医疗服务成本,根据科室服务功能,将医院医疗科室分为医疗辅助、医疗技术、临床 3 类。

根据医疗服务项目成本测算的需要,将医院医疗部门分为直接成本科室和间接成本科室,并把间接成本科室的成本按照一定的分摊系数分摊到直接成本科室中去。直接成本科室为医疗技术和临床科室,间接成本科室为医疗辅助科室。医疗服务项目成本测算步骤:

(1)医院总成本

1)医院总成本:医疗服务成本与药品经营成本之和构成医院总成本。

2)医疗服务成本:根据财政部、卫生部 1999 年颁布的《医院会计制度》关于支出项目的规定,将医疗成本分为工资、补助工资等 14 类。

(2)测算科室成本

1)成本科室确定:在得到医疗服务总成本后,将成本分摊到各医疗科室。医疗科室分为直接成本科室和间接成本科室,直接成本科室为直接产出医疗服务项目的科室,间接成本科室不直接产出医疗服务项目。直接成本科室包括临床和医疗技术 2 类科室,间接成本科室为医疗辅助科室。

为便于成本归集和计算,可将医院二级独立核算科室定为成本测算基本单位。

2)测算各科室成本:各科室各类成本的计算方法:

工资:各科室工资=各科室人数×人均工资。

补助工资:各科室补助工资＝各科室人数×人均补助工资。

其他工资:各科室其他工资＝各科室人数×人均其他工资。

职工福利费:各科室职工福利费＝各科室人数×人均职工福利费。

社会保障费:各科室社会保障费＝各科室人数×人均社会保障费。

公务费:为便于成本分摊,将公务费分为水费、电费、燃料费和其他公务费。①水费:若科室有用水记录,可直接计入,剩余部分按其余科室人员比例分摊。若无用水记录,可估算用水大户的水费,计入后剩余部分再按其余科室人员比例分摊。②电费:若科室有用电记录,可直接计入,剩余部分按其余科室人员比例分摊。若无用电记录,可估算用电大户的电费,计入后剩余部分再按其余科室人员比例分摊。③燃料费:若科室有用燃料记录,可直接计入,剩余部分按其余科室人员比例分摊。若无记录,可估算用燃料大户的费用,计入后剩余部分再按其余科室人员比例分摊。④其他公务费:按各科室人员比例分摊。

卫生材料费:按各医疗科室领用材料比例分摊。

其他材料费:按各医疗科室领用材料比例分摊。

低值易耗品:按各医疗科室领用低值易耗品比例分摊。

业务费:按医疗科室人头分摊。

购置费:根据财政部、卫生部1999年颁布的《医院财务制度》,购置费分为按规定提取的修购基金和小型设备购置费,根据成本测算分摊的需要将提取的修购基金分为提取房屋修购基金、提取设备修购基金、提取其他资产修购基金。

某科室房屋修购基金＝医疗科室按规定提取的房屋修购基金×(某科室房屋面积/医疗科室房屋面积总合)。

某科室设备修购基金＝医疗科室按规定提取的设备修购基金×(某科室设备面积/医疗科室房设备总值)。

某科室其他固定资产修购基金＝医疗科室提取的其他固定资产修购基金×(某科室其他固定资产总值/医疗科室其他固定资产总值)。

某科室小型设备购置费＝医疗科室小型设备购置费×(某科室设备面积总值/医疗科室设备总值)。

修缮费:为便于分摊成本,将修缮费分为房屋修缮费、设备维修费、零星工程共3项。

某科室房屋修缮费＝医疗科室房屋修缮费×(某科室房屋面积/医疗科室房屋面积总和)。

某科室设备维修费＝医疗科室设备维修费×(某科室设备综合/医疗科室设备总和)。

某科室零星工程=医疗科室零星工程×(某科室人数/医疗科室人数)。

租赁费:按各医疗科室实际租赁费计入。

其他费用:按各医疗科室人头分摊。

(3)测算直接成本科室的总成本

为了测算医疗服务项目成本,将间接成本科室的成本分摊到直接成本科室,得到各直接成本科室的总成本。间接成本科室包括消毒供应室、门诊办公室、门诊部、挂号室、门诊收费处、住院处、住院病案室、住院收费处等医疗辅助科室和手术室。具体分摊办法如下。

1)消毒供应室成本分摊:某直接科室所分摊到的消毒供应室成本=消毒供应室成本×消毒供应室向该科室分摊的百分比。消毒供应室成本分摊的百分比已通过专题调查获得,其结果已编入计算机程序。

2)门诊办公室、门诊部、挂号室、门诊收费处等科室成本分摊:各临床科室门诊分摊到的成本=上述科室成本×(某临床科室门诊人次/临床科室门诊人次合计)。

3)住院处、住院病案室、住院收费处等科室成本分摊:各临床科室病房分摊到的成本=上述科室成本×(某临床科室住院床日数/临床科室住院床日数合计)。

4)手术室成本分摊:各临床科室分摊到的成本=手术室成本×[某临床科室手术项目成本当量(点数)/临床科室手术项目成本当量(点数)合计]。

(4)测算医疗服务项目成本

通过前面成本分摊,得到了涵盖医疗服务项目的直接成本科室的总成本,扣除另收材料成本后,采用成本当量(点数)法将科室成本分摊到医疗服务项目上。直接成本科室医疗服务项目成本当量指各服务项目的成本点数,即同科室各医疗服务项目之间的比价关系。该点数通过"成本测算项目调查表",由专家根据项目技术难易及物质消耗等情况进行判断获得。通过计算某服务项目点数占该科室所有服务项目点数合计的比值,将直接成本科室总成本分摊到该服务项目上。计算公式如下:

某服务项目单位成本=该项目所在科室成本×{某服务项目成本当量(点数)/∑[该科室各服务项目成本当量(点数)×服务列数]}

(5)测算医疗服务项目社会平均成本

在测算出各医院医疗服务项目成本后,可进一步测算社会平均成本。社会平均成本主要指全成本的社会平均成本。各地也可以根据需要测算扣除财政经常性补助和药品差价收益后的社会平均成本。社会平均成本可以是不同级别医院的平均成本,例如省级医院项目平均成本、地级医院项目平均成本、县级医院项目平均成本;可以是区域内社会

平均成本,例如某省项目平均成本、某地区项目平均成本。计算公式如下:

某级别医院某医疗服务项目平均成本 = Σ(某医院该项目单位成本×项目服务列数)/该级别医院该项目服务列数合计。

某区域内某医疗服务项目平均成本 = 各级别医院该医疗服务项目平均成本合计/医院级别个数。

表 5-1　医院成本测算调查表(医技科室调查)

医院名称:　　　　　　　　填表人:　　　　　　　　审核人:

| 成本科室名称: | 科室分类: | 职工: | 人数: | 建筑面积(m²): |
| --- | --- | --- | --- | --- |
| 设备总值(元): | | 其他固定资产总值(元): | | |
| 材料费(元): | 另收材料费(元): | 低值易耗(元): | | |
| 水费(元): | 电费(元): | 煤费(元): | 租赁费(元): | |
| 合计: | | | | |

注:①根据服务内容,将科室归入下面列出的某类中,并将序数填入"科室类别"栏内:1 为检验检查类;2 为手术麻醉类;3 为影像图像类;4 为其他。②全部医技科室内容相加,填入"合计"一栏。③以上填写科室,若是用电大户要填写用电费,若是用水大户要填写用水费,若是用煤大户要填写用煤费,不是大户可以不填。④建筑面积、设备总值、其他固定资产值以医院固定资产值计算,不含租赁。

## 二、检验科成本

检验科虽然只是医疗机构的一个辅助科室,但却是医疗机构的主要利润来源之一;因而加强检验科经济学管理,理清其成本及其构成,尽量减少不合理成本,对于增加医疗机构利润具有重要意义。

检验科成本及其构成分析研究,涉及宏观检验科总体成本及其构成,1996 年,蔡晓滨等人就检验科总体成本核算问题进行了初步探讨;还涉及单一检验技术或项目的成本及其构成等,这方面的研究还比较少。

检验科宏观成本,包括人力成本、物质成本和其他无形的成本(如知识、信息等),人力成本包括人员工资、卫生机构代交的各种社会保险金、住房、培训以及其他福利折算而成的货币价格,物质成本包括检验房屋、仪器、设备、试剂盒及耗材等;其他无形的成本。

医学检验经济学研究的成本,按照检验专业特色来计算,就出现下面几种情形:

### 1. 检验科总体成本及其构成

仅有的几篇对于医院检验服务常规项目成本的分析多在宏观层面。按照经济学原理,检验服务常规项目成本也可分为 4 种,具体详见本书第六章相关部分。

（1）与检验工作量有关的成本

根据成本与检验工作量的关系可将成本分成变动成本、固定成本、混合成本、曲线成本等。

在一定时期一定检验工作量范围内，某些成本总额随着检验工作量的增加呈正比例增加，但单位成本不变，称之为变动成本，如试剂盒、耗材、其他卫生材料费。

成本总额随着检验工作量的增加而保持不变，但其单位成本逐渐下降的成本为固定成本，如工资、房屋建筑、设备折旧。

混合成本则兼有固定成本和变动成本的特性，具体又可以细分为半变动成本、半固定成本、延期变动成本。

当检验工作量较低时，某些成本总额随着检验工作量的增加而增加，但不呈正比例增加，其边际成本递减，当检验工作量达到一定时，其边际成本递增，这种成本总额随检验工作量变化呈曲线状的成本称为曲线成本，例如人员工资以外的绩效奖金。

（2）2 种成本测算分类及其类型

在成本测算过程中，按照成本计入方法可以分为直接成本和间接成本。

那些可以直接计入某检验服务成本测算单位的成本为直接成本，如一次性采血器可以直接计入采血这个项目成本当中。

那些无法直接计入某检验服务成本测算单位，需要按照一定方法分摊后方可计入某测算单位的成本为间接成本或公共成本，如医疗机构行政、后勤、检验科采血、清洁人员成本等成本，需要经过分摊后才能计入某个检验项目或者检验科总成本。

直接成本和间接成本也是相对而言的，当测算检验科的总成本时，各种仪器的采购成本及其折旧可直接计入检验科成本，即为检验科直接成本；但当测算某个检验项目的成本时，该仪器折旧需要按照一定方法分摊，将其中一部分成本计入该检验项目成本，即为该项目的间接成本，例如，全自动生化分析仪、全自动化学发光免疫分析仪均配套有多个项目，当测算检验科的总成本时，全自动生化分析仪、全自动化学发光免疫分析仪的采购成本及其折旧可直接计入检验科成本，但当测算这 2 种仪器上面的某个检验项目的成本时，如肌酐，全自动生化分析仪、全自动化学发光免疫分析仪的采购成本及其折旧需要按照一定方法分摊，将其中一部分成本计入肌酐的成本，即为肌酐的间接成本。

按照成本测算的范围可以分为完全成本和不完全成本。完全成本是指卫生服务过程中消耗的所有资源；不完全成本只包括卫生服务所消耗的部分资源。这 2 种成本测算方法各有优势，测算完全成本有助于宏观层面上，政府或者投资者了解卫生机构的整体效率，便于做出补偿或者投资决策；而卫生机构管理者可根据市场的变化，只测算不完全成本,以便于具体管理决策。

（3）成本与费用

成本是生产过程中所消耗的资源,只有已经消耗的资源才可以归为成本;费用是相对于收入和支出而言的,如某机构购置了一台 20 万元的检验设备,在其会计账目上就会有购置该设备的支出费用 20 万元。但若计算该设备某一年的使用成本,则只能按照一定的方法计算这一年的折旧,将该折旧计为成本。但对于某些费用来说,其数量上又等于成本。如在一定的期间内,若某卫生服务机构购买的所有卫生材料都已消耗,并且没有存货,在这种情况下,卫生材料购置费用等于该期间的卫生材料成本。

2006 年,黄文瑶等人按《医院财务制度》相关规定,对某二级甲等医院检验科 3 年中所开展的全部 7 大类 16 个项目组 169 个检验项目的成本按耗材、设备折旧、劳务费、房屋折旧、业务费与后勤管理费共 5 大类进行实证分析,发现该科的成本构成比是:耗材成本 34.1%、设备折旧 24.3%、劳务费 30.0%、房屋折旧 4.0%、业务费与后勤管理费 7.6%。作者曾做过以 2002 年这一年资料进行的检验成本分析与之相比较,结果具有明显的一致性、关联性与可比性,所依据的资料具有良好的稳定性与可靠性。然而有少数几个项目的结果存在较大差异,血检项目组项次成本降低 42%、电化学发光降低 35%、输血降低 18%。经分析,2002 年新购一台血球仪,电化学发光的耗材所占成本比例较大而使用周期较长;2002 年血小板输血量占 3 年的 64%,而血小板制品的耗材成本是红细胞制品的 290%,这均是单年成本偏高的原因。由此可见,适当延长分析周期可使分析结果更稳定可靠、更具代表性。

**2. 单一检验技术或项目的成本**

单一检验技术或项目的成本缺少较全面的实证研究,仅有对个别项目的分析,对检验项目的全面成本分析很少。单一检验技术或项目的成本来源,目前比较可靠的是政府检验耗材招标数据,由于这些数据难以取得,现有的研究文献多采用各试剂公司报价。

在医学检验经济学研究中,根据研究者的研究目的不同,单一检验技术或项目的成本测算也有差异:

2006 年,黄文瑶等人对某二级甲等医院检验科 3 年中所开展的全部 7 大类 16 个项目组 169 个检验项目的成本按耗材、设备折旧、劳务费、房屋折旧、业务费与后勤管理费共 5 大类进行实证分析,发现该科检验项目的每项次平均成本为 7.17 元,成本构成比最大的是耗材成本,占总成本的 34.1%,其次是劳务费,占 30.0%,设备折旧占 24.3%,以上 3 项成本占总成本近 90%;房屋折旧占 4.0%,业务费与后勤管理费占 7.6%;在所有 169 个单项中,项次成本过百元的有 7 项,多为输血项目,占项目总数的 4.1%;5~10 倍于全科平均成本的有 28 项,占 16.6%;2~5 倍的有 22 项,占 13.0%;其余 113 项即 66.9%的项目,其项次成本介于全科平均成本上下。

在探讨丙型肝炎抗体(anti-HCV)3 种检测方法[酶联免疫吸附试验(EIA)、胶体金层析法(GIA)和免疫电子发光试验(MEIA)]的经济效果评价时,3 种 anti-HCV 检测方法的成本,由于各种方法所需仪器不同,且在折旧期内所检测数不同,仪器折旧成本不易较准确测算,故仅以 3 种检测方法的单纯单次试验来源于各试剂公司报价的试剂成本为分析依据。

在分析比较 4 种检测耐甲氧西林金黄色葡萄球菌的方法,即荧光 PCR 检测 mecA 基因(A 法)、头孢西丁纸片扩散法(B 法)、琼脂稀释法检测苯唑西林最小抑菌浓度(C 法)以及 MRSA 乳胶凝集法检测 PBP2a(D 法)等的经济学评价时,由于只研究这 4 种检测方法的经济学指标,且 4 种检测方法均需要培养出 MRSA 纯菌,故培养出 MRSA 纯菌前的各种成本与本研究无关,只需获取各个检测方法的检测试剂成本即可进行比较评价,检测方法的试剂成本为各个厂家所报价而取得的均价。

**3. 多检验技术或项目的成本**

多检验技术或项目的成本缺少较全面的实证研究。

2006 年,黄文瑶等人对某二级甲等医院检验科 3 年中所开展的全部 7 大类 16 个项目组进行实证分析,发现该科按项目组考察,项次成本(元/项次)从低到高依次是:自动生化分析仪组(2.70)、血凝仪组(3.76)、定性免疫组(4.22)、离子测定仪组(6.94)、血型鉴定组(10.26)、血液检验组(10.40)、尿液检验组(10.55)、体液检验组(12.97)、放免组(20.15)、化学发光组(24.89)、核酸扩增组(25.58)、微生物鉴定仪组(100.19)及输血(258.68)。

2009 年,陈文捷等人对 3 种不同尿液沉渣检测方法进行成本测算,将成本大致分为 3 大类:仪器成本、试剂及耗材成本、人力成本。

仪器成本:根据不同仪器的使用年限计算,计算公式为:

每份标本的仪器成本=仪器购置费/(预计使用年限×平均每月标本量×12 个月)

=仪器购置费/标本总量

试剂及耗材成本:试剂包括 UF 2100 配套试剂、IQ200 配套试剂、DiaSys 配套试剂。根据市场 2008 年价格定位,耗材费包括仪器一次性无菌尿液沉渣离心管、废液皿、显微镜、普通面巾纸、电消耗、水消耗等,均按完成检测所需实际用量计算。计算方法为:

每个标本的试剂及耗材成本=低值易耗品原值/预计能用次数+一次性耗材费。

人力成本:从标本采集、运送、检测到结果报告各步骤所涉及的有偿劳动支出。以初级技术人员工资计算：

每份标本的人力成本=（初级技术人员月工资+运输工人月工资）/（21.7 d×7 h×每小时工作量）

另外在全自动尿沉渣分析仪进样后操作人员可根据实际工作需要进行其他日常工作，半自动尿沉渣仪操作人员必须参与整个检测过程，这一部分的人力成本难以量化。

比较 3 种方法 UF2100、IQ200、DiaSys 对每个标本的成本（仪器成本、试剂及耗材成本、人力成本），发现仪器消耗成本从高到低依次是 U F2100、IQ200、DiaSys；试剂及耗材成本从高到低依次是 IQ200、U F2100、DiaSys；人力成本则以 DiaSys 最高，其次为 IQ200、U F2100。总成本则以 U F2100 及 IQ200 较高，DiaSys 较低。另外以工作 1h 为例，使用 U F2100、IQ200 检测尿液沉渣时，工作人员只需参与标本进样以及结果复检、报告 2 步（约花费 15～20 min），而 DiaSys 则需要全程（1 h）参与仪器的操作。

结合 CEA，DiaSys 操作烦琐，但结果可靠，适合对急诊患者零散的标本进行分析或经筛查阳性的标本进行复检；全自动检测仪器 U F2100 及 IQ200 因操作简便、自动化、快速、节约人力资源，适合对大批量的体检标本或住院患者标本进行筛查；全自动尿沉渣分析仪 U F2100 或 IQ200 与半自动 DiaSys 工作站联合使用可提高检测结果的准确性，使尿液沉渣分析达到标准化、自动化。

## 三、成本测算误差的来源

检验成本测算的误差主要来源于不合理的公共成本分摊，具体的包括以下 2 类。

### 1. 汇总性误差

若每单位成本消耗资源数量差异较大的操作过程的成本汇总于同一个公共成本库，然后按照每一成本分配相同公共成本，这样必然产生各个成本因为分配相同公共成本的"平均"误差称为汇总性误差。如将同一科室的不同仪器设备折旧和维修费用汇总，并按照操作时间分摊到不同的服务项目中去。若不同仪器设备的单位时间所消耗的成本差异较大，则必然会使各服务项目成本出现偏差。

汇总性误差产生的原因是成本库的建立过于笼统，没有明细化，或者将直接成本当作公共成本进行分摊。

其解决的方法是：尽量明确各服务项目的直接成本，并将其直接计入具体某个服务项目中去；将每单位成本动因消耗资源数量差异较大的操作过程的成本细分到不同的公共成本库，再按照适当的成本动因分摊。

### 2. 标准性误差

这种误差是由于公共成本分摊标准的选择不当引起的。由于分摊标准和公共成本的相关性不够理想,或者无法选择出相关性好的成本分摊标准,这两者都将高估或者低估某些服务项目成本。若是前者,则应该根据相关性原则,选择最恰当的分摊标准。若是后者,则需要将不同性质的成本细分成不同的公共成本库,因为无法选择出相关性好的成本分摊标准是由于成本汇总不当引起的。

## 四、检验科成本控制

要想有效地控制检验成本,必须先正确发现检验成本的构成,再控制主要成本构成部分。

2006 年,黄文瑶等人按《医院财务制度》相关规定,对某二级甲等医院检验科 3 年中所开展的全部 7 大类 16 个项目组 169 个检验项目的成本按耗材、设备折旧、劳务费、房屋折旧、业务费与后勤管理费共 5 大类进行实证分析,发现该科的成本构成比是:耗材成本34.1%、设备折旧 24.3%、劳务费 30.0%、房屋折旧 4.0%、业务费与后勤管理费 7.6%。

以上数据表明无论是单个检验项目还是所有检验项目的平均值,医疗耗材成本都占据总成本的最大份数,而且在检验成本三大构成中,耗材成本是最有可能实现有效控制的,所以说,要真正控制检验成本最有效的方法是控制耗材的成本,这里的耗材包括试剂和其他耗材,而目前试剂消耗要明显大于其他耗材;故降低检验成本,根据医疗机构和目前检验科的实际情况,应进行多方面的综合措施才能有效地控制试剂成本。

### 1. 相关制度建设

首先要严格耗材管理的各项制度,检验科应成立专门的试剂管理小组,配备专业人员,全面负责各使用部门的计划、采购、验收、保管、发放、调剂以及账务核算等工作;建立各项内部控制制度以规范各个环节的工作流程。

### 2. 教育培训

加强人员培训和教育;再好的制度也要人来执行,所以要加强相关人员的培训教育工作:①首先要将管理试剂的人员专业化并进行相关的经济学培训;②其次对检验科室的检验人员加强技术培训和经济学教育,在技术培训方面,应主要培训检验技能以减少不必要的重复检测,同时经济学教育检查也是需要的,要在科室会议上反复说明降低试剂成本的重要性。

### 3. 检验耗材信息化管理系统建设

要建立一套科学合理符合实际的信息化系统,减低成本的一大利器就是计算机软件系统,目前,各医院都有自己的医疗系统,但是专门试剂管理的系统还很少。耗材信息化管理系统应该具备以下优点:实用性强,操作界面友好,操作快速、简便,可单机和多机操作,省力省时;兼容性好、可融于其他的软件系统;易扩充、易升级、易维护,并通过数转换和升级,以满足在检验实践中不断地完善需要。

能满足临床实验室对试剂出入库管理的要求,该系统对试剂资料进行快速录入、永久储存、规范分类、快速检索和查询、跟踪管理、制表、制图。

智能控制单元:要把检验试剂的成本控制在一个合理的区间,当某项成本高于这个区间时,系统会弹出提醒窗口,提示这些检验项目现在出现了成本过高的情况。有了这个预警系统我们就可以很轻易地完成试剂成本的控制。

安全性能好:应明确定义系统必须达到的与管理者权限相应的身份认证功能。账户的产生、修改、变更、删除以及身份认证应采用统一的身份认证平台来实现。认证失败后的处理方式设计,防止黑客暴力猜测。连续失败登录后锁定账户。账户锁定后可以由系统管理员解锁,也可以在一段时间后自动解锁。区分公共区域和受限区域,将站点分割为公共访问区域和受限访问区域,受限区域只能接受特定用户的访问,而且用户必须通过站点的身份验证。当未经认证的用户试图访问受限资源时,应用应自动提示用户认证。捕捉异常使用结构化异常处理机制,并捕捉异常现象。这样做可以避免将应用程序置于不协调的状态,这种状态可能会导致信息泄漏。它还有助于保护应用程序免受拒绝服务攻击。使用强密码策略,等等。

### 4. 建立符合试剂保管条件的专业库房及冷库房

建立符合试剂保管条件的专业库房及冷库房,可以使得耗材日常管理方便快捷,减少试剂盒提前失效。

### 5. 正确选择替代试剂,节省试剂用量

替代试剂及耗材要选择检验性能高且经济学指标好的试剂盒及耗材;节省试剂用量,一是科学设置试剂领用量参数,有很多仪器厂商预制的参数往往试剂量大,通过检索国外最新的文献会发现很多计量实际上是可以调小一些的,检验科可以参考文献,再亲自多次实验比对,确定不明显降低检验性能的使用参数;二是不推荐再次利用无效腔量试剂,当仪器显示检测量为"零"时,试剂瓶内仍剩余少量的试剂,大多数情况下这些试剂盒内的试剂应该扔掉,如果想再次利用这些无效腔量试剂,必须性能验证后方可使用,但是节省不了多少试剂,还造成验证工作量。

### 6. 定期展开检验成本的抽查及其奖惩措施

定期展开检验成本的抽查及其奖惩措施,对实际造成浪费的相关人员给予必要的警

告及处罚,使其在今后的工作中加强这方面的意识,真正将节省试剂成本这个概念应用到实验操作中。

### 7. 试剂耗材集中采购并实行两票制

试剂耗材集中采购并实行两票制是对检验项目收费价格降低的一种对冲措施。因为试剂耗材集中采购并实行两票制都是促进试剂耗材价格更加趋于合理,实际上就是可以降低试剂耗材采购单价,对降低试剂耗材成本的有效措施,是对检验项目收费价格降低的一种补偿机制。作为检验科,这个改革是有利于检验科控制成本,更有利于检验科发展。

但是,集中招标采购和两票制要注意 2 个倾向,一是要注意低价中标可能会引起竞争性试剂质量降低,这个问题在历史上曾经出现过,必须要设计制度进行防范;其次是要合理价格中标,不宜最低价中标,这就要做大量的生产成本调研工作。合理价格中标就是要给试剂生产者合理的利润,生产商才有科研开发能力,才有质量提升能力。如果利润降低到无力进行新产品研发和提升质量的时候,国产厂家就难以发展,更难以与国外厂家进行竞争,这样将对这个 IVD 行业带来不利影响。

### 8. 检验自动化发展

检验自动化发展给检验科带来的变化主要有 3 个方面:①检验质量的提升。检验自动化发展从 2 个方面促进了检验质量提高;在手工操作和半自动操作时代,检验质量难以保证,问题很多。自动化发展以来,检验科才实现了高质量发展,这是有目共睹的;同时,检验科仪器设备自动化解放了劳动力,检验操作人员有更多时间从事检验质量管理,使得检验质量更好。②检验速度快。病人要求当天就医当天出化验结果,医师当天诊断当天开药,这是新时代的发展趋势,也是病人和医师对检验科的要求。检验科只有自动化才能满足优质高效的医疗需求。因此,自动化发展的速度和方向都不会因为检验收费降低而改变。③自动化虽然仪器设备成本增加,但是试剂使用量比手工和半自动减少,节省试剂成本,有一定幅度的抵消作用。

所以,检验自动化发展在目前新的医改中只会加强,不会削弱;检验科手工操作项目越来越少,手工操作的收费项目也很少,依靠增加手工操作扩大利润是不现实的,也是不可能的。

## 第三节 检验项目价格

医疗服务价格是关系到国计民生的物价收费项目,广大群众高度关注。定价要做到合理公允,经得起各方检验,就需要充分的调研和论证,既要保证医院的正常良好运转,又要确保不大幅度增加患者就诊负担。

医疗检验价格是以检验项目的价格的形式出现的,它也受到了医疗服务价格相关政策的影响。

## 一、我国医学检验项目价格研究管理史

2003 年,王平等人通过对美国、加拿大 B. C. 省、德国和日本 4 国有关医疗服务项目收费标准的相关项目,结合我国的相关医疗服务项目,对目前正在我国某市使用的《统一医疗服务收费标准》进行了必要的研究、分析,结果发现:现行《统一医疗服务收费标准》中医疗检验价格的最大值与最小值的倍数明显高于加拿大 B. C. 省、美国、德国和日本,这种现象在其他 4 国的收费标准中都不曾出现;用进口试剂进行检验项目的价格高于用国产试剂进行的同等检验项目;仪器检验项目的价格高于手工检验项目。说明我国检验项目价格有比较多的不合理,主要考虑物资消耗,基本没有人力消耗及耗时、技术难度和风险程度等定价因素考虑在内。

2012 年,国家发展和改革委员会、卫生部、国家中医药管理局联合颁布了《全国医疗服务价格项目规范(2012 年版)》《医疗价格规范(2012 年)》,《医疗价格规范(2012 年)》是在 2001 年版和 2007 年版的基础上,结合各地医疗服务价格项目实施情况修订而成。规范分为综合、诊断、治疗、康复、辅助操作和中医 6 大类,具体包括综合医疗服务、病理学诊断、实验室诊断、影像学诊断、临床诊断、临床手术治疗、临床非手术治疗、临床物理治疗、康复医疗、辅助操作和中医医疗服务共 11 章。医疗服务价格项目由项目编码、项目名称、项目内涵、除外内容、计价单位、计价说明 6 个要素构成;在"项目内涵"部分,统一规范了医疗服务价格项目操作过程中常规使用的设施、设备,以及提供的技术服务内容(包括操作过程、主要路径、方法或步骤),是制定价格的重要参考依据。《全国医疗服务价格项目规范(2012 年版)》,不仅考虑了项目的物资消耗,还考虑了基本人力消耗及耗时、技术难度和风险程度等定价因素,是合理制定医疗服务价格的巨大进步,说明卫生经济学以及医学检验经济学研究在政府卫生管理中具有重要促进作用和指导意义。

2015 年福建省属三甲医院部分检验项目价格(闽价医〔2015〕215 号),降钙素原检测,金标法 100 元,化学发光法三甲医院 150 元,三甲以下医院 135 元;荧光定量法三甲医院收 200 元,三甲以下医院收 180 元;一般细菌培养及鉴定手工法 30 元,仪器法三甲医院 70 元;尿素测定化学法 3 元,干化学法三甲医院加收 8 元,酶促动力学法三甲医院加收 1. 5 元。

2018 年,孙书雅等人对我国 13 个省或直辖市医疗机构实验室诊断项目的价格水平进行比较分析,收集全国 13 个省份有代表性的实验室诊断项目价格和临床专家调查问卷进行数据统计分析,发现从总体水平而言,实验室诊断项目价格省际不均衡,东北地区价格水平偏高,江浙地区较低。对于各专业分类价格水平,临床免疫类项目价格省际差异最大,其次为临床化学类、临床微生物类和临床检验类。根据辽宁省价格调整问卷结果,对于辽宁省价格排名相对靠后的项目,尤其是临床检验类,临床专家普遍建议提高现行价格,而对于辽宁省价格排名前三的 40 个项目,根据专家价格调整意见,可以考虑对其中 24 个项目降低现行价格,建议取消检验仪器、试剂及方法与价格的关系。该研究分析,为辽宁省乃至全国实验室检查项目的价格调整提供了一定的参考依据。

### 二、医改背景下的检验项目价格下降

2017 年以来,全国启动医疗服务价格改革,按照"控总量、腾空间、调结构、保衔接"的路径和原则,对公立医院的收入结构逐项进行调整,提高诊查、手术、护理、床位、中医服务以及其他体现医务人员技术劳务价值的医疗服务项目价格,降低大型医用设备检查、治疗和检验类项目价格,理顺医疗服务价格比价关系。

2018 年以来,北京市、深圳市等地区启动第三阶段医疗服务价格调整。检验项目价格影响较大,不同项目"有升有降",总体呈现出较大幅度下降:

一是用大型仪器设备开展的检验项目价格进行了较大幅度降价;二是用高值耗材较多、检验较多的病种费用下降。这些改革措施必将进一步挤压检验收费空间。

### 三、医学检验服务收费下降的影响及对策

2019 年,多项针对检验科的或者是对检验科有影响的改革措施陆续落地,包括检验收费价格的大幅度下降、基于诊断相关分类(Diagnosis Related Groups,DRGs)的单病种付费制度改革、试剂耗材集中采购并实行两票制以及薪酬制度改革。这些改革措施是在控制医疗费用过高的大环境中的改革措施,任何人都只有遵照执行。这些改革措施对检验科来说,既是挑战也是机遇。

#### 1. 收费价格下降直接导致的毛收入和利润下降

要适应这个变化必须要从精细化管理入手,从降低成本,减少浪费方面来弥补部分差额。要在试剂耗材管理上实现精细化管理,首先在试剂耗材的一次性申购数量及控制、库房存量动态、每日实际使用数量、每日实际收费数量、收费量与实用量比值等方面,都要有详细的底数,做到胸中有数;其次要最大限度地避免试剂过期,杜绝因存放不当试

剂失效;三是适度设定复检阈值,减少不必要的复检所带来的试剂、耗材和人力等浪费。虽然细微环节管理导致管理工作量加大了,但管理精细了可减少不必要的各种资源的浪费。

**2. 单病种付费、DRGs-PPS 与临床路径三者的关系和区别及其对检验科的影响**

伴随医保改革的不断推进,诊断相关组-预付费制度(Diagnosis Related Groups-Prospective Payment System,简称 DRGs-PPS)、单病种付费、临床路径等医疗付费工具越来越广泛地得到各医院的推广和运用,不断出现在各大医院的日常工作中。DRGs-PPS 和单病种付费是 2 种付费模式,临床路径是一种医疗机构内部医疗质量管理的工具,它们三者究竟有怎样的关系和异同呢?

2017 年,国务院办公厅印发的《关于进一步深化基本医疗保险支付方式改革的指导意见》(国办发〔2017〕55 号文),明确住院"按病种付费"是重要的改革方向之一。按病种付费是住院费用付费方式改革的重要趋势,这源自 2 个方面的原因:一方面这是医疗保险预算管理和支出风险结构调整的必然结果,按病种付费既能避免按服务项目付费下财务风险过分集中于医保机构的弊端,也能避免总额控制下财务风险过分集中于医疗机构的问题,实现了两者之间的均衡;另一方面也平衡了临床治疗特异性和数据统计均一性之间的矛盾,既最大限度地尊重临床治疗的自主权,又使基于统计分析的管理方式得以实现。

但是,按病种付费也存在本身的缺陷,第一,单病种付费仅能覆盖有限的病种,这源自医保机构管理能力边界的限制,对于过多的单病种,医保机构难以监管也难以实时更新和完善。这是各地普遍有不多单病种付费的重要原因,这也使其难以成为住院费用主要的付费方式。第二,单病种付费容易诱发医疗机构的道德风险,可能将原始的主动控制成本、提高资源配置效率的改革初衷异化为选择病人、降低服务标准等情况。

由于 DRGs 的技术复杂性导致了其应用和管理困难,这也是 DRGs 在中国进行了 20 多年的研究,仍仅在小范围内实验的重要原因,具体而言,包括:一是技术上的复杂性,如分组、权重确定、高低异常边界的确定等关键技术的确定;二是地区之间的差异性,特别是不同地区诊疗规范、治疗方法的差异,以及我国的中医学的问题等,这使得我国难以从上而下使用统一的 DRGs 分组办法;三是在缺乏总额控制的情况下,DRGs 仍然不一定能够控制总体费用,需要与点数法相结合,形成预算约束下的 DRGs 方式;四是 DRGs 的基础条件,如临床规范、医院管理、信息系统等方面都有待完善。

2019 年 5 月 21 日,国家医保局、财政部、国家卫生健康委和国家中医药局联合发布《关于印发按疾病诊断相关分组付费国家试点城市名单的通知》(医保发〔2019〕34 号),

国家 DRG 付费国家试点工作组根据前期各省(区、市)申报参加 DRG 付费国家试点的情况,确定了北京、天津、武汉、福建南平等 30 个大中城市作为 DRG 付费国家试点城市,各试点城市及所在省份要在国家 DRG 付费试点工作组的统一领导下,按照"顶层设计、模拟测试、实际付费"三步走的思路,确保完成各阶段的工作任务,确保 2020 年模拟运行,2021 年启动实际付费。国家医保局成立了包括医保管理、信息技术、统计分析、病案管理、临床医学等各方面专家在内的"DRG 付费国家试点工作组技术指导组"(以下简称"技术指导组"),设在北京市医疗保障局,要求试点城市和所在省(区)也要相应组建本地专家队伍;2019 年 10 月 16 日,国家医保局发布《关于印发疾病诊断相关分组(DRG)付费国家试点技术规范和分组方案的通知》(医保办发〔2019〕36 号),公布了国家医保局组织制定的《国家医疗保障 DRG 分组与付费技术规范》(以下简称《技术规范》)和《国家医疗保障 DRG(CHS-DRG)分组方案》(以下简称《分组方案》),要求各试点城市应遵循《技术规范》确定的 DRG 分组基本原理、适用范围、名词定义,以及数据要求、数据质控、标准化上传规范、分组策略与原则、权重和费率确定等要求开展有关工作。要严格执行《分组方案》,确保 26 个主要诊断分类(MDC)和 376 个核心 DRG 分组(ADRG)全国一致,并按照统一的分组操作指南,结合各地实际情况,制定本地的细分 DRG 分组(DRGs)。各试点城市不得随意更改 MDC 和 ADRG 组别。

(1)DRGs-PPS、单病种付费与临床路径概念

单病种是指单一的疾病,不伴合并症和伴随病。DRGs(diagnosis related groups)是一个诊断相关组合,考虑到了疾病的复杂性,可以简单理解为是单病种的升级。

单病种和 DRGs 都是确定病种或病组,而临床路径是指针对某一疾病建立一套标准化治疗模式和制定详细的诊疗计划,规范医师的诊疗行为,三者是有差异的。

一是单病种付费:单病种付费是对某一单纯性疾病(不包括合并症、并发症,仅针对单一、独立的疾病)治疗全过程的成本进行测算,并制定出相应的付费标准,医院按此付费标准向属于该单病种的患者收取费用的一种方法。

单病种付费有 2 种收费模式,详见表 5-2。

表 5-2 单病种付费 2 种模式比较

| 付费模式<br>不同点 | 单病种标准定额收费 | 单病种最高限价收费 |
| --- | --- | --- |
| 收费标准 | 通过费用测算和专家论证,确定单病种标准住院费用额度 | 通过测算后确定病种费用的最高额度,患者所有费用总和不得超出"最高限价" |

**续表**

| 付费模式<br>不同点 | 单病种标准定额收费 | 单病种最高限价收费 |
|---|---|---|
| 收费方式 | 医院对单病种疾病患者一律收取相同的费用 | 低于最高限价者:医院按患者实际费用收费;超出最高限价者:医院按最高限价收费 |

二是 DRGs-PPS:DRGs-PPS,是指在 DRGs 分组的基础上,通过科学的测算制定出每一个组别的付费标准,并以此标准对医疗机构进行预先支付的一种方法。它根据病人的年龄、性别、住院天数、临床诊断、病症、手术、疾病严重程度、合并症和并发症及转归等因素把病人分入 500~600 个诊断相关组,然后决定应该给医院多少医疗费用,是当今世界公认的比较先进的支付方式之一。DRGs 的指导思想是:通过统一的疾病诊断分类定额支付标准的制定,达到医疗资源利用标准化,有助于激励医院加强医疗质量管理,迫使医院为获得利润主动降低成本,缩短住院天数,减少诱导性医疗费用支付,有利于费用控制。

通俗地讲,DRGs-PPS 是医疗保险机构就病组付费标准与医院达成协议,医院在收治参加医疗保险的病人时,医疗保险机构按照该病组的预付费标准向医院支付费用,超出标准部分的费用由医院承担(或者由医院与医疗保险机构按约定比例共同承担),结余部分可留用的一种付费制度。

三是临床路径(clinical pathway,CP):CP 是针对某个诊断明确的疾病或手术,以循证医学为基础,以预期的治疗效果和成本控制为目的,以便于医务人员有计划地执行治疗方案,减少临床治疗过程中的变数,保证治疗方案顺利实施为原则,所制定的有严格工作顺序和准确时间要求的最佳程序化、标准化医疗检查和处置流程。

CP 不是静态不变的,而是随着循证医学证据的积累、卫生技术发展与应用的推广、医疗需求的提升、诊疗行为的规范等而不断完善的。

(2)DRGs-PPS、单病种付费差异

DRGs-PPS 与单病种付费作为 2 种不同的付费模式,二者之间必然存在一定的差异,详见表 5-3。

表 5-3 DRGs-PPS 与单病种付费差异

| 付费模式 ＼ 不同点 | DRGs-PPSC | 单病种付费 |
|---|---|---|
| 付费对象 | 医疗保险机构 | 医疗保险机构、患者 |
| 患者分类方式 | 疾病种类、治疗方式、年龄等 组内费用、住院日同质性、组间差异性明显 | 疾病本身 同一病种内病例费用、住院天数的统计学特征不显著 |
| 病种数量 | DRGs 分组方案涉及病组 1000 组左右 | 有可能上万个,如果还考虑病人、治疗、并发症与合并症,可能有几万或十几万种不同情况。加大了管理难度 |
| 病种覆盖面 | 面向整个医疗保险补偿制度,整个疾病谱 | 往往仅覆盖有限的特定疾病种类,执行中医院很容易以各种借口将医疗资源消耗多的病例从单病种补偿体系中剔除 |
| 实施经验 | 在多个国家具有多年实施成功的经验 | 往往试行于服务项目收费改革初期,截至当前国内外尚无成功案例 |

单病种付费和 DRGs 付费对比,二者的根本区别在于分组原理的不同:①单病种付费是不考虑合并症和并发症,根据单一病种分组;②DRG 付费则是综合考虑合并症和并发症及病人其他情况,将病种归入多个病组。

基于以上的分组原理,从而形成了不同的付费过程、结算方式等。作为医改最主流的 2 种支付方式,它们也因为各自的不同又产生了医疗管理中的优势和劣势。

(3)临床路径与"DRGs-PPS""单病种付费"关系

回顾历史,临床路径的发展与支付制度改革密切相关,支付制度的变革促使医疗机构推行临床路径以改善内部管理,而临床路径的实施既保障了医院能够在新的政策环境下保持收益,又保证了治疗效果,从而有效地缓冲了政策变革带来的震荡。

DRGs-PPS 的实施成效毋庸置疑,但同时也存在一些风险和问题,如:一些医疗机构为了降低平均住院日,可能会让患者在没有完全康复的情况下提早出院;或者为"节约成本"而降低医疗服务质量等。对医院医疗服务质量和安全造成潜在风险。

1)临床路径为 DRGs-PPS 规避医疗隐患:如何在费用标准确定的情况下,提供更合理、规范、有效的医疗服务,既减少成本又不降低质量呢? 临床路径的应用和推广正好解决了这一问题。临床路径设计的初衷就是为了规范医疗行为和流程,保障医疗质量和安全。其规范化的诊疗模式为 DRGs-PPS 的实施提供了安全保障。

2）DRGs-PPS 推动临床路径的推广和完善：在过去医院单独实施临床路径过程中，普遍出现临床路径病种单一、覆盖面窄、流程灵活性差等问题，且利益驱动不足，导致临床路径在推广过程中遭遇重重困难。DRGs-PPS 的疾病组合分组的付费方式，给临床路径优化提出了指导方向和真金白银的驱动力。可以说，DRGs-PPS 的实施进一步推动了临床路径管理的推广及完善。

DRGs-PPS 与临床路径是相辅相成的，如果配合良好，能够相得益彰。DRGs-PPS 与临床路径相结合的管理模式将日渐成为未来的发展趋势，用以有效促进医疗资源优化、提高医疗服务质量，带来更大的经济和社会效益。

（4）临床路径与单病种付费

从我国单病种付费实施情况来看，一方面，因其有固定的付费标准，实现了对医疗成本的有效控制，但患者支付的费用与医院实际成本无关，因而对医院的医疗服务质量提出巨大挑战；另一方面，由于地域间的经济差异，实施统一的单病种付费制度尚不能实现。

如何解决上述问题，使患者达到预期治疗效果，医院收益最大化？

单病种付费制度与临床路径相结合的管理方法应运而生，此方法是一种新型医疗管理方法，有利于医院合理预算单病种的诊疗成本，制定有效的医疗保险实施细则。

在临床路径的基础上，能够科学测算单病种的诊疗成本，在一定程度上环节不同地区、不同医生间差异导致的治疗费用的差异，为实行单病种付费方式提供了参考。

单病种付费与临床路径在控费方面是相辅相成的，单病种付费是临床路径实施的载体，是医院实施临床路径管理的原动力之一。临床路径是单病种付费顺利开展的有力工具：①对医疗机构而言，有助于加强成本管理，制定单病种标准治疗、护理流程及诊疗项目，减少医疗纠纷，提高医疗质量；②对医疗保险机构而言，有利于制定科学合理的单病种付费标准，便于控费、确定必要诊疗项目，控制医疗质量、有利于改进质量管理及基金平衡等；③对患者而言，降低费用负担、保障医疗服务质量等。

总之，DRGs-PPS 与单病种付费作为医改支付的 2 种模式，互为实施医保控费方式的补充。而临床路径作为医疗质量管理工具，一方面其为 2 种医疗支付方式下的医疗行为和服务提供了质量和安全保障；另一方面，2 种支付方式的应用也为临床路径的推广和实施提供了切实的经济动力。

（5）DRGs 病种付费制度改革对检验科的影响

首先是检验开单量会降低。目前的医疗保险是由政府管理而不是保险公司负责，在实施管理上准备不足、药品采购和供应环节仍然存在虚高、医师薪酬普遍比国外低等系统性问题尚未完全解决的情况下,控制总费用医生会首选控制检验检查量,所以,对检验科的影响是明显的。

其次是影响到新业务、新技术和新项目的开展。新项目一般都没有列入必须检验的项目,加之一般收费单价比较高,要推广应用难度加大。

DRGs 收费系统改革是大势所趋,作为检验科领导,主动迎合 DRGs 改革,化解不利影响,也许可以成为检验科改革的机遇。应对建议包括:①首先检验科全科工作人员要把学习 DRGs 的相关内容作为业务技术培训内容,全面了解和熟悉 DRGs 内容。②同时各检验专业都要有专职管理人员与临床医师密切联系,加强沟通,重新调整基于 DRGs 收费改革的检验组合项目。将检验组合分为 2 大类,通用检验类即几乎所有病人都需要检验的项目组合;专科专病类检验组合,根据 DRGs 分类要求,按照临床医师的意愿进行组合,做到精细化定制服务。这也是检验人和临床医师、检验科与临床科室融合发展的一个机会。

**3. 检验科收入减少的影响及对策**

①医保控费必然会造成检验科收入减少,检验质量却必须要保证,可在质量控制上更加精细化、精准化,在保证质量的前提下,如何降低室内质控次数可能是需要认真考虑的重要问题。②医保控费对检验科人员再教育有大的影响。医保控费使检验科总收入和利润减少,可能会使人员再教育的经费预算减少,参加学术会议和学习班的人次会因为经费减少而减少。现在的再教育方式很多,网络培训教育也是节约经费的途径之一。③如果薪酬改革和新的考评制度使工作人员的薪酬明显降低,必然会影响到工作积极性,甚至出现辞职、改行等现象。对此,检验管理者要有充分的思想准备。

# 第四节 医学检验经济学的研究方法

卫生经济学的技术经济评价方法,即成本、成本最小化分析、成本效果分析、成本效用分析和成本效益分析等,已被运用于医学检验领域,出现了一些医学检验经济学的初步研究报告。

医学检验经济学的研究方法,主要是应用于狭义医学检验经济学,也就是研究具体检验方法学、项目、检验科总体经济学、各种设备、检测系统的经济学评价。

目前,医学检验经济学的研究方法中,成本效果分析相对简单,但常用,其他方法比较复杂,相对少用。

医学检验经济学的研究中,成本、价格等问题在前面已经初步讨论了,更详细的内容详见本书第六章相关部分;本节主要简要讨论医学检验经济学的研究中效果、效益、效用及其分析,更详细的内容详见本书第六章、第七章相关部分。

## 一、医学检验经济学的成本效果分析

卫生经济学 CEA 是计数和比较某项卫生干预措施的净成本与措施的效果(临床上或生命质量),医学检验经济学的 CEA 是计数和比较某项检验方法或者项目的净成本及其检验效果(敏感性、特异性等)。

### 1. 效果

卫生经济学 CEA 的效果是指有用效果,如死亡率,发病率、患病率、治愈率、人群免疫接种率等,医学检验经济学 CEA 的效果是指检验方法、项目的性能指标,如敏感性、特异性等,有其专业特性。主要指标有以下:

(1)检验方法的性能效益指标

1)敏感性:检验方法的敏感性是衡量检验方法正确地检出被检物数量的能力,是将被检物正确地判定为真正数量的比例。

2)特异性:检验方法的特异性是衡量检验方法正确地检出非被检物数量的能力,是将非被检物正确地判定为非被检物数量的比例。

3)准确率(约登指数):同一项目多种方法(MRSA 的乳胶凝集、PCR、MIC、纸片法)或同一目的多种项目(肝功能的 ALT、AST、TBil)比较时,可以多种方法的准确率作为效果。

4)总符合率:适用于多种方法(HBsAg 3 种方法 EIA、GIA、MEIA)或试剂(HBsAg 新创、科华等试剂)比较时,以多种方法、多种试剂与金标准方法或试剂比较的总符合率作为效果。

5)检验误差:任何检测手段无论精度多高,其真误差总是客观存在的。误差按性质可分为系统误差、随机误差、过失误差。①系统检验误差:在偏离检验规定条件时或由于检验方法所引入的因素,按照某种规律所引起的误差,称为系统检验误差。这种变化不是偶然的,而带有普遍性。系统误差是指在确定的测试条件下,误差的数值(大小和符号)保持恒定或在条件改变时按一定规律变化的误差,也叫确定性误差。系统误差的大小和方向在检测过程中保持不变或按某种规律变化,可以预测并可进行调节和修正。系统误差常用来表示检测的正确度。系统误差越小,则正确度越高。其可分为:a. 定值系统检验误差:可分为已定系统检验误差和未定系统检验误差,在未定系统检验误差中又有"定值"和"变值"之分。b. 变值系统检验误差:可分为周期性系统检验误差、累积性系统检验误差和按照复杂规律变化的系统检验误差。②随机检验误差:在相同的条件下,对同一个被检验物,进行重复检验,检验误差的绝对值和符号以不可预定方式变化的检验误差。这类误差无一定规律,不可预定,但测量次数多了,有一定统计规律。如大小相等,正负误差出现概率相等,小误差出现机会多,大误差出现机会少。③过失误差:超出在规定条件下预期的检验误差。这种误差的最大特点是一个或几个值与其他值差异很大,主要是由人为原因,如工作粗心引起的。其特征是离真值甚远。

(2)检验项目的临床效果指标

检验项目的临床效果指标与检验方法效果指标部分很相似,容易混淆,包括:

1)真阳性(true positive,TP)与真阳性率(true positive rate,TPR):真阳性是检测有病,且实际有病;TPR 即诊断灵敏度,是衡量检验项目的结果正确地判定有病者的能力,是将实际有病的人正确地判定为真阳性的比例,也称为真阳性率。计算公式为:

灵敏性=真阳性人数/(真阳性人数+假阴性人数)×100%。

2)假阳性(false positive,FP)与假阳性率(false positice rate,FPR):假阳性是检测有病,但实际无病;即误报,计算公式为:

假阳性率=1-特异性

3)真阴性(true negative,TN)与真阴性率(true negative Rate,TNR):检测无病,且实际无病;TNR 即特异性,是衡量检验项目正确地判定无病者的能力,是将实际无病的人正确地判定为真阴性的比例,也称为真阴性率。计算公式为:

特异性=真阴性人数/(真阴性人数+假阳性人数)×100%

4)假阴性(false negative,FN)与假阴性率(false negatice rate,FNR):检测无病,但实际有病,其发生率即假阴性率,也是漏诊率,计算公式为:

假阴性率=1-灵敏性

5)诊断准确性:是发现真正的患者与非患者的总能力。可以约登指数(Youden index)表示,是灵敏度与特异度之和减去 1,指数越大说明检验项目的效果越好,真实性越大。

6)ROC 曲线:ROC 曲线即受试者工作特征曲线(receiver operating characteristic curve,ROC 曲线),以真阳性率(灵敏度)为纵坐标,假阳性率(1-特异度)为横坐标绘制的曲线,ROC 曲线越靠近左上角,试验的准确性就越高,最靠近左上角的 ROC 曲线的点是错误最少的最好阈值,其假阳性和假阴性的总数最少。

应用 ROC 曲线评价,必然应用 ROC 曲线下的面积(area under curve,AUC),AUC 不仅综合了灵敏度和特异度 2 个指标,而且考虑了每一个可能的界值,因而能够更客观地评价诊断试验的诊断价值,目前也已作为诊断试验公认的标准评价指标。AUC 大的项目的诊断价值高。

AUC 值在 0.5~1.0 之间,在 0.5~0.7 之间时诊断价值较低,在 0.7~0.9 之间时诊断价值中等,在 0.9 以上时诊断价值较高,即在 AUC>0.5 的情况下,AUC 越接近于 1,说明诊断效果越好,AUC 在 0.5~0.7 时有较低准确性,AUC 在 0.7~0.9 时有一定准确性,AUC 在 0.9 以上时有较高准确性。AUC=0.5 时,说明诊断方法完全不起作用,无诊断价值。AUC<0.5 不符合真实情况,在实际中极少出现。

7)阳性似然比:筛检结果的真阳性率与假阳性率之比,说明筛检试验正确判断阳性的可能性是错误判断阳性可能性的倍数,其比值越大,试验结果阳性时为真阳性的概率越大。计算公式为:

$$阳性似然比=真阳性率/假阳性率=灵敏性/(1-特异性)$$

8)阴性似然比:是筛检结果的假阴性率与真阴性率之比,表示错误判断阴性的可能性是正确判断阴性可能性的倍数,其比值越小,试验结果阴性时为真阴性的可能性越大。计算公式为:

$$阴性似然比=假阴性率/真阴性率=(1-灵敏性)/特异性$$

9)预测值:预测出来的所有结果中,有多少是真结果,分为阳性预测值(预测出来的所有阳性中,有多少是真阳性)、阴性预测值(预测出来的所有阴性中,有多少是真阴性),计算公式分别为:

$$阳性预测值=真阳性例数/(真阳性例数+假阳性例数)$$

$$阴性预测值=真阴性例数/(真阴性例数+假阴性例数)$$

阳性预测值高的检验项目适合于阳性确诊,阴性预测值低的检验项目适合于排除确诊。

10)参考值与参考范围:参考值又称正常值,是指"正常"人体和动物的各种生理常数、体液、排泄物中各种成分含量及人体对各种试验的反应值。参考值范围也称为正常值范围,是指绝大多数"正常人"的某指标值范围。这里的"绝大多数"可以是 90%、95%、99%等,最常用的是 95%。所谓"正常人"不是指健康人,而是指排除了影响所研究指标的疾病和有关因素的同质人群。

(3)临床检验仪器常用的性能指标

任何一台检验仪器都可看成是一个信息通道系统。理想的检验仪器应该确保检测信号不失真地流通。因此,有必要对检验仪器的基本性能指标进行了解。各种检验仪器的性能指标不完全相同,但一个优良的检验仪器应具有以下几个性能指标:灵敏度、精度高;噪音、误差小;分辨率、重复性好;响应迅速;线性范围宽和稳定性好等。

1)灵敏度(sensitivity):灵敏度即检验仪器对单位浓度或质量的被检物质通过检测器时所产生的响应信号值变化大小的反应能力,是仪器能够检测的最小被测量,包括检测低限(lower lim it of detection,LLD)、生物检测限(biologic lim it of detection, BLD)。一般地,随着系统灵敏度的提高,容易引起噪声和外界干扰,影响检测的稳定性而使读数不可靠。

2)精度(accuracy):精度是对检测可靠度或检测结果可靠度的一种评价,是指检测值偏离真值的程度。精度是一个定性的概念,其高低是用误差来衡量的,误差大则精度低,误差小则精度高。

通常把精度区分为准确度、精密度和精确度。准确度是指检测仪器实际测量对理想测量的符合程度,是仪器系统误差大小的反映,是评价仪器精度的最基本的参数。精密度是在一定的条件下进行多次检测时,所得检测结果彼此之间的符合程度,反映检测结果对被检测量的分辨灵敏程度,由检测量误差的分布区间大小来评价,是检测结果中随机误差分散程度大小的反映,包括批内和批间精密度。精确度表示检测结果与被检测量的真值的接近程度,是检测结果中系统误差与随机误差综合的反映。

3)误差(error):误差是所测得的数值与真值之间的差异。误差的大小反映了测量值对真值的偏离程度。任何检测手段无论精度多高,其真误差总是客观存在的,永远不会等于零。当多次重复检测同一参数时,各次的测定值并不相同,这是误差不确定性的反映。真值就是一个量所具有的真实数值,由于真值通常是未知的,所以其误差是未知的。

4)最小检测量(minimum detectable quantity):最小检测量指检测仪器能确切反映的最小物质含量。最小检测量也可以用含量所转换的物理量来表示。如含量转换成电阻的变化,此时最小检测量就可以说成是能确切反应的最小电阻量的变化量了。

仪表的灵敏度越大,在同样的噪音水平时其最小检测量越小。同一台仪器对不同物质的灵敏度不尽相同,因此同一台仪器对不同物质的最小检测量也不一样。在比较仪器的性能时,必须取相同的样品。

5)噪音(noise):检测仪器在没有加入被检验物品(即输入为零)时,仪器输出信号的波动或变化范围即为噪音。引起噪音的原因很多,有外界干扰因素,如电网波动、周围电场和磁场的影响、环境条件(如温度、湿度、压强)的变化等。有仪器内部的因素,如仪器内部的温度变化、元器件不稳定或提高仪器的灵敏度等。噪音的表现形式有抖动、起伏或漂移3种。"抖动"即仪器指针以零点为中心做无规则的运动;"起伏"即指针沿某一中心做大的往返波动;"漂移"为当输入信号不变时,输出信号发生改变,此时指针沿单方向慢慢移动。噪音的几种表现均会影响检测结果的准确性,应力求避免。

6)特异性:是指测量程序只测量指定物质的能力,包括检测方法受其他成分干扰的程度,其意义与干扰和交叉反应相似,但表达方式不同。任何检测方法都会存在干扰。

7)重复性(repeatability):重复性指在同一检测方法和检测条件(仪器、设备、检测者、环境条件)下,在一个不太长的时间间隔内,连续多次检测同一参数,所得到的数据的分散程度。重复性与精密度密切相关,重复性反映一台设备固有误差的精密度。对于某一参数的检测结果,若重复性好,则表示该设备精度稳定。显然,重复性应该在精度范围内,即用来确定精度的误差必然包括重复性的误差。

8)分辨率(resolving power):分辨率是仪器设备能感觉、识别或探测的输入量(或能产生、能响应的输出量)的最小值。例如光学系统的分辨率就是光学系统可以分清的两物点间的最小间距。分辨率是仪器设备的一个重要技术指标,它与精确度紧密相关,要提高检验仪器的检测精密度,必须相应地提高其分辨率。

9)测量范围(measuring range)和示值范围(range of indicating value):测量范围指在允许误差极限内仪器所能测出的被检测值的范围。检测仪器指示的被检测量值为示值。由仪器所显示或指示的最小值到最大值的范围称为示值范围。示值范围即所谓仪器量程,量程大则仪器检测性能好。

10)线性范围(linear range):线性范围指输入与输出成正比例的范围。也就是反应曲线呈直线的那一段所对应的物质含量范围。在此范围内,灵敏度保持定值。线性范围越宽,则其量程越大,并且能保证一定的测量精度。

一台仪器的线性范围,主要由其应用的原理决定。临床检验仪器中,大部分所应用的原理都是非线性的,其线性度也是相对的。当所要求的检验精测度比较低时,在一定的范围内,可将非线性误差较小的近似看作线性的,这会给检测带来极大的方便。

11)响应时间(response time):响应时间表示从被检测量发生变化到仪器给出正确示值所经历的时间。一般来说希望响应时间越短越好,如果检测量是液体,则它与被测溶液离子到达电极表面的速率、被测溶液离子的浓度、介质的离子强度等因素有关。如果作为自动控制信号源,则响应时间这个性能就显得特别重要。因为仪器反映越快,控制才能越及时。响应时间有2种表示方法:一是仪器反映出到达变动量的63%时所需要的时间,又称时间常数;二是仪器反映出到达指示值90%所经历的时间。

例如,假定被检测量从40%变到45%,则响应时间从检测初始量开始变化时计时。

按第一种方法计算,响应时间为指示值从40%到达40%+(45%-40%)×63%=43.15%时所经历的时间。

按第二种方法计算,响应时间为指示值到达 40%+(45%-40%)×90% = 44.5%时所经历的时间。

目前,检测仪器多采用后一种计算方法。

12)可靠性(reliability):可靠性指仪器在规定的时期内并在保持其运行指标不超限的情况下执行其功能的能力。可靠性是反映仪器是否耐用的一项综合指标。可靠性指标包括平均无故障时间(mean time between failure,MTBF):在标准工作条件下不间断地工作,直到发生故障而失去工作能力的时间称作无故障时间。如果取若干次或若干台仪器无故障时间求其平均值,则为平均无故障时间,它表示相邻 2 次故障间隔时间的平均值。

**2. 多个效果指标的处理方法**

当需要进行多个效果指标的比较时,为了减少多重处理计算带来的误差以及工作量,可用以下方法处理:

(1)精选效果指标

尽量减少效果指标的个数,先把反映效果的指标列出,效果指标条件较差的指标可删去,将较次要的指标作为约束条件对待,选择关键的重点指标。

(2)综合效果指标

1)权重法:根据效果指标的重要程度,给予各效果一定的权重或者一定的分数,再经计算将各效果指标换算成一个综合指标,作为总效果的代表,用于不同方案之间的比较和评价。

赋权重的方法很多,但基本上可以分为 2 类:主观赋值法和客观赋值法。主观赋值法是依照人的经验主观确定,在赋权重过程中充分发挥专家作用,这类方法实质是专家调查、专家征询法。客观赋值法通过科学方法对客观资料进行整理、计算、分析进而得到权重,避免了人为因素和主观因素的影响。根据各个因素对检测方法性能的贡献的相对重要性,设定各因素权重,权重之和等于100%。

2)综合计算法:直接将效果指标的数值,经计算将各效果指标换算成一个综合指标,作为总效果的代表,用于不同方案之间的比较和评价;如准确率、AUC 等。

**3. CEA**

确定了成本、效果以后,即可进行成本效果分析,可采用成本/效果比或效果/成本比(C/E,E/C),C/E 越小,或 E/C 越大,经济学效果越好。

单一的成本/效果比没有意义,主要用于 2 个或 2 个以上检验方法、项目的比较,并且是比较有相同结果单位的 2 个检验方法、项目。

### 4. 多个效果的评价

当需要进行多个效果指标的比较时,除了效果用以上方法处理外,可应用以下方法比较:

(1)比值法

$$CEA = C/(敏感性+特异性+重复性+线性范围)\times 25\%$$

其中,25%是敏感性、特异性、重复性、线性范围4个指标的均衡权重。

(2)均衡法

即多属性效用理论分析(MAUT),具体详见第三章、第七章相关介绍,公式如下:

$$CEA = (C+敏感性+特异性+重复性+线性范围)\times 20\%$$

其中,20%是C、敏感性、特异性、重复性、线性范围5个指标的均衡权重。

### 5. 应用情形

医学检验经济学的CEA可以根据某项检验技术(方法、设备、项目)或者专业组、科室的净成本或者其他成本及其不同方法计算所得的检验性能(敏感性、特异性等),从不同角度来进行分析。

(1)单纯某项检验方法或系统的检验性能的CEA

这种CEA是最原始的、狭义的CEA,即根据某项检验方法的净成本及其检验性能来进行分析。

(2)多种不同检验方法或系统的检验性能的CEA

根据多种检验方法的净成本及其检验性能来进行分析。例如,HBsAg 3种检测方法(ELISA、胶体金层析法和免疫电子发光试验)的CEA。

(3)同一检测目的多种不同项检验项目的临床性能的CEA

即根据多项检验项目的净成本及其临床性能来进行分析。例如,肾小管功能3种检测项目(胱抑素c、N-乙酰-β-D氨基葡萄糖苷酶和维生素结合蛋白)的CEA。

### 6. 应用案例

HBsAg 3种检测方法的成本-效果分析:乙型肝炎病毒表面抗原(HBsAg)的检测是临床常用的检测项目,目前临床检验应用的检测HBsAg的方法有多种,不同方法原理、成本、准确率均有差异,为比较不同HBsAg检测方法的经济学优势,根据HBsAg 3种检测方法成本、准确率,建立医学检验经济学分析方法并对3种常用的HBsAg检测方法进行CEA,以期建立一种能根据检验医学"敏感、特异"的原则来全面评价最佳检测效果的检测方法。

（1）HBsAg 检测方法确定

选择 3 种常用的 HBsAg 检测方法，分别为酶联免疫吸附试验（ELISA）、胶体金层析法（GIA）和免疫电子发光试验（MEIA）。

（2）3 种方法的成本

由于各种方法所需仪器不同，且在折旧期内所检测数不同，仪器成本不易较准确测算，故仅以 3 种检测方法的单纯单次试验的试剂成本为分析数据，数据来源于各试剂公司报价，ELISA 为上海荣盛生物技术有限公司，GIA 为艾康生物技术（杭州）有限公司，MEIA 为美国雅培公司，分别为 1.20 元/试验，1.50 元/试验，17.00 元/试验。

（3）效果的确定

3 种检测方法的效果以其总符合率为指标，数据来源于卫生部临床检验中心《2003年全国临床实验室室间质量评价总结》，ELISA、GIA 和 MEIA 3 种方法的总符合率分别为0.997、1.000、1.000。

（4）CEA

采用成本-效果比（C/E），即每产生一份效果所需的费用，比值越低越好。

（5）敏感度分析

由于 3 种检测方法的总符合率是一定的，而各医院试剂采购价格总体来说是呈下降趋势，故假设将试剂成本下降 20%，而其他不变来进行敏感度分析（C/E）。

（6）结果

3 种检测方法的 CEA 结果详见表 5-4。

表 5-4　3 种检测方法的成本-效果分析及敏感度分析

| 方法 | 成本 | 总符合率 | C/E | C/E′ |
|------|------|---------|------|------|
| ELISA | 1.20/T | 0.997 | 1.203 | 0.963 |
| GIA | 1.50/T | 1.000 | 1.500 | 1.200 |
| MEIA | 17.00/T | 1.000 | 17.000 | 13.600 |

表 5-4 表明，由于不同方法的成本和总符合率不同，其成本-效果比（C/E）不同，ELISA 的 C/E 最小，MEIA 最大，说明 ELISA 法检测 HBsAg 具有最佳成本-效果比，是较理想的方法；敏感性分析表明，将 3 种方法试剂成本下降 20%，其 C/E 仍为 ELISA 最小，MEIA 最大，证明 CEA 分析结果的可靠性。

## 二、医学检验经济学的成本效益分析（CBA）

卫生经济学 CBA 是比较单个或多个卫生技术服务项目间所耗费用的全部资源成本

价值,以及由此产生的结果值(效益),是定量比较某项卫生干预措施的净成本和净效益间关系的一种分析技术;医学检验经济学的CBA是定量比较某项检验方法或者项目的净成本及其检验效益间关系;实际应用时,主要是从检验管理角度来进行分析。医学检验经济学的CBA中的通用效益的测定、CBA分析步骤等详见第四章、第六章相关内容。

**1. 成本**

医学检验经济学的CBA的净成本包括3个层面:①某项检验方法或者项目的单次检测单纯试剂成本;这个成本适用于某项检验方法或者项目的不同检测系统之间初步经济学评价;②某项检验方法或者项目的检测系统单次检测成本,主要包括试剂费、水电费、人工费;这个成本适用于某项检验方法或者项目的不同检测系统之间验证性经济学评价;③某项检验方法或者项目的所有成本,包括购买试剂与设备、实验室改造费用、水电费、可疑标本复检费、质控费、人工费、培训费等;这个成本适用于某项检验方法或者项目的不同检测系统之间在一段时间内的经济学考核,以及检验科管理层面的经济学分析。

**2. 效益**

(1)医学检验经济学的效益(检验效益)定义

从卫生经济学角度来讲,效益是某项卫生计划方案实施后,从社会角度计量的全部效益,包括患者康复后赚取的工资或其他收入、病人提早康复所节省的治疗费等。

医学检验经济学的效益,也就是检验效益,是某项检验技术(方法、项目)实施后,或者某一时间段,从检验角度(方法学、管理学)计量的全部效益,例如某项新的检验技术(方法、项目)实施后取得的新增经济效益,快速技术节省的人工费,稳定性高的技术节省的质控费、复检费,某一时间段内检验科的全部成本、效益等;这方面的研究文献很少。

(2)检验效益的分类

与通用效益相对应,检验效益也可分为直接效益、间接效益和无形效益。

1)直接效益:医学检验经济学的直接效益至少包含以下3个方面:

一是指采用某项新检验技术之后,检验科及其机构取得的新增经济效益。

二是指采用某项检验技术之后,社会所节省的卫生资源、患者健康的改善及生命的延长。如发病率的降低,减少了药品和卫生材料费用的支出,减少了人力、物力资源的消耗,这种比原来节省的支出或消耗就是该检验技术的直接效益。

三是指某一时间段内检验科的全部效益。

2)间接效益:是指采用某项检验技术之后,提高了患者疾病诊断治疗效率从而所减少的其他方面的经济损失。如治愈了疾病减少了由于患病所致的工资、奖金的损失等。

3）无形效益：是指采用某项检验技术之后，提高了患者疾病诊断治疗效率从而减少患者患病时间所减轻或避免了病人身体或精神上的痛苦，以及康复带来的舒适和愉快等。

**3. 医学检验经济学的效益指标——效益净现值（NPV）**

NPV 是某项新检验技术（方法、设备、项目）检测带来的经济效益，主要是该项目检测专业组、科室、机构的经济效益和患者减少或避免某种疾病所致的经济损失（收入损失、治病的医疗费、陪护费、亲人的误工费、交通费等）。

目前，相关文献 NPV 计算方法很多，差异很大，综合分析，发现其主要原因有以下 3 个方面：①研究的角度。同一个问题，从患者、检验科（科室、专业组、岗位）、机构等不同角度，得出的 NPV 大不相同。②研究的目的。同一个问题，从不同目的出发，例如研究结果仅仅用于初步经济学评价，还是验证性经济学评价等，得出的 NPV 大不相同。③研究者获取数据的能力差异。不同层次的研究者，获取数据的能力不同，例如普通检验人员只能获得医疗器械公司的报价和检验收费等有限数据，检验科管理者还能获得各种检验系统的性能、机构经济效益等数据。

目前，NPV 主要是研究患者经济损失以及检验科的经济效益，联合该项目检测机构的经济效益的相关研究很少。

**4. 分析方法**

医学检验经济学的 CBA 可以根据某项检验技术（方法、设备、项目）或者专业组、科室的净成本或者其他成本及其不同方法计算所得的检验效益（敏感性、特异性、简便性、快速性、经济效益等等），从不同角度来进行分析。

（1）单纯某项检验技术的检验性能的 CBA

这种 CBA 是最原始的、狭义的 CBA，即根据某项检验方法或者项目的净成本及其检验效益来进行分析。

（2）某项检验技术的检验科经济效益的 CBA

这种 CDA 是根据某项检验方法、设备或者项目的净成本或者其他成本及其检验科经济效益（收入、净利润等）来进行分析。

（3）某项检验技术的社会效益的 CBA

这种 CBA 是根据某项检验方法或者项目的净成本或者其他成本及其社会效益（各种支出、节省费用等）来进行分析。

（4）专业组或检验科经济效益的 CBA

这种 CBA 是根据某专业组或检验科各种成本及其检验科经济效益（收入、净利润等)来进行分析。

(5)从机构角度计算检验科经济效益的 CBA

这种 CBA 是从机构角度计算检验科各种成本及其检验科经济效益(收入、净利润等)来进行分析。

### 5. CBA 计算方法

目前,相关文献 CBA 中的成本、NPV 及 CBA 的计算方法很多,差异很大,依研究者的目的、角度等不同而异,下面简要介绍 2 种,其他详见本书第六章、第七章相关部分。

(1)比值法(benefit cost ratio,BCR)

最经典、简单的 CBA 方法,计算成本与效益的比值,公式为:$CBA = C/NPV$,CBA 值越小则 CBA 性能越好。

(2)差值法

计算效益与成本的差值,公式为:$CBA = NPV - C$,CBA 值越大则 CBA 性能越好。

(3)本量利分析

本量利分析(cost—volume—profit analysis,CVP 分析)是成本—产量(或销售量)—利润依存关系分析的简称,是指在变动成本计算模式的基础上,以数学化的会计模型与图文来揭示固定成本、变动成本、销售量、单价、销售额、利润等变量之间的内在规律性的联系,为会计预测决策和规划提供必要的财务信息的一种定量分析方法,它着重研究销售数量、价格、成本和利润之间的数量关系。CVP 分析的主要内容是进行盈亏临界点(保本点)分析,有关因素变动对利润影响的分析(敏感性分析),不同产、销方式盈利对比分析等,相关理论详见第三章第三节相关内容。CVP 分析在医学检验科经济管理中,至少有 3 个层面的应用,具体详见第六章相关内容:

1)单一检验技术:单一检验技术条件下,本量利分析主要是确定保本/保利点以预测该技术的经济学可行性以及该技术应用后的经济学效益分析。

例如,医院检验科 2012 年购入的一台全自动血液分析仪,采用盈亏平衡分析法和敏感度分析法对该设备 2013 年全年的综合效益进行评价和分析,结果表明该设备经济效益等级优秀,使用率等级高,盈亏平衡点 526 例,单价和业务量敏感系数绝对值较大且大于 1,设备总体效益评价优秀。

2)多种检验技术:检验科业务组有多种检验技术,此时的本量利分析采用加权平均法,是指在掌握每种检验技术本身的贡献边际率的基础上,按各种检验技术销售额的比重进行加权平均,据以计算综合贡献边际率,进而计算多种检验技术保本额和保利额的一种方法。

3)检验科科室层面全成本核算、效益分析、绩效考核分析。

### 6.应用领域

这一节简要介绍医学检验经济学的 CBA 应用的领域,详细研究细节见第六章、第七章相关部分。

(1)单纯某项检验技术的检验性能的 CBA

MRSA 菌主动筛查的成本效益:将 2011 年 11 月 1 日至 2012 年 4 月 30 日入住某院 ICU 的患者设为对照组,共 79 例,采用常规细菌培养方法对其进行 MRSA 检测;将 2012 年 6 月 1 日至 2012 年 11 月 30 日入住 ICU 的患者设为干预组,共 86 例,采用快速可靠的 MRSA 产色培养基,对其进行 MRSA 主动筛查。对比两组 MRSA 检出率,并采用 BCR 和 NPV 来比较不同预防控制措施患者的经济负担,进行成本效益分析:BCR=对照组疾病经济负担/干预组疾病经济负担;NPV=对照组疾病经济负担-干预组疾病经济负担。

结果:干预组与对照组在入、出 ICU 时 MRSA 携带率差异无统计学意义($P>0.05$)。干预组住院时间较对照组短($t=2.39,P<0.05$),直接医疗费用、疾病经济负担均较对照组明显减少($t=2.99,t=2.81,P<0.005$),BCR、NPV 分别为 1.21、1.20。详见表5-5。

表 5-5 MRSA 菌主动筛查干预组与对照组的费用比较

| 组别 | $n$ | 筛查费用 /元 | 直接医疗费用 /万元 | 直接非医疗费用 /万元 | 间接经济负担 /万元 | 总经济负担 /万元 |
|---|---|---|---|---|---|---|
| 干预组 | 79 | 612.04±284.51 | 6.32±2.52 | 0.11±0.05 | 0.29±0.11 | 6.73±2.68 |
| 对照组 | 86 | 445.91±336.11 | 7.64±3.10 | 0.12±0.05 | 0.27±0.11 | 8.04±3.26 |
| $t$ 值 | | 5.67 | 2.99 | 1.28 | 1.16 | 2.81 |
| $P$ 值 | | <0.001 | <0.005 | >0.1 | >0.2 | <0.005 |

结论:选用 MRSA 产色培养基开展主动筛查,可缩短患者住院时间,降低经济负担。

(2)多种检验方法选择及其组合

急性病毒性肝炎最佳诊断策略的成本效益分析:收集中国生物医学文摘(CBMD)1987~1999 年的所有相关文献,进行系统综述、成本效益和灵敏度分析,结果发现以 HAV →HBV→HEV→HCV 分型策略进行分型诊断的成本效益比(CER)为 17.9,HAV→HBV →HCV→HEV 分型策略的 CER 为 18.7,HBV→HAV→HCV→HEVCER 分型策略的 CER 为 19.0,其余策略均大于 20。年龄和试剂盒价格对分型策略影响不大,但如果乙肝病例占总病例的 48.3%时,策略 HBV→HAV→HEV→HCV 的 CER(15.1)最低。结果表明,甲、乙、丙、戊型肝炎同时检测成本较高,策略 HAV→HBV→HEV→HCV 是最佳策略,但在乙型肝炎病例占48.3%以上时,策略 HBV→HAV→HEV→HCV 为最佳。

(3)科室、专业组成本效益评价

2007~2009年某医院检验科成本效益分析:对2007~2009年某医院检验科设备固定资产、医疗收入、业务支出、固定成本、成本/收入比率、净收益进行回顾性比较分析,结果发现,检验科医疗资源配置密集,运行成本昂贵,固定成本占总成本的45.0%;纯收益3年增长89.1%,与国家价格政策调整、成本控制和检验项目数量增加35.3%有关。总成本/收入比率超过55.0%。纯收益年增长率约45.0%。结果表明,积极开展新技术,提高检验仪器设备数量及其使用率,加强成本管理,可有效提高其经济与社会效益。

## 三、医学检验经济学的成本-效用分析(CUA)

卫生经济学的成本效用分析(costutilityanalysis,CUA)是用每一质量调节生命年或伤残调节生命年的成本,来衡量卫生项目或治疗措施的效果,其计量单位是人工制定的合成指标(质量调节生命年和伤残调节生命年),效用评价指标只使用最终产出指标。

检验技术的工作原理决定了该技术的主要检验或者临床性能(敏感性、特异性等),同时也决定了该技术的次要检验或者临床性能,如简便性、快速性等。在医学检验角度,不仅需要研究、比较检验技术的主要检验或者临床性能(敏感性、特异性等),同时也需要研究、比较检验技术的次要检验或者临床性能,如简便性、快速性等,以求更好地了解检验技术的特性,以便于更好地选择、掌握、使用该技术。

### 1.医学检验经济学的效用

卫生技术的效用,可以是价值、作用、意义或满意度,不仅可用于定量描述的目标,也可用于不可定量描述的目标,还可通过分等计算的办法计算其效用值,由于效用值是无量纲抽象值,可将多个不同目标的评价合并为一个综合评价。

由于卫生技术的效用,既可以是总体评价,也可以是具体范畴的评价,而且这种评价既可以是病人的主观感受,也可以是家属的评价,或者是护士或医生的评价。随着医学评价的多维性,效用观测对象从人体生理测量(客观参数)转移到社会心理测量(病人及其家属、医护、政府等方面的主观参数)。

不同的检验技术,不仅具有不同的检验或者临床性能(敏感性、特异性等),同时也具有不同的操作特性(步骤数、难易程度)和耗时,笔者将检验技术的操作特性步骤数称为简便性,将耗时称为快速性,具体详见下文;由于检验技术的简便性、快速性不易于货币化描述,其应用主要涉及检验管理,因此,笔者将其归纳为医学检验经济学的效用范畴。

由于 CUA 是一种特殊的 CEA,故 CEA 的效果指标也可以用于 CUA,所以,医学检验经济学的效用,从医学检验角度,既包括检验技术的主要检验或者临床性能(敏感性、特异性等),又包括次要检验或者临床性能(简便性、快速性等)。

**2. 医学检验经济学的效用指标**

医学检验经济学 CUA 的效用指标,既可以是前文 CEA 中的效果指标(敏感性、特异性等),还可以是以下效用指标:

(1)简便性

指检验技术操作的步骤数及其难易程度,以单位时间内完成操作步骤总数 $n$ 的倒数 $t/n$ 表示,步骤越多,则简便性越小;从事简便性大的方法的工作人员,就可能同时或者马上进行其他工作,这样该工作人员单位时间的工作效率就高。简便性也可以简便系数或者操作系数(OI)表示。

(2)快速性

指检验技术操作的总耗时,以单位时间内完成总耗时 $t'$ 的次数 $t$ 表示,即 $t/t'$,其值越大则快速性越好。从事快速性大的方法的工作人员,就可马上完成该项工作并进行其他工作,这样该工作人员单位时间的工作效率就高;从患者角度,快速性大的方法的检验结果,很快就可得到,以便患者尽快完成诊断治疗,从而缩短患者请假时间而节约误工费,同时减少患者痛苦。快速性也可以快速系数或者时间系数(TI)表示。

**3. CUA 计算方法**

目前,医学检验经济学 CUA 相关文献很少,CUA 的计算方法下面简要介绍 2 种,详见本书第七章相关部分。

(1)比值法

1)比值法一般公式:CUA = C/(敏感性+特异性+简便性+快速性)×25%,25%是敏感性、特异性、OI、TI 这 4 个指标的均衡权重。

2)OI、TI 计算方法:前面介绍,OI 以单位时间内完成操作步骤总数 $n$ 的倒数 $t/n$ 表示,$t$ 可以为 1(h)或者 60(min),OI 分别为即 $1/n$ 或 $60/n$;在实际工作中,由于一些检测方法成本、检验性能相近,OI 以 $1/n$ 时,OI 影响比较大,甚至可以掩盖 TI 较大差异;TI 以单位时间内完成总耗时 $t'$ 的次数 $t$ 表示,即 $t/t'$;在实际工作中,TI 可分别以 $60/tm$(分钟数)、$60/th$(小时数)计算;OI 以 $60/n$、$1/n$ 计算,TI 以 $60/tm$(分钟数)、$60/th$(小时数)计算的 CUA 结果与实际情况相符程度是不一样的。

操作系数(OI)时间系数(TI)计算方法比较如下:

以 HBsAg 的 3 种检测方法的 OI、TI,分别对以下组合进行计算:

$60/n$、$60/tm$；$60/n$、$60/th$；比较 OI 以 $60/n$ 时，TI 为 $60/tm$、$60/th$ 对 CEA 结果影响？

$1/n$、$60/tm$；$1/n$、$60/th$；比较 OI 以 $1/n$ 时，TI 为 $60/tm$、$60/th$ 对 CEA 结果影响？

$60)/n$、$60/tm$；$6.1/n$、$60/tm$；比较 TI 以 $60/tm$ 时，OI 为 $60/n$、$1/n$ 对 CEA 结果影响？

$60/n$、$60/th$；$1/n$、$60/th$；比较 TI 以 $60/th$ 时，OI 为 $60/n$、$1/n$ 对 CEA 结果影响？

结果：比较 OI 以 $60/n$ 计算时，TI 以 $60/tm$、$60/th$ 计算的 CUA 结果见表 5-6。

表 5-6  OI 以 $60/n$，TI 以 $60/tm$、$60/th$ 时 3 种检测方法的 CUA 分析

| 方法 | 成本 | 总符合率 | 操作步骤 | OI ($60/n$) | T | T | TI ($60/tm$) | TI ($60/th$) | C/Um | C/Uh |
|---|---|---|---|---|---|---|---|---|---|---|
| ELISA | 1.20/T | 0.997 | 101 | 0.59 (60/101) | 80min | 1.33h | 0.75 (60/80) | 45.11 | 2.05 [1.20/ (2.34× 0.25)] | 0.10 |
| GIA | 1.50/T | 1.000 | 5 | 12.00 (60/5) | 20min | 0.33h | 3.00 (60/20) | 136.72 | 0.38 | 0.04 |
| MEIA | 17.00/T | 1.000 | 28 | 2.14 (60/28) | 30min | 0.5h | 2.00 (60/30) | 120 | 13.23 | 0.55 |

OI 以 $60/n$ 计算时，TI 以 $60/tm$、$60/th$ 计算的 CUA 排序结果均为：GIA、ELISA、MEIA。

说明：C/Um、C/Uh 分别是 TI 以 $60/tm$、$60/th$ 计算的 CUA。①成本、检验性能相近，OI 以 $60/n$ 时，TI、OI 影响均比较大（GIA>ELISA），比较符合不同方法的实际性能差异，即 OI 以 $60/n$ 计算为宜；②成本差异很大时，TI、OI 影响显得比较小，甚至被掩盖（MEIA>ELISA）。

结果二：比较 OI 以 $1/n$ 计算时，TI 以 $60/tm$、$60/th$ 的 CUA 结果见表 5-7。

表 5-7  OI 以 $1/n$，TI 以 $60/tm$、$60/th$ 时 3 种检测方法的 CUA 分析

| 方法 | 成本 | 总符合率 | 操作步骤 | OI ($1/n$) | T | | TI ($60/tm$) | TI ($60/th$) | C/Um | C/Uh |
|---|---|---|---|---|---|---|---|---|---|---|
| ELISA | 1.20/T | 0.997 | 101 | 0.01 | 80min | 1.33h | 0.75 (60/80) | 45.11 | 0.17 | 0.10 |

**续表**

| 方法 | 成本 | 总符合率 | 操作步骤 | OI ($1/n$) | T | | TI ($60/tm$) | TI ($60/th$) | C/Um | C/Uh |
|------|------|---------|---------|-----------|---|---|-------------|-------------|------|------|
| GIA | 1.50/T | 1.000 | 5 | 0.20 (1/5) | 20min | 0.33h | 3.00 (60/20) | 136.72 | 1.14 | 0.04 |
| MEIA | 17.00/T | 1.000 | 28 | 0.04 (1/28) | 30min | 0.5h | 2.00 (60/30) | 120 | 22.38 | 0.56 |

OI 以 $1/n$ 计算时, TI 以 $60/tm$、$60/th$ 计算的 CUA 排序结果分别为: $60/tm$ 的 CUA 排序结果为 ELISA、GIA、MEIA; $60/th$ 的 CUA 排序结果为 GIA、ELISA、MEIA。

说明:①成本、检验性能相近, OI 以 $1/n$ 时, OI 影响比较大, 甚至可以掩盖 TI 较大差异(C/UmGIA> C/UmELISA), 不符合不同方法的实际性能差异, OI 不宜以 $1/n$ 计算; ②成本差异很大时, 时间、OI 影响显得比较小, 甚至被掩盖(MEIA>ELISA)。

结果三: 比较 TI 以 $60/tm$, 计算时, OI 以 $60/n$、$1/n$ 计算的 CUA 结果见表 5-8。

**表 5-8 TI 以 $60/tm$, OI 以 $60/n$、$1/n$ 时 3 种检测方法的 CUA 分析**

| 方法 | 成本 | 总符合率 | 操作步骤 | OI ($60/n$) | OI ($1/n$) | T | T ($60/tm$) | C/U$_{60}$ | C/U$_1$ |
|------|------|---------|---------|------------|-----------|---|-------------|-----------|--------|
| ELISA | 1.20/T | 0.997 | 101 | 0.59 (60/101) | 0.01 (1/101) | 80min | 0.75 | 2.05 | 0.17 |
| GIA | 1.50/T | 1.000 | 5 | 12.00 (60/5) | 0.20 (1/5) | 20min | 3.00 | 0.38 | 1.14 |
| MEIA | 17.00/T | 1.000 | 28 | 2.14 (60/28) | 0.04 (1/28) | 30min | 2.00 | 13.23 | 22.38 |

TI 以 $60/tm$ 计算时, OI 以 $60/n$ 计算的 CUA 排序结果为 GIA、ELISA、MEIA, OI 以 $1/n$ 计算的 CUA 排序结果为 ELISA、GIA、MEIA。

说明:①成本、检验性能相近, TI 以 $60/tm$, OI 以 $60/n$ 计算时, CUA 比较结果符合不同方法的实际性能差异(GIA>ELISA); ②OI 以 $1/n$ 计算时, OI 影响比较大, 甚至可以掩盖 TI 较大差异(C/UmGIA>C/ UmELISA), 不符合不同方法的实际性能差异, OI 不宜以 $1/n$ 计算。

结果四: 比较 TI 以 $60/th$ 计算时, OI 以 $60/n$、$1/n$ 计算的 CUA 结果见表 5-9。

表 5-9　TI 以 $60/th$, OI 以 $60/n$、$1/n$ 时 3 种检测方法的 CUA 分析

| 方法 | 成本 | 总符合率 | 操作步骤 | OI $(60/n)$ | OI $(1/n)$ | T | TI $(60/th)$ | C/U$_{60}$ | C/U$_1$ |
|------|------|---------|---------|-------------|------------|---|--------------|-----------|---------|
| ELISA | 1.20/T | 0.997 | 101 | 0.59 $(60/101)$ | 0.01 $(1/101)$ | 1.33h | 45.11 | 0.10 | 0.10 |
| GIA | 1.50/T | 1.000 | 5 | 12.00 $(60/5)$ | 0.20 $(1/5)$ | 0.33h | 136.72 | 0.04 | 0.04 |
| MEIA | 17.00/T | 1.000 | 28 | 2.14 $(60/28)$ | 0.04 $(1/28)$ | 0.5h | 120 | 0.55 | 0.56 |

　　TI 以 $60/th$ 计算时, OI 以 $60/n$、$1/n$ 计算的 CUA 排序结果均为: GIA、ELISA、MEIA。

　　说明: 成本、检验性能相近, TI 以 $60/th$, OI 以 $60/n$、$1/n$ 计算的 CUA 排序结果均为: GIA、ELISA、ME-IA, 即不同 OI 计算方法没有差异; 但 CUA 数值太小, 容易导致计算误差, 故 TI 不宜以 $60/th$ 计算。

　　总之, 以上结果表明: ①OI 以 $60/n$、$1/n$ 计算的 CUA 分析结果有明显差异, OI 以 $1/n$ 时, OI 影响比较大, 甚至可以掩盖 TI 较大差异 (C/UmGIA>C/UmELISA), 不符合不同方法的实际性能差异, 故 OI 不宜以 $1/n$ 计算; 以 $60/n$ 计算时的 CUA 比较结果, 符合不同方法的实际性能差异 (GIA>ELISA), 即 OI 以 $60/n$ 计算为宜; ②TI 以 $60/tm$ (分钟数)、$60/th$ (小时数) 计算对 CUA 结果有明显影响, TI 以 $60/th$ 计算时, CUA 数值太小, 容易导致计算误差, 故 TI 不宜以 $60/th$ 计算, TI 以 $60/tm$ 计算为宜。

　　综合分析 OI、TI 不同计算方式结果, 表明, CUA 的 OI 以 $60/n$ 计算、TI 以 $60/tm$ 计算为宜, 其 CUA 比较排序更符合医学检验专业规律, 即在检验性能没有显著差异时, 操作步骤显著减少的方法的 C/U 值应该低于操作步骤显著增加的方法的 C/U 值。

　　(2)均衡法

　　即多属性效用理论分析 (MAUT), 具体详见第三章、第七章相关介绍, 公式如下:

$$CUA=(C+敏感性+特异性+简便性+快速性)\times20\%$$

其中, 20% 是 C、敏感性、特异性、简便性、快速性 5 个指标的均衡权重。

　　(3)比值法与均衡法的选择

　　比值法与均衡法均能应用于 CUA 计算, 由于它们的原理有所不同, 导致其应用情形有所差异, 当需要比较的方法之间的成本差异比较大时, 二者均可; 当需要比较的方法之间的成本差异不显著且检验性能差异大时, 可选择均衡法。

　　**4.应用情形**

　　医学检验经济学的 CUA 可以根据某项检验技术 (方法、设备、项目) 或者专业组、科

室的净成本或者其他成本及其不同方法计算所得的检验性能(敏感性、特异性等),从不同角度来进行分析。

(1)单纯某项检验方法或系统的检验性能的 CUA

这种 CUA 是最原始的、狭义的 CUA,即根据某项检验方法的净成本及其检验性能来进行分析。

(2)多种不同检验方法或系统的检验性能的 CUA

根据多种检验方法的净成本及其检验性能来进行分析。例如,HBsAg 3 种检测方法(ELISA、胶体金层析法和免疫电子发光试验)的 CUA。

(3)同一检测目的多种不同项检验项目的临床性能的 CUA

即根据多项检验项目的净成本及其临床性能来进行分析。例如,肾小管功能 3 种检测项目(胱抑素 c、N-乙酰-β-D 氨基葡萄糖苷酶和维生素结合蛋白)的 CUA。

**5. 应用实例**

实例 1:HBsAg 3 种检测方法的医学检验经济学分析。

为了从检验医学的角度研究乙型肝炎病毒表面抗原(HBsAg)3 种检测方法[酶联免疫吸附试验(EIA)、胶体金层析法(GIA)和免疫电子发光试验(MEIA)]的经济效果和实际效用,将 HBsAg 3 种检测方法的操作简便程度和耗时分别量化为简便系数和快速系数,根据 HBsAg 3 种检测方法的成本、准确率,借鉴经济学的成本-效果分析(CEA)和成本-实用价值分析(CUA)的原理,建立医学检验经济学分析方法并对 HBsAg 3 种检测方法进行分析评价。结果显示:①EIA、GIA、MEIA 的成本-效果比值(C/E)分别为 1.203、1.500 和 17.000。②3 种方法的成本效用比值(C/U)分别为 1.438、0.353 和 11.068。③敏感性分析证实以上分析结果仍然成立。从 CEA 来看,EIA 为最佳 CEA 方法;从 CUA 来看,GIA 为最佳 CUA 方法。

实例 2:4 种检测耐甲氧西林金黄色葡萄球菌方法的经济学评价。

为了分析比较荧光 PCR 检测 mecA 基因(A 法)、头孢西丁纸片扩散法(B 法)、琼脂稀释法检测苯唑西林最小抑菌浓度(C 法)以及 MRSA 乳胶凝集法检测 PBP2a(D 法)4 种检测耐甲氧西林金黄色葡萄球菌的方法,得出具有最佳检测性价比检测方法,对来自 2007~2014 年间各期刊中研究设计相同或相似且具有相同目的又相互独立的多个研究结果的性能数据进行整理统计,将实用价值中的"灵敏度、特异度、简便、快速性"4 个医学检验专业性指标量化为具体数值,利用医学检验经济学分析方法中的成本-效用分析(CUA)对 4 种检测 MRSA 的方法进行经济学评价。结果显示:A、B、C、D 法的成本分别为 15 元、2.5 元、15 元、10 元,CUA 分别为 24.135、4.417、27.076、5.238。分别对每 2

种方法进行 $t$ 检验,结果表示 A 法与其余 3 种方法间存在显著性差异(A 法与 B、C、D 法的 $P$ 值分别为 0.000、0.001、0.000、0.000),B 法与 C 法、D 法间存在显著性差异($P$ 值分别为 0.000、0.000),C 法与 D 法也存在显著性差异($P$ 值为 0.000)。结论为:从 CUA 的角度看,头孢西丁纸片法的 C/U 最小,其经济学价值最好,可以作为临床实验室检测 MR-SA 较理想的方法。

实例 3:3 种肾小管功能检测项目的医学检验经济学 CUA 分析。

肾小管功能检测项目有 10 余种项目,选择 3 种有代表性且其检测效率有科学评价的数据的项目,对其进行医学检验经济学评价,分别是胱抑素 C(Cystatin C,Cys-C)、N-乙酰-β-D 氨基葡萄糖苷酶(NAG)、维生素结合蛋白(RBP)。

价格:3 个项目检测试剂的价格源于上海太阳生物技术公司报价。

效用指标:3 个项目的敏感性、特异性等性能指标可合并以 ROC 曲线下面积(AUC)值大小来表示,AUC 值越大则其检验诊断效率越大,其数据来源于文献。

CUA:采用比值法,即 C/U,敏感性分析类似,即 C/U′。

结果与讨论:CUA 及其敏感性分析结果详见表 5-10。

表 5-10  3 种肾小管功能检测项目的医学检验经济学 CUA 分析结果

| 项目 | 原理 | 成本/(元/个) | 性能(AUC) | 步骤数 | 简便系数 | 耗时/min | 快速系数 | C/U | C/U′ |
|------|------|------|------|------|------|------|------|------|------|
| NAG | 酶比色法 | 3.00 | 0.81 | 6 | 10.00 | 18 | 3.33 | 0.85 | 0.68 |
| Cys-C | 免疫比浊法 | 9.40 | 0.92 | 5 | 12.00 | 30 | 2.00 | 2.52 | 2.02 |
| uRBP | 酶免疫法 | 5.20 | 0.80 | 5 | 12.00 | 30 | 2.00 | 1.41 | 1.12 |

表 5-10 表明,3 个项目中,Cys-C、uRBP、NAG 的 C/U 分别为 2.02、1.12、0.68,尽管 NAG 的检验效率、简便系数和快速系数略低于 CysC 法,但无明显区别,而其成本只有 Cys-C 法的 1/3,也低于 uRBP 法的成本,NAG 的 C/U 最大,说明 NAG 是 3 个肾小管功能检测项目中,综合性价比最高的;同时还表明,在各种检测方法的诊断效率、简便系数和快速系数无明显差别时,项目的成本是 CUA 的主要决定因素。

敏感性分析 C/U′ 表明,将 3 种方法试剂成本下降 20%,结果与前面的结果相同,证明前面经济学分析的结果是可靠的。

## 四、基于经济学评价的检测方法的选择算法

检测方法或者系统的选择,可基于经济学评价的结果来进行,但是,这样的选择有一点不是很准确,如果应用基于经济学评价结果的算法来进行,就比较准确了。下面以"基

于经济学评价的 5 种检测 CPE 方法的选择算法"为例简要说明。

产碳青霉烯酶肠杆菌科细菌(carbapenemases-producing enterobacteriaceae,CPE)导致 CPE 临床治疗较为困难、病死率高。虽然 PCR 分子检测方法已作为肠杆菌科细菌检测的重要标准,但由于其应用成本过高,耗时长且对设备要求严格,在临床实验室日常使用具有一定的局限性。因此,寻找更为准确、简便、快速且经济实用的方法对有效控制 CPE 感染具有重要意义。

许多国内外学者对 CPE 的检测方法进行了大量研究,其中包括 PCR(A 方法)、Carba NP 试验(B 方法)、紫外分光光度法(C 方法)、mCIM(D 方法)和环介导等温扩增(E 方法)等。由于每种方法都各有其优、缺点,且经济成本可能相差较多,导致临床微生物学实验室应用时选择具有一定难度。本书参考药物经济学中成本-效果分析(cost-effective analysis,CEA)、成本-效用分析(cost-utility analysis,CUA)和多属性效用理论(multi-attribute utility theory,MAUT)等原理,通过对其成本及其灵敏性、特异性、简便性及快速性进行比较分析,以期找出具有最佳检测性价比的检测方法。

目前,国内外已有学者运用 MAUT 进行卫生领域的决策分析,MAUT 作为一种量化决策分析方法,最终用量化结果显示各个方案的总体效果,具有适用广泛、评价完整、操作简便、结果明确等优点。以 5 种检验 CPE 的方法为实例运用 MAUT 来进行检验经济学评价,探讨该理论在本领域实际运用中的科学性与可行性,为检验经济学评价提供新的思路与方法。

在以上经济学研究的基础上,研究应用基于经济学评价的 5 种检测 CPE 方法的选择算法。

**1. 资料与方法**

详见第七章第一节相关部分。

**2. 结果**

(1) CEA

通过对比发现 D 方法的 CEA 值最小,A 方法 CEA 值最大(表 5-11)。

表 5-11  5 种检测方法的 CEA

| 方法 | 检测效果(E)/% | 成本(C)/元 | C/E |
|------|------|------|------|
| A | 100.00 | 210.00 | 210.00 |
| B | 95.80 | 22.00 | 22.96 |
| C | 98.500 | 10.50 | 10.66 |
| D | 97.70 | 6.00 | 6.14 |
| E | 100.00 | 60.00 | 60.00 |

（2）CUA

5种检测方法的CUA值差异较大，其中D方法值最小（表5-12）。

表5-12　5种检测方法的CUA

| 方法 | 成本/元 | 灵敏性/% | 特异性/% | 简便性（1/n） | 快速性（t/t'） | C/U |
|---|---|---|---|---|---|---|
| A | 210.00 | 100.00 | 100.00 | 0.11 | 0.67 | 302.16 |
| B | 22.00 | 99.20 | 99.67 | 0.25 | 0.50 | 32.13 |
| C | 10.50 | 100.00 | 99.00 | 0.14 | 0.05 | 19.30 |
| D | 6.00 | 98.60 | 99.10 | 0.11 | 0.05 | 11.13 |
| E | 60.00 | 100.00 | 100.00 | 0.25 | 1.00 | 80.00 |

（3）MAUT分析结果

5种检测方法检测CPE的MAUT分析结果见表5-13，其中D方法的总得分最低，A方法总得分最高。

表5-13　5种检测方法检测CPE的MAUT分析结果

| 方法 | 成本（20%） | 灵敏性（20%） | 特异性（20%） | 简便性（20%） | 快速性（20%） | 总得分（Td） |
|---|---|---|---|---|---|---|
| A | 42.00 | 0.20 | 0.20 | 0.02 | 0.13 | 42.55 |
| B | 4.40 | 0.20 | 0.20 | 0.10 | 0.10 | 5.00 |
| C | 2.10 | 0.20 | 0.20 | 0.03 | 0.01 | 2.54 |
| D | 1.20 | 0.20 | 0.20 | 0.02 | 0.01 | 1.63 |
| E | 12.00 | 0.20 | 0.20 | 0.05 | 0.20 | 12.56 |

（4）MAUT的敏感度分析

由于决策结果可随因素权重的变化而变化，故需进行敏感性分析。设成本权重和特异性权重按原设定值上升10%，灵敏性权重和简便性权重按原设定值下降10%，快速性权重不变；或者设成本权重不变，灵敏性权重和简便性权重按原设定值上升10%，特异性权重和快速性权重按原设定值下降10%。结果发现不管权重值如何调整，D方法总得分总是最低。

（5）5种检测方案的3种评价方法结果比较

五种方法的CEA、CUA和MAUT值从小到大排序均依次为：D<C<B<E<A（表5-14）。

表 5-14　5 种检测方法的 CEA、CUA 和 MAUT 结果比较

| 方法 | CEA(排序) | CUA(排序) | MAUT(排序) |
|------|-----------|-----------|------------|
| A | 210.00(⑤) | 302.16(⑤) | 42.50(⑤) |
| B | 22.96(③) | 32.13(③) | 4.93(③) |
| C | 10.66(②) | 19.30(②) | 2.55(②) |
| D | 6.14(①) | 11.13(①) | 1.64(①) |
| E | 60.00(④) | 80.00(④) | 12.58(④) |

### 3. 讨论

耐碳青霉烯类抗生素 CPE 导致患者陷入无药可用的困境,碳青霉烯类抗生素耐药由多种机制引起,其中主要机制是肠杆菌科细菌产生了碳青霉烯酶;因此,快速准确地检测碳青霉烯酶对肠杆菌科细菌感染的控制尤为重要。

5 种检测 CPE 方法各有优缺点,这样就给临床实验室选择带来困惑;采用 CEA、CUA 对 5 种检测 CPE 的方法进行经济学评价,分析发现这 2 种方法似乎不能更好地区别 5 种检测 CPE 方法各自的优缺点,于是我们应用 MAUT 对 5 种检测 CPE 的方法进行经济学补充评价,以期能更好地区别 5 种检测 CPE 方法各自的优缺点。

MAUT 可以将成本和效果以外的因素纳入评价模型中,并对各个因素参数赋予适当权重,用定量的方法展示对最终结果起作用的各种因素的影响程度,弥补了成本效果分析法评价各个检验方案时仅考虑成本因素和效果因素的不足,可以综合性评价各个检验方案。本书选取成本、灵敏性、特异性、简便性、快速性 5 个因素,进行 MAUT 研究,综合评价 5 种方法来选择最佳检测方法。本研究显示 MAUT 分析结果与 CUA 分析结果一致,说明 MAUT 的评价性能与 CUA 相似,作为检验经济学评价方法同样具有适用性和准确性。

A 方法:PCR 方法虽然已作为 CPE 检测的金标准,但其应用成本高,耗时长且对设备要求严格,操作人员培训要求高;本次得出的 CEA 值为 210.00,CUA 值为 302.16,MAUT 值为 42.50,故不适合在临床实验室日常使用。

B 方法:2012 年法国南法医学院 Nordmann 教授等首次报道了 Carba NP 试验,2015 年被临床实验室标准化协会(CLSI)推荐作为检测碳青霉烯酶的确证实验,由于其适用范围广,敏感度和特异性较高,分析速度快,方法简单,无须特殊仪器,成本低,2h 内即可读取结果并判断细菌产酶类型,同时因增加了 $Zn^{2+}$,检测碳青霉烯酶谱广(所有 A、B 和 D 类碳青霉烯酶),故较其他方法提高了 B 类碳青霉烯酶检出率,不仅可用于碳青霉烯酶的

快速检测,而且能对碳青霉烯酶进行分型;B 方法检测 CPE,相较其他方法耗时短(小于 3 小时)、操作简便、仅需 4 个步骤,且成本十分低廉,单个测试仅需 22.00 元且灵敏度和特异度高。本次得出的 CEA 值为 22.96,CUA 值为 32.13,MAUT 值为 4.93。

C 方法:2012 年 Bernabeu 团队用紫外分光光度法检测肠杆菌科中碳青霉烯酶,发现基于分光光度法的技术具有 100% 的敏感性和 98.5% 的特异性,它可以将碳青霉烯类生产者与非碳青霉烯酶介导的碳青霉烯类耐药菌区分开来。但是它不能区分不同类型的碳青霉烯酶,且需要至少 18 小时的细菌培养,耗时长,操作较为繁杂,需要特殊的仪器,且需进行培养,时间和经济成本略高于 D 法,对操作者也需要进行相应的预备训练。本研究发现 C 法所得的 CEA 值为 10.66,CUA 值为 19.30,CUA 值和 CEA 值均较 D 法稍高,MAUT 值为 2.54。

D 方法:其以操作简单、价格低廉、诊断明确的特点,被一般临床微生物实验操作人员广泛认可。Tomokazu 等研究发现,D 方法的灵敏性和特异性均为 100%,是微生物实验室的一个良好的诊断工具。2017 年 CLSI 推荐的 mCIM 中在 CIM 的基础上将美罗培南药敏纸片同受试菌株的孵育时间由 2 小时增加至 4 小时,可以提高对水解活性较弱、表达水平较低的碳青霉烯酶或需要二价阳离子才能发挥活性的金属内酰胺酶的检测。该方法也具有高度的特异性、良好的重复性,每次测试的成本不到 1 美元,与 MHT 的成本(每项测试 1 美元)相似,低于 Carba NP 测试的成本(每项测试 2~10 美元)。本研究所得的 D 方法 CUA 值为 6.14,CEA 值为 11.13,CUA 值和 CEA 值最小,MAUT 值最低为 1.63,体现了经济学评价中各种指标的优越性。因此,可推荐该检测法作为临床实验室一般情况下的常规检测方法。

E 方法:LAMP 法是一种较成熟的核酸等温扩增方法,操作简单,比 PCR 检测灵敏性高 10 倍,标本简单处理,它不需要 PCR 仪等高精度设备,且运行成本更低,检测时间更短,结果易判;它的阳性反应可由焦磷酸盐沉淀后混浊或嵌入染料而引起的颜色改变来识别。但是,LAMP 技术为提高扩增灵敏度和特异性,引物的设计较复杂且受到限制,多个引物的使用将增加引物之间的杂交概率,产生假阳性结果;另外 LAMP 灵敏度高,即使极少量的阳性产物污染也会对结果产生影响,这就对操作过程提出了较高的要求。因此尽管 LAMP 优点众多,但仍有一些限制因素阻碍其广泛应用。E 方法所得 CEA 值为 60.00,CUA 值为 80.00,MAUT 值为 12.65。

5 种方法中 B 方法灵敏性、特异性和简便性尚可,同时该试验大大缩短了 CPE 的检测时间,该试验方法相较 PCR 更为简便,且价格低廉,适合普通实验室常规开展。尤其在临床严重感染需要快速检测时均可作为临床实验室检测 CPE 较理想的常规方法。C 方法经济学价值尚可,虽兼顾 CUA 和 CEA,但其操作时间长需过夜培养,且要求特殊的实验设备,临床微生物实验室较难普及。因此,不推荐此方法作为常规检测方法。D 方法的 CEA 和 CUA 值和 MAUT 值均最小,其经济学价值最佳,操作简单、检测结果经济有效,因此可作为常规检测方法。

本研究发现,5 种检测方法的 CEA 值、CUA 值、MAUT 值从小到大排序均依次为 D、C、B、E、A。5 种检测方法学特性差异较大,CEA 值主要基于成本与效果 2 方面考虑,而 CUA 值不仅考虑了成本与效果,还考虑到了简便性和快速性,由于 CEA 只进行了简单比较,故其成本相近的方法间无法体现出明显差异,因此,CUA 相较于 CEA 能更全面地评价不同的检测方法。本书 CUA 与 MAUT 二者的分析方法均涉及了多个因素,且 2 种评价方法结果一致,证明 MAUT 在检验经济学评价中的可行性和准确性。因此在进行检验经济学决策分析中二者可联合使用,也可单独使用。

基于检验经济学评价结果,优化 CPE 检测方法选择法则(图 5-1),使得临床上最常见的碳青霉烯酶可以尽可能在短时间内被鉴定出来。

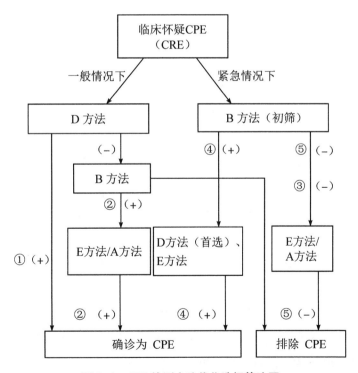

**图 5-1 CPE 检测方法优化选择算法图**

一般情况下:线路①:临床怀疑 CPE →D 方法(+)→确诊为 CPE;线路②:临床怀疑 CPE →D 方法(-)→B 方法(+)→E 方法/A 方法(+)→确诊为 CPE;线路③:临床怀疑

CPE →D 方法(-)→B 方法(-)→排除 CPE;紧急情况下选线路④:临床怀疑 CPE →B 方法初筛(+)→D 方法(首选)、E 方法(+)→确诊为 CPE;线路⑤:临床怀疑 CPE →B 方法初筛(-)→E 方法/A 方法(-)→排除 CPE。

本研究显示 C 方法的经济学评价仅次于 D 方法,但本方法至少需要 18 小时的细菌培养,耗时长,操作较为繁杂,需要的特殊仪器在一些普通实验室难以配备,对操作者也需要进行相应的预备训练。因此综合以上各种限制因素,我们认为此方法不纳入 CPE 检测的优化流程中。

综上所述,CPE 的检测需要不同方法互相补充,当临床出现 CRE 菌株怀疑其为 CPE 时,一般情况下可选用检测经济学价值最好的 D 方法进行检测,当出现阳性结果时即可确诊为 CPE;当出现阴性结果但临床怀疑假阴性时,可用 B 方法进行复筛,当检测结果为阳性且分子生物学检测方法均为阳性时,即可确诊为 CPE;若 B 方法和 D 方法均出现阴性结果时即可排除 CPE。在紧急情况下需要快速检测时,可使用经济学价值尚可且检测速度较快的 B 方法进行初筛,当 B 方法和 E 方法或 A 方法等分子生物学的方法均出现阴性结果时,可排除 CPE 的感染;当 B 方法存在初筛阳性结果时,可以使用 D 方法(首选),其次为 E 方法或者 A 方法等分子生物学方法进行确证实验,当出现阳性结果时即可确诊为 CPE。

# 参考文献

[1] 林沅锜,许军,钱力贤,等. 我国医保"点数法"的实践及思考[J].卫生软科学,2019,33(2):63-66.

[2] 鲁献忠,谭琳琳,许梦雅. 医疗服务项目成本核算方法探讨[J]. 卫生经济研究,2014,(12):51-53.

[3] 蔡晓滨,于文彬,王晓鸣,等. 检验科成本核算问题的探讨[J].中国卫生经济,1996(2):45.

[4] 刘则杨. 护理经济学概论[M]. 北京:中国科学技术出版社,2002.

[5] 黄文瑶,张道生,耿肇平,等. 通过三年资料实证医院检验科常规项目全成本[J]. 基层医学论坛,2006(15):726-727,729.

[6] 陈文捷,张圣华,吴晓蔓. 不同尿液沉渣检测方法的成本-效果分析[J]. 检验医学与临床, 2009,6(20):1697-1698,1700.

[7] 张婷菊,刘贵建. 降低公立医疗机构检验成本的对策分析[J]. 国际检验医学杂志,

2016,37(8):1160+1163.

[8] 何俐勇,樊龙中,欧晓灿,等.加强人员技术素质培养降低检验试剂成本核算[J].中华全科医学,2013,11(5):796-797.

[9] 王平,胡牧,崔涛.关于合理制定我国医疗检验项目价格的建议[J].中国医院,2003(11):48-49.

[10] 孙书雅.实验室诊断项目价格的区域比较研究[D].沈阳:中国医科大学,2018.

[11] 徐凌中,王舒宏,范文胜,等.疟疾病例检测的成本测量方法[J].中国初级卫生保健,1996(9):9-11.

[12] 杨海青,房树志,李冬雪,等.医院临床科室成本效益评价指标体系的研究[J].中国医院统计.2007(4):319-321.

[13] 谢懿,黄淑芬,曾娟.多重耐药菌主动筛查成本效益分析[J].热带医学杂志,2014,14(2):223-225.

[14] 栗文彬,闫永平,邵中军,等.急性病毒性肝炎最佳诊断策略的成本效益分析[J].第四军医大学学报,2001(22):2108-2111.

[15] 李健,金党琴.2007—2009年某医院检验科成本效益分析[J].现代医院管理,2011,9(2):31-33.

# 第六章

# 医学检验经济学的应用——管理篇

随着国家新医改政策的深入推进,公立医院改革也在进行中,作为医院的利润大户的检验科,在国家、医院改革中受到了比较大的影响,以前的粗放管理模式已经很不适应,必须进行精细化管理。

医学检验经济学的各种研究方法,成本分析、成本效益分析、绩效考核等在检验科管理方面可以应用,可以解决临床检验管理工作中的很多问题。

## 第一节 检验科成本管理

为了为医院及检验科进行科学管理和上级管理部门制定科学合理的医学检验服务收费价格体系提供科学依据,有必要对检验科常规项目的实际成本进行全面分析。

### 一、医院检验科常规项目成本核算分析

多年来对于医院检验服务常规项目成本的分析,缺少较全面的实证研究,仅有对个别项目的分析。深圳市第五人民医院的黄文瑶等人,应用作业成本法的原理,对某二级甲等医院检验科 3 年完整资料中所开展的全部 7 大类 16 个项目组 169 个检验项目的成本要素,按《医院财务制度》定义、分类及分摊的规定,进行实证分析:

①设备折旧按仪器设备的类型以 1~5 年的使用年限按月折旧,维修费用一次性计入当年折旧;②全科业务用房共 554 $m^2$,占全院业务用房的 2.377%,分摊全院管理用房 175.0 $m^2$。医院按房屋原造价以 20 年的使用年限以折旧率[23.52 元/($m^2$·月)]按月折旧;③劳务费:每个工作日的劳务费则从本年度医院为全体员工支付的总费用中求得。

该总费用包括基本工资、补助工资、加班工资、奖金、职工福利费、社会保障费、医疗保险费、养老保险费等;④业务费与后勤管理费:包括培训费、差旅费、水费、电费、电话费、洗涤费及物业管理费、交通费及交通车折旧费分摊、职工食堂费用分摊。

结果,该科的成本构成比是:耗材成本34.1%、设备折旧24.3%、劳务费30.0%、房屋折旧4.0%、业务费与后勤管理费7.6%;检验项目的每项次平均成本为7.17元;成本最低的2类检验项目是生化检验及定性免疫检验,其项次成本分别为3.18元和4.25元,最高的则为微生物检验和血库检验,项次成本分别为48.63元和35.21元;项次成本大于10倍于平均成本的有7项(7/169,4.1%),多为输血项目,5~10倍于平均成本的有28项(28/169,16.6%),2~5倍于全科平均成本的有22项(22/169,13.0%),其余112项(116/169,67.9%)处于全科平均成本附近;

这些结果表明,该检验科169个检验项目中,绝大部分项目成本处于全科平均成本附近,少数项目成本过高。不过,由于没有结合检验收费标准进行成本与效益分析,无法知道以上项目的经济性能。

以上结果还表明,耗材成本(试剂和其他耗材)占据总成本的最大份数。根据医疗机构和目前检验科的实际情况,应进行多方面的综合措施才能有效地控制试剂成本。

**1.相关制度建设**

首先要严格管理核算的各项制度,医院应成立专门的试剂管理部门,配备专业人员,建立符合试剂保管条件的专业库房,全面负责各使用部门的计划、采购、验收、保管、发放、调剂以及账务核算等工作;规范各个环节的工作流程,建立各项内部控制制度。

**2.降低采购成本**

(1)经济学验证

要对检验方法、项目进行经济学验证,要采集科学、可靠的成本、检验性能数据进行经济学验证,以优选出高性价比的检验方法、项目。

(2)集中招标采购

将试剂采购纳入集中招标采购的范围内,对于招标入围的试剂生产厂家及其供应商,要严格审核其资质和各种符合国家规定的证明材料,严格执行招标程序,杜绝招标过程中的各种违规现象,真正做到所采购的试剂质优价廉。实行集中招标采购,还可以最大限度地降低采购成本。

**3.教育培训**

加强人员培训和教育,再好的制度也要人来执行,所以要加强相关人员的培训教育工作,首先要将医院管理试剂的机构的人员专业化,现在有很多医院的试剂采购部门的人员不是专业的医疗从业人员,导致对很多试剂的试剂价值和采购必要性不是十分清楚,起不到监督、指导的作用,缺乏必要的监督审核必然会造成浪费。其次要对检验科室的检验人员加强技术培训和教育,技术培训应主要围绕"正确地应用替代试剂,节省试剂用量,减少标本重测"3个方面展开,其中要重点进行节省试剂用量的方法培训,一是科学设置试剂领用量参数,有很多仪器厂商预制的参数往往试剂量大,通过检索国外最新的文献会发现很多计量实际上是可以调小一些的;二是再次利用无效腔量试剂,当仪器显示检测量为"零"时,试剂瓶内仍剩余少量的试剂,大多数情况下这些试剂盒内的试剂只能被扔掉,在性能验证的基础上,将这些无效腔量试剂再次利用,将会减少试剂浪费,就会节省许多试剂经费。教育也是需要的,要在科室会议上说明降低试剂成本的重要性。

### 4. 定期检查、考核

要展开检验成本的抽查,对实际造成浪费的人员给予必要的警告直至经济处罚,使其在今后的工作中加强这方面的意识,真正将试剂成本考虑到实验操作中。

## 二、医院检验科全面成本核算

检验科是医疗机构主要利润来源科室之一,因而加强检验科经济学管理,理清其成本及其构成,尽量减少不合理成本,对于增加医疗机构利润具有重要意义。

检验科成本及其构成分析研究,涉及宏观检验科总体成本及其构成,但这方面的研究还比较少,1996年,蔡晓滨等人就检验科总体成本核算问题进行了初步探讨。

检验科宏观成本,包括人力成本、物质成本和其他无形的成本,人力成本包括人员工资、卫生机构代交的各种社会保险金、住房、培训以及其他福利折算而成的货币价格;物质成本包括检验房屋、仪器、设备、试剂盒及耗材等;其他无形的成本包括知识、信息等。详见第五章相关内容。

## 三、检验科的本量利分析

普通经济学分析方法中的本量利分析方法可应用于检验科管理,而且既可应用于单一检验技术的经济分析,又可应用于科室层面的经济分析。

### 1. 单一检验技术的本量利分析

中山大学附属第一医院的石冰采用本量利分析方法的盈亏平衡分析法和敏感度分析法对全自动血液分析仪设备进行综合效益分析,结果表明,该设备经济效益等级优秀,使用率等级高,盈亏平衡点为526检测例,单价和业务量敏感系数绝对值较大且大于1,设备总体效益评价优秀。

**2. 检验科全成本核算的本量利分析**

南方医科大学附属小榄医院的陈伟烽等人,应用本量利分析方法,对科室全成本核算结果进行了深入的分析,使科室对自身的管理现状、发展优势有了更深入、量化的了解。

举例:为了进一步量化分析检验科的收入、成本以及结余情况,对某医院检验科2015~2016 年的数据进行本量利分析。卫生材料费划分为变动成本,人员经费、固定资产折旧、无形资产摊销以及其他费用为固定成本。相关指标计算公式如下:

$$单位收入 = 收入/工作量$$

$$单位变动成本 = 卫生材料费/工作量$$

$$单位边际贡献 = 单位收入 - 单位变动成本$$

$$保本工作量 = 固定成本/单位边际贡献$$

$$结余 = 收入 - 成本合计$$

计算结果见表 6-1。

表 6-1 本量利分析表

| 成本项目 | 2016 年 | 2015 年 | 2015~2016 年变动率/% |
|---|---|---|---|
| 收入/万元 | 10 611.76 | 9 415.77 | 12.70 |
| 卫生材料费/万元 | 3 274.01 | 2 819.95 | 16.10 |
| 人员经费/万元 | 578.67 | 527.01 | 9.80 |
| 固定资产折旧/万元 | 105.27 | 111.65 | −5.72 |
| 无形资产摊销/万元 | 1.11 | 1.09 | 1.89 |
| 其他费用/万元 | 165.31 | 145.55 | 13.57 |
| 成本合计/万元 | 4 124.37 | 3 605.25 | 14.40 |
| 工作量/万 | 1 848.07 | 1 637.75 | 12.84 |
| 单位收入/元 | 5.74 | 5.75 | −0.12 |
| 单位变动成本/元 | 1.77 | 1.72 | 2.89 |
| 单位边际贡献/元 | 3.97 | 4.03 | −1.41 |
| 固定成本/万元 | 850.36 | 785.30 | 8.28 |
| 保本工作量/万 | 214.17 | 194.99 | 9.84 |
| 结余/万元 | 6 487.39 | 5 810.53 | 11.65 |

根据本量利分析结果,利用因素分析法进一步分析,结果表明,2016 年与 2015 年相比,结余增加 676.86 万元,其中由于单位收入下降导致结余下降 11.68 万元,单位变动成本的上升导致结余下降 81.47 万元,工作量增加导致结余上升 835.07 万元,固定成本上升导致结余下降 65.06 万元,而固定成本增长额当中,80%是人力成本上升引起的。

2016 年、2015 年的保本工作量分别为 214.17 万、194.99 万,即 2016 年与 2015 年相比,保本工作量增加了 9.84,其原因是 2016 年卫生材料费(16.10%)和人力成本大幅度(9.8%)增加,导致单位边际贡献下降(-1.41%);也说明,由于各种因素的变化,每年的保本工作量需要重新计算,只有这样,管理者才能不被"总收入的大幅度增加"所蒙蔽而盲目沾沾自喜。

## 第二节　检验科绩效管理

研究表明,20 世纪 80 年代以来,公立医院院科两级核算制度主要是以经济效益为导向,极大地推动了公立医院的建设与发展,成绩巨大;但其弊端也十分突出,主要是刺激公立医院逐利,促使医疗费用过快、不合理增长;医疗费用增长过快的根源,既不是药品加成制度的存在,也不是大型设备审批管理不严,而是医生收入与医疗费用的直接挂钩,挂钩的途径就是目前公立医院中普遍存在的按收减支计算的院科两级核算制度以及超额劳务奖金制度,该制度把医生收入和医院、科室的创收捆绑在一起,同时又不对医生收入进行约束,医生在无限追求个人收入的同时,带动了医院的长足发展,也必然畸形地推高医疗费用。这是医疗费用过快增长的核心原因。与之相比,药品和检查仅仅是其中所利用到的一些工具和手段。因此,要想真正合理、有效地控制我国医疗费用的过快增长,必须从医生的收入分配和激励机制入手,才能找到治本策略。为此,国家采取多种解决方法,分地域、分阶段推进以统一的计量单位的服务数量为导向、运用疾病诊断相关分类方法确定出科室的疑难系数等的综合性全方位院科两级核算制度及绩效考核制度等。

2015 年 4 月 23 日,国务院办公厅发布《关于全面推开县级公立医院综合改革的实施意见》(国办发〔2015〕33 号),文件要求在 2015 年 12 月底前建立科学的县级公立医院绩效考核制度和符合行业特点的人事薪酬制度。2015 年 5 月 6 日国务院办公厅发布《关于城市公立医院综合改革试点的指导意见》(国办发〔2015〕38 号),文件指出,城市公立医院综合改革是深化医药卫生体制改革的一项重要任务。2010 年国家联系试点城市公立医院改革启动以来,各试点城市积极探索,改革取得明显进展,积累了宝贵经验,奠定了拓展深化改革试点的基础。但是公立医院改革是一项长期艰巨复杂的系统工程,当前还存在一些比较突出的矛盾和问题,公立医院逐利机制有待破除,外部治理和内部管理水平有待提升,符合行业特点的人事薪酬制度有待健全,结构布局有待优化,合理的就医秩序还未形成,人民群众就医负担依然较重等,迫切需要通过体制机制改革逐步加以解决。根据党的十八大,十八届二中、三中、四中全会精神和《中共中央国务院关于深化医药卫生体制改革的意见》《国务院关于印发"十二五"期间深化医药卫生体制改革规划暨实施方案的通知》(国发〔2012〕11 号)要求,为加强对城市公立医院(地级市辖区及以上城市公立医院)综合改革试点的指导,2015 年进一步扩大城市公立医院综合改革试点。到2017 年,城市公立医院综合改革试点全面推开,现代医院管理制度初步建立。完善绩效工资制度,公立医院通过科学的绩效考核自主进行收入分配,做到多劳多得、优绩优酬,重点向临床一线、业务骨干、关键岗位以及支援基层和有突出贡献的人员倾斜,合理拉开收入差距。强化医务人员绩效考核。公立医院负责内部考核与奖惩,突出岗位工作量、服务质量、行为规范、技术能力、医德医风和患者满意度,将考核结果与医务人员的岗位聘用、职称晋升、个人薪酬挂钩。完善公立医院用药管理,严格控制高值医用耗材的不合理使用。严禁给医务人员设定创收指标,医务人员个人薪酬不得与医院的药品、耗材、大型医学检查等业务收入挂钩。

作为绩效管理的核心环节——绩效考核,国外医疗机构对其研究较国内多,如以绩效工资支付机制为基础的考核方法、以提高服务质量为标准的绩效考核体系等。医院绩效考核部门应以适应国家医改新政为宏观导向,融合医院战略目标,会同检验科,制定以调动员工积极性、提高服务质量和工作效率、提升团队整体素质、注重员工培养等为目标,以适合检验科且可操作性强为依据的、具有检验医学特色的检验科考核体系,该体系的构建,不仅要注重普遍性与特殊性的关系,还要把握科室壮大与医院战略发展之间的关系,更要权衡好经济效益和社会效益的关系。一些检验管理者分享了他们的工作成果,例如湖北省中西医结合医院检验科的杨楷和马杰、河北省承德县中医院的孙志强等人。

**1. 医院检验科基于平衡计分卡的因人因岗分级绩效考核体系**

湖北省中西医结合医院检验科的杨楷和马杰报告了该检验科绩效考核体系:

2004 年,在对医院检验科进行调研后提出了新的岗位薪酬管理方案,通过对岗位职责、权限的界定和表述,引入岗位薪酬绩效考核办法,形成目前以平衡计分卡为基础的绩效考核体系。依据平衡计分卡原理,突出在实践中的可操作性要求,结合医院战略目标,采用关键绩效指标法考核定量指标,从 360 度全视角考核中的 3 个维度(下级对上级、下级之间、上级对下级)来制定考核定性指标,指标的设计应突出重点、易于量化,主要针对

检验核心业务,使考核结果具有代表性:

一是定性指标因主观性较强,公平性偏弱,不易被接受,故应尽量给予较少权重。

二是特殊岗位应赋予一定的加分值,如在检验科三级管理体系(医疗管理、质量管理、安全管理)中,对身兼多职的员工可根据其不同的岗位职责给予一定的正激励加分。

三是对于难以量化的岗位绩效管理指标(如采血窗口),可对指标进行分级表述,尽量设立可以细化的指标,以等级评分来进行考核(如优秀、合格、基本合格、不合格)并给出分值。

四是对于岗位间的差异性矛盾,可通过引入岗位风险系数来解决,避免"平面"式的考核方法影响考核的科学性。

五是考核公正。为保证考核的客观公正,应做到:①保持实验室考核指标的一贯性、独立性。②基于个人、岗位的特点而进行的个人考核应在共性指标方面(如医疗核心业务指标的考核)力求刚性,而在其他指标如客户指标、学习与成长等指标方面可设立正激励机制,即考核加分项,这种不扣分但是加分的激励措施,有利于团队的积极竞争和考核的公正、公平。③岗位系数和职称系数:以岗位系数来体现岗位差异,职称系数的设置也可以较好地解决专业水平的个体化差异问题,也是考核公正性的体现方式之一。通过职称系数的引入,可以鼓励员工不断学习,形成不断超越的良好氛围,从而提升团队的整体素质。这种系数的设立标准以多少为宜,要看医院及科室员工个人的认可度。

在实验室考核维度中,原来将时间、质量、数量、成本作为考核维度,但在依据这几个考核维度设计关键绩效指标时,我们发现在一些体现团队服务配合、开拓创新、主动贡献等方面缺乏具体考核依据,原来基于目标管理的绩效考核方式过于强调结果,管理考核方式过于粗放。经过不断的摸索,我们以平衡计分卡的4个一级指标(4个维度)为基础,设计出关键绩效指标作为二级指标,在二级指标的基础上分解出可衡量的三级指标,以其分值占总分的比例体现指标的权重并采用德尔菲专家咨询法评价,通过综合归纳比较,最终形成评价体系。

在个人绩效考核方面,与原考核方式相比变化较大的是引入了所在实验室考核,即个人考核成绩为个人岗位绩效考核成绩和实验室考核成绩二者之和。另外,对个人的考核引入正激励(加分)和负激励(减分)机制。

检验科有多个实验室,不同的实验室功能不一样,承担的任务不一样,自然风险也不一样。在以定性和定量为主要架构的考核体系的基础上,引入不同实验室的岗位风险系数、贡献等评价,以全面考核实验室的绩效(见表6-2)。

表 6-2　各实验室绩效考核指标体系

| 一级指标 | 二级指标 | 三级指标 |
|---|---|---|
| 医疗核心业务<br>（50分） | 工作量<br>（20分） | 当月工作量（测试数、收入），同比（环比）增长率，成本率，变动成本率，当月计划完成率，临床宣传、沟通次数 |
| | 工作质量<br>（30分） | 分析前质量记录，每天的室内质量控制数据图及质量控制分析，相关工作记录及总结，室间质量评价结果的及时回报及反馈分析的完整性，急诊及危急处理，检验报告单质量，临床意见反馈时限，处理突发事件的响应时间，差错事故率，仪器设备维护保养记录，安全检查相关 记录，医院感染监测记录，工作环境，不良事件上报 |
| 客户指标<br>（10分） | 投诉 | 科内投诉及院内投诉（患者及临床） |
| | 表扬 | 口头及书面表扬（患者及临床） |
| | 满意度 | 接诊及时，临床满意度，患者满意度 |
| 内部管理<br>（20分） | 试验室认可与认证 | 实验室和单项检查的认可与认证 |
| | 过程质量管理 | 分析前、中、后的质量控制 |
| | 流程设计 | 流程优化或再造 |
| | 室内质量控制 | 室内质量控制覆盖率，室内及室间比对 |
| | 室间质量评价 | 参加部、省级质量评价成绩 |
| 学习与创新成长<br>（20分） | 教学 | 进修生、实习生带教，教材编写，科内及院内、外培训和技术推广，继续教育 |
| | 科研 | 设计、承担、参与科研课题 |
| | 创新 | 新技术、新业务的开展 |
| | 论文 | 著作，文章交流、发表 |

月度个人的绩效考核成绩为所在实验室考核（50%）和个人的岗位绩效考核（40%）及 360 度全视角考核（定性考核）（10%）成绩加权之和。个人岗位绩效考核指标体系见表 6-3。

表6-3　个人岗位绩效考核指标体系

| 一级指标 | 二级指标 | 三级指标 |
|---|---|---|
| 医疗核心业务（100分） | 工作量（50分） | 当月工作量（测试数、收入），临时加班的次数，临床咨询解释、疑难报告分析次数 |
| | 工作质量（50分） | 劳动纪律，按流程操作，工作主动性，服从安排，完成临时任务，参加集体活动的积极性，医容医貌，服务质量 |
| 客户指标（正、负激励） | 投诉 | 科内投诉及院内投诉（患者及临床） |
| | 表扬 | 口头及书面表扬（患者及临床） |
| 内部流程（正激励） | 流程优化 | 流程优化或再造 |
| | 团队建设 | 团队活动，合理化建议，团队协作 |
| 学习与创新（正激励） | 教学 | 进修生、实习生带教，教材编写，科内及院内、外培训和技术推广，继续教育 |
| | 科研 | 设计、承担、参与科研课题 |
| | 创新 | 新技术、新业务的开展 |
| | 论文 | 著作，文章交流、发表 |

绩效考核的人性化、个性化很重要，员工对考核的接受度和参与度决定了绩效考核的成败，因此，应重视考核过程的人文管理，注重因材施用与人才平等相结合，具体问题具体分析，点面结合，适当竞争，激发员工的主观能动性。

考核结果的运用对考核结果的运用，目前大多停留在晋升、解聘、临时雇用、绩效加薪等方面，当然这是绩效考核的普遍用途，但是建立绩效反馈机制，通过考核结果的公示、面谈、建立申诉渠道，将绩效考核结果应用于员工培训、职务调整、职业生涯规划更为重要。

## 二、基于分值量化的检验科考核绩效方案

新疆生产建设兵团第六师医院检验科李红梅等人，设计出一套对检验科各项活动分别赋予一定的分值的绩效考核方案，与以上方案相似，但又有新的特色。

### 1. 方法

科室全体工作人员，通过全岗位评定，包括职称、职位、出勤、值班、专家、体检、科研、论文、各项活动等通过多次测评分别赋予一定的分值，每月个人将自己的分值交给绩效分配者，双人核算，最后公示大家。绩效分配者由各组轮流计算。

**2. 赋分标准**

（1）首先按工作类别分组

目前检验科共有 18 人分六组，每组 3 人，除各组组长相对固定，其余工作人员 1 年轮转 1 次。绩效考核以分值计算且不能以收入多少进行绩效分配。

检验科室大型仪器较多，自动化程度较高，但是手工工作也是必不可少的。由于大型仪器操作人员相对固定（需有大型仪器上岗证），一部分工作不能形成轮转，手工操作烦琐，收入低，形成绩效的不合理性。

（2）工作时间分值

检验科室工作强度相对较集中在早晨。因此早晨分值 7 分，下午 3 分。如果各组满勤，每组每天应该是 24 分。如果组内缺人，组内自行调解，分值组内平分。需其他组协调，分值给协调者。

（3）职称分值

职称的高低体现技术含量，依据职称的高低制定一定的比例系数，对于年轻同志有竞争意识，加强学习，提高科室整体检验技术，有利于科室健康发展。高级职称系数为1.8，副高级为 1.6，中级为 1.4，初二级为 1.2，初一级为 1.0，初分科室半年后按 0.8 系数，0.2 加给带教组长。

（4）值班分值

检验科室承担着全院及 120 急救中心的急诊工作，因此分主班和副班。副班是小夜班，从下午接班开始至晚 12 点赋 7 分，主班大夜班从 23 点接班至第二天早交班赋 9 分，主班者第二天下午休息半天算出勤不赋分值。

（5）特殊节假日上班、值班分值

节假日法定的休息日上班早晨 10 分，值班副班 10 分，主班 12 分。周六、周日早晨 7分，值班副班 7 分，主班 9 分。值班副班、主班各补休一天算出勤不赋分值。

（6）根据全勤、职务分值

全勤的同志包括值班休息，各组长操心费各赋 15 分，奖励全勤，减少请假有利于科室正常工作。

（7）体检不赋分值，各组组员轮流做

科室共分六组，每组 3 人，每组 300 个体检标本，做完后交给其他组，必须有交接记录，每个标本按 1 元计算。

（8）科研、论文、通讯报道赋分

主持省级科研课题赋予 60 分，获一等奖 100 分，二等奖 80 分，三等奖 60 分。市级科研课题 50 分,获一等奖 80 分,二等奖 60 分,三等奖 40 分。专业论文,中华级综述第一作 40 分、第二作 30 分;个案报道第一作 30 分、第二作 25 分;国家级综述第一作 30 分、第二作 25 分;个案报道第一作 25 分、第二作 20 分。省级综述第一作 20 分,第二作 15 分;省级个案第一作 15 分、第二作 10 分。专业通讯报道省级一篇 30 分,市级一篇 20 分。院级一篇 10 分。

(9)积极参加各项活动赋分

参加市级活动 10 分,院级活动 8 分。参加院级板报 8 分。获奖奖金归个人所得。

(10)工作差错、满意度不达标扣分

制定惩罚制度,工作差错参照医院奖罚条例执行。除院罚外科室按正常分值的一半分值扣除;满意度不能达到 95 分扣 5 分,每减少 1 分在 5 分基础上加扣 1 分。

整套方案有奖、有罚,奖罚分明,减少差错事故的发生,保证检验质量。

按照公式:总分值=(白班+夜班)×职称系数+其他加分和扣分

最后绩效=总分值×每分折合的钱数

**3. 效果**

科室绩效方案经科委会讨论通过后,以组为单位计算每月每人的绩效。形成人人会计算,使科室绩效公开、透明,运行至今效果很好,无争论。科室满意度得到提高,各组工作有序进行,科室之间的沟通得到有效改善,个人积极撰写论文,能充分调动工作人员的积极性,保证科室健康有序地发展。

## 三、基于工作量的医院检验科绩效考核体系

要建立起基于工作量的医院检验科绩效考核体系,需要解决 2 个关键问题,即如何把不同性质工作量转换为统一单位的工作量? 如何根据工作量计算奖金? 首先要建立科学合理的工作量的确定方法,可通过引入相对值单位(relative value unit,RVU)及其价格、价值点数法等方法来解决这个问题。

### 1. 基于相对值单位的工作量基础的医院检验科绩效考核体系

河北省承德县中医院的孙志强等人,通过深入分析检验项目的 RUV、成本控制和患者满意度等指标,建立了一套以基于检验项目的 RUV 的岗位工作量、服务质量、服务效率、成本控制、医德医风和患者满意度等核心指标的综合考核体系,考核结果与检验人员薪酬挂钩,形成比较完善的绩效考核与薪酬分配方案,新方案与原方案相比,效果良好。

(1)遵循的有关文件

①原卫生部有关"全成本核算"的规定。②国家卫生计生委、国家中医药管理局印

发的《加强医疗卫生单位行风建设"九不准"》的各项规定。③河北省人民政府办公厅《关于印发河北省事业单位绩效工资实施意见的通知》文件中有关规定,把奖励性绩效工资部分用于搞活分配,按绩效考核结果发放。

(2)实施原则

①按工作量核算原则。绩效分配不与科室收入与支出挂钩,通过医院信息系统(HIS)提取科室和个人工作量,根据工作量核算绩效。②成本控制原则。绩效核算充分考虑科室实际成本支出情况,设立"百元医疗收入消耗卫生材料"重要考核指标,降低科室可控成本。

(3)具体方案

1)核算公式:检验科绩效金额=科室工作量×每相对值单位的价格×(综合目标管理绩效考核分数÷100)。

采取工作量为薪酬分配的基础。在每月统计科室工作量的具体操作中,要求全部项目需在医院 HIS 系统中能够反映,不但便于工作量统计,也便于得到科室的认可,这种方法符合医改方案总体要求,还避免了医务人员薪酬分配与医疗服务收入直接挂钩所导致的弊端。

2)核算步骤:

选择最合适的产出单位:将该产出单位用来计算科室工作量、衡量和评估科室的生产率。产出单位的衡量通常有2种基本方法:

第一种是宏观单位,宏观单位从产出角度出发,确定生产的结果(如检验次数);宏观单位不能精确地反映科室的产出。

第二种产出单位是微观单位,也称为 RUV。微观单位的含义更为丰富,因为微观系统可以建立一种方法,来衡量各种检验项目间的数量关系,从而可以在不同的检验项目之间建立定量的关系。

为检验项目确定 RVU 数值:医院本着"公平、公正、公开"的原则,组织院内外专家对检验项目进行评价,通过一系列时间与动作研究,从项目复杂性程度、劳动强度、工作时长、脑力付出和操作风险 5 个维度对目前科室开展的检验项目进行评定,通过层次分析法确定各评价因素的权重,根据专家评价结果测算出各个检验项目的 RVU 数值,存入电子表格,以每月从 HIS 系统导出的各个检验项目的数量来统计科室工作量,即为各个检验项目的数量与 RVU 数值的乘积之和。

每 RVU 的价格:该价格由财务部门根据 2012 年 7 月至 2015 年 6 月检验科 3 年的历史数据测算得出,经医院考核委员会研究确定。该价格随着社会平均薪酬、物价的变动而变动,并且还受到科室技术水平、接收病人疑难程度的影响。设置该价格的意义为:医务人员的薪酬可以随着社会平均薪酬水平进行调整。

综合目标管理绩效考核分数:为了对医院进行全面管理,提高医疗质量,控制成本支出,医院考核办公室服务质量、服务效率、成本控制、医德医风和患者满意度等核心指标对科室进行综合考核评分,同时对于内部流程优化、团队建设以及学习与创新等方面做出贡献的分别给予一定的正激励加分。采用综合目标管理的方式加以修正,进一步体现了医院管理的精细化与科学化。

(4)取得的成效

1)公益性得到落实:自2016年1月新的绩效考核和薪酬分配方案正式实施以来,科室服务质量和患者满意度持续提高,2016年门诊满意率98.2%、住院满意率97.1%,科室美誉度不断提升,社会影响力逐渐加强。

2)员工积极性、创造性得到提升:通过新的绩效考核和薪酬分配方案的实施,科室工作人员主动地不断学习新技术,并且应用到检验工作中,为临床诊疗提供更多、更好的检验服务。

3)员工成本意识和服务意识得到提升:通过新的绩效考核和薪酬分配方案实施,实行科室可控成本与员工薪酬直接相关后,员工成本意识有所提升;同时,科室工作人员以患者满意度为工作重点,服务态度好转,医患关系趋向融洽,提高了患者的满意度。

**2. 基于价值点数法的工作量基础的医院检验科绩效考核体系**

为了科学地计算医疗服务工作量,上海申康医院发展中心岑珏等人联合复旦大学引入了价值点数法。

(1)价值点数法的基本思想

应用价值点数法可以解决工作量换算、工作量与薪酬关系这2个问题:①通过医院临床科室全成本核算,计算基准年度里某科室分别从门急诊服务、住院服务和手术服务获得的奖金,再除以该科室的门急诊服务人次、住院服务人次和手术服务人次,从而得到该科室每门急诊服务人次的奖金、每住院服务人次的奖金和每手术服务人次的奖金。此时的每门急诊、住院、手术服务人次奖金的计量单位为元。②把每门急诊、住院、手术服务人次奖金的计量单位由元更改为点,从而设定基准年每门急诊、住院、手术服务人次的价值点数。③将基准年每门急诊、住院、手术服务人次的价值点数分别乘以该科室目标年份完成的门急诊、住院和手术服务人次,并加总,则可获得该科室目标年份的总价值点数。④价值点是有价格的,称之为点价格。该价格随着社会平均薪酬、物价的变动而变动,并且还受到科室技术水平、接收病人疑难程度的影响。但是该价格与医生开药多少、开出检查单多少无关。科室在目标年份的奖金总额等于总价值点数乘以点价格。价值点数法的计算公式是：

科室目标年份奖金＝每工作量价值点数×目标年度工作量×点价格

（2）价值点数法特点

价值点数法有4个特点：

1）设定了每单位工作量价值点数，解决了不同性质工作量之间的衡量和转换问题，使得不同科室的工作量能够相互比较。

2）每单位工作量价值点数固定不变，各科室目标年度的奖金只与工作量和点价格两个变量有关。其结果是鼓励医务人员服务更多的病人，既保持了医务人员的服务效率，也体现了按劳分配的思想。

3）点价格与社会平均薪酬变化、物价变化、科室水平变化有关，与科室创收无关，使得科室奖金与科室收支结余脱钩，遏制了医务人员的逐利动机，并且鼓励科室开展高技术含量、高风险的疑难手术项目和医疗操作。

4）操作简便，经济可行。

（3）价值点数法的原理和计算步骤

核算步骤包含静态核算和动态核算，

1）静态核算（第一步至第五步）：

第一步：在基准年度针对所有科室进行成本核算，计算出每一门急诊、住院床日、手术收入中的收益部分A（可用于医务人员分配的部分），计算公式为：

A＝收入−检查成本−药品成本−材料支出−公用支出。

第二步：由确定的门诊、住院、手术收支结余数额可以得出用于门诊、住院、手术的收支结余比例B。

第三步：根据门诊、住院、手术的收支结余比例，确定基准年度用于门诊、住院、手术的奖金分配比例C。

第四步：基准年度门诊、住院、手术的奖金分配比例和确定的奖金分配总额，可以确定基准年度的门诊、住院、手术各部分的奖金值D。

第五步：获得基准年度用于门诊、住院、手术各部分的奖金值D与基准年度的门诊、住院、手术工作量E，计算出每工作量价值点数F。由此也可以得出单位门急诊、住院床日和手术三者之间的工作量价值换算标准。

对于各科室的成本核算工作，可由各科室自行开展，确定适合本科室专科特色和实际情况的每工作量价值点数。为便于科室之间开展比较分析，也可采用整个医院的数据进行成本核算,确定全院范围普遍使用的每工作量价值点数。

2)动态核算(第六步、第七步):

第六步:根据每工作量价值点数 F 与目标年度的工作量 G 乘积得出科室目标年度工作量价值点数 H。

第七步:根据目标年度工作量价值点数 H 与点价格的乘积 I,得出科室目标年度可分配到的工作量薪酬数额 J。

3)计算科室目标年奖金时的 2 个变量:①每单位工作量价值点数:每单位工作量价值点数反映的是医务人员每完成一个工作量(门诊或手术等)所获得的劳务奖金的报酬,它体现了医务人员的劳务价值。公式表示即为:每工作量价值点数 = 基准年度门诊、住院、手术奖金值/基准年度门诊、住院、手术工作量。②点价格(每价值点数薪酬数)设置点价格的意义为:医务人员的薪酬可以随着社会平均薪酬水平进行调整。在价值点数法的核算方法下,点价格为1,即每1个价值积点为1元,当社会平均薪酬增长或发生通货膨胀的情况时,考虑到医务人员的薪酬的持续增长和可支付水平,可以对点价格进行调整;如果科室疑难病人比例上升、引入了临床新技术新方法或者医生层次有所上升,则可在各部门会商的基础上适当提高点价格。

# 第三节  检验科成本效益分析

随着国家《临床实验室管理办法》的实施,新形势下医院检验科的建设和管理显得越来越重要,尤其是要进行科室的成本效益分析,以明确科室未来发展方向和奋斗目标及其相应措施。

从经济管理角度的检验科成本效益分析,可以分为 3 个层面:

1)检验科科室层面的成本效益分析:既可以全面综合分析以明确科室各项成本及其比重、收入及利润主要来源,进而规划检验科未来发展方向和奋斗目标及其相应措施,还可以分析大型检验设备的经济性能。

2)专业组层面的成本效益分析。

3)单台检验设备的成本效益分析。

## 一、基于旧的财务法规医院检验科科室层面的成本效益分析

李健等人依据旧的财务法规,对某三级甲等医院检验科,从其仪器设备固定资产、业务收入、业务支出、支出/收入比率、仪器设备折旧费、人员费、总成本、总成本/业务收入

比率、纯收入、工作量等指标对其进行了科室层面的成本与效益分析。

### 1. 基本情况

某院为三级甲等医院,检验科现有 51 名专业技术人员,博士 2 名,硕士 4 名;高级职称 5 人,中级职称以上人员占 60%。共有 7 个临床专业室:微生物实验室、生物化学实验室、免疫学实验室、临床检验室、急诊检验室、中心实验室和质量控制室。检验科拥有奥林巴斯 AU2700 全自动生化仪、日立 7170A 型全自动生化分析仪、强生 950 和强生 350 全自动干化学分析仪等一大批现代化的大型检验设备。检验科医院信息化、网络化管理系统,检验科所有分析仪器与计算机联网,检验结果实时向临床传送。

### 2. 资料来源与方法

2007 年至 2009 年全科的业务收入包括门诊收入、住院收入 2 部分;数据来自门诊、住院的收费系统。

业务支出包括试剂、办公用品、消毒物资、水电维修材料、水电费、卫生材料及其他消耗品等,剔除了房屋、家具折旧、取暖等数据不完整项目,其数据来自经济核算办。

人员费用包括工资、各项津贴、福利奖金等,其数据来自经济核算办、财务处及本科室。

仪器设备的固定资产从科室的账目中以每年年底的实际资产计算,仪器设备的折旧费用从购进正式启用起 5~8 年折旧,其数据来自经济核算办。

### 3. 结果与分析

2007~2009 年检验科成本与效益情况详见表 6-4。

表 6-4　2007~2009 年成本效益变化情况　　　　　　　　单元:万元

| 年份<br>项目 | 2007 年 | 2008 年 | 2009 年 |
|---|---|---|---|
| 仪器固定资产 | 1039.0l | 1302.68 | 1386.64 |
| 业务收入 | 2558.08 | 3524.42 | 4438.52 |
| 业务支出 | 778.77 | 954.5l | 1568.36 |
| 支出/收入 | 30.44 | 27.07 | 35.33 |
| 设备折旧费 | 151.0r7 | 232.75 | 241.32 |
| 人员费用 | 129.26 | 142.52 | 158.14 |
| 总成本 | 1517.51 | 2194.65 | 2470.70 |

续表

| 项目 \ 年份 | 2007 年 | 2008 年 | 2009 年 |
|---|---|---|---|
| 总成本/收入/% | 59.32 | 62.27 | 55.66 |
| 纯收入 | 1040.57 | 1329.77 | 1967.82 |

2007~2009 年检验科业务收入情况:2007 年至 2009 年业务收入逐年增加,2008 年较 2007 年业务收入增加了 966.34 万元,增长了 37.7%;2009 年较 2008 年业务收入增加了 914.10 万元,增长了 25.9%(见表 6-5)。

2008 年、2009 年业务收入较 2007 年增加,主要因素为:

门诊、住院病人总数的增加,导致常规检查项目频次提高;

新设备的投入,使得检查项目增加,检验速度加快,如 2008 年由于全自动尿液分析仪的投入使用,使得收入大幅增长。

表 6-5  2007~2009 年业务收入明细统计                  单位:万元

| 项目 \ 年份 | 2007 年 | 2008 年 | 环比增长/% | 2009 年 | 环比增长/% |
|---|---|---|---|---|---|
| 门诊收入 | 8974503 | 10781954 | 20.10 | 12295374 | 14.00 |
| 住院收入 | 16606314 | 24462293 | 47.30 | 31774353 | 29.90 |
| 总收入 | 25580816 | 35244284 | 37.80 | 44069727 | 25.00 |

2007~2009 年检验科业务支出情况:2007 年至 2009 年业务支出逐年增加,2008 年较 2007 年业务支出增加了 175.74 万元,2009 年较 2008 年业务支出增加了 613.85 万元(见表 6-6)。

由表 6-6 可知,2008 年较 2007 年办公用品增加 4.1 万元,增长 241.18%,主要是由于硒鼓等办公耗材的领用增加使得办公用品费用增加。2009 年较 2008 年办公用品增加 3.6 万元,增长 62.07%,主要是由于彩条打印纸及硒鼓领用增加。2009 年较 2008 年卫生材料增加 89.2 万元,增长 145.75%,主要是由于新领心梗测试板 86 万元所致。2008 年较 2007 年化学试剂领用项目减少了 155 项,降低了 27.2%,领用金额增加了 130.96 万元,增长 20.75%。2009 年较 2008 年化学试剂领用项目减少了 74 项,降低了 17.8%,领用增加了 381.09 万元,增长 50%。原因为:①很多检查项目频次在增加,使得化学试剂领用增多,说明检验工作量在提高;②一些成本较高,综合效益较低的项目在逐渐减少。

表 6-6　2007 年至 2009 年业务支出明细分类对比　　　　单位:万元

| 年份<br>项目 | 2007 年 | 2008 年 | 环比增长/% | 2009 年 | 环比增长/% |
|---|---|---|---|---|---|
| 办公用品 | 1.7 | 5.8 | 241.18 | 9.4 | 62.07 |
| 电费 | 18.76 | 20.38 | 8.64 | 20.45 | 0.30 |
| 维修材料 | 6.4 | 1.9 | −70.31 | 0.3 | −84.21 |
| 器械维修 | 53.96 | 81.82 | 51.63 | 88.58 | 8.26 |
| 卫生材料 | 30.8 | 61.2 | 98.70 | 150.4 | 145.75 |
| 房屋占用费 | 63.7 | 64.1 | 0.62 | 64.2 | 0.15 |
| 专修材料 | 11.3 | 8.7 | −23.00 | 11.3 | 29.88 |
| 化学试剂 | 631.17 | 762.13 | 20.75 | 1143.22 | 50.00 |

**4. 结论**

以上研究表明:

引进新设备,既可提高检验准确率,加快检验速度,又能开展临床所需要的新项目,使得科室工作量和效率提高,业务收入也逐年递增;所以科室应该及时跟进检验技术新动态,分析新技术、新项目的成本及收益,对市场前景好、综合评价较高的设备加大购置力度。

加强内部成本核算,严格控制各项支出,提高经济效益。2008 年临检中心业务支出较 2007 年增加 175.74 万元,2009 年业务支出较 2008 年增加了 613.85 万元,主要是卫生材料、器械维修和化学试剂所占比例较多,特别是卫生材料,2009 年比 2008 年多领用 89.2 万元,化学试剂 2009 年比 2008 年多领用 381.09 万元;建议科室制定各检验项目所需试剂、耗材的工作标准,在申购耗材时精打细算,根据工作量情况及不同试剂的有效期认真做好计划,做到物尽其用。选择试剂时,在保证质量的前提下,尽量使用价格便宜的国产试剂,降低成本。

加强仪器设备的维护保养工作:2008 年较 2007 年器械维修费用增加 27.86 万元,专修材料费用减少了 2.6 万元;2009 年较 2008 年器械维修费用增加 6.76 万元,专修材料费用增加了 2.6 万元;主要是由于 2008 年设备投入较多,使得维修费增多。做好仪器设备的日常维护保养,可以减少仪器设备的维修和专修材料费用,降低成本支出。建议配备一两名兼职仪器维护人员,负责各种设备的保养工作,保证仪器设备的正常运转。

## 二、新《医院财务制度》的成本效益分析原理

在2010年新颁布的《医院财务制度》之中,专门的一章对医院成本效益分析法进行了阐述,其主要内容如下:医院成本效益分析法就是指医院经济管理部门首先对成本进行核算和分析,再制定一套相对应的控制成本的方案,最终能降低医疗成本。成本效益分析法的目标即是全面、真实、准确地反馈出医院的成本状况,不断强化经济管理人员控制成本的意识,使医疗的成本大大降低,从而提升医院的效益。成本核算还必须遵从合法性、一致性、可靠性、权责发生制、收支配比、相关性、按实际成本计价、分期核算等原则。

医院成本效益分析法即是医院把在全部的经济活动中存在的不同的耗费按照核算的对象来归集和分配,最终通过计算得出总成本和单位成本,主要包括成本预测、成本计算、成本计划、成本控制、考核和决策等具体的内容,成本效益分析法就是通过对这些内容的反映来体现出医院经营管理过程中所产生的各项费用。

按照不同的核算对象,可以把成本核算划分为病种的成本核算、床日和诊次的成本核算、科室的成本核算、医疗服务项目的成本核算。成本核算通常应把床日和诊次、科室作为核算的对象,三级医院以及医疗条件较好的医院还必须把病种、医疗服务项目等作为核算的对象。

新《医院财务制度》对不同成本效益分析对象提出了明确的分类及其不同的核算方法,还包括了成本的轨迹和分配等内容,而且对不应计入成本核算之处划分开外,对具体的业务类型也起到了规范化的作用,有效地增强了医院成本的管理控制,在具体的核算方法和核算对象上都有了重大突破。

在分析成本效益时,实行了医疗全成本核算的一些公立医院,必须将经济项目的补贴支出而引起的固定资产折旧和无形资产摊销纳入成本效益分析的范畴中。

检验科行政管理的目的之一是建立一套行之有效的管理办法,完善各项规章制度,为提高检验质量、控制检验成本做出保证。因此,医院检验科的管理必须适应市场的需求,及时更新观念,加强科室成本效益分析,在控制检验不必要的成本的基础上,提高科室运行的经济效率,促进科室的可持续发展,才能使检验科发挥应有的作用。

医学检验经济学的成本效益分析,在检验科管理层面,就是医院检验科的成本效益分析,其与具体的检验技术的成本效益分析有较大差异。

## 三、卫生事业改革背景下医院检验科成本效益分析

随着我国医疗卫生体制改革的不断深化,至2015年年底所有城市和县级公立医院

实行药品、耗材零差率及医技、检验收费标准降价。在此形势下,医院管理的重点也开始转向成本控制,通过成本核算和分析提高医院的成本控制能力,进而提升医院的内部管理水平。以某医院检验科从2009年至2013年成本效益分析的相关数据入手,经分析总结出合理运用成本效益分析法的有效策略。

**1. 成本效益分析法的概述**

(1)基本概念

主要通过对项目的投入成本和整体效益进行对比分析,对相关项目的实施价值进行科学评估,进而为医院在相关项目投入时做出正确决策提供科学依据。通常情况下,医院通过成本效益分析法进行成本核算和控制,能使其在运营过程中以最小的成本获得最大的社会效益和经济效益。

(2)具体实施步骤

第一步明确项目成本;第二步确定项目的额外收益;第三步确认在项目实施过程中可以节约的成本费用;第四步编制预期投入成本与收入效益的对比表;最后一步是评估和量化项目的成本与收益。

**2. 某医院检验科成本效益分析**

某医院检验科在2009~2013年的成本与收益数据来源于该医院的成本管理系统和财务系统,所得结果见表6-7至表6-9。

表6-7　检验科2009~2013年成本与效益分析情况表　　单位:万元

| 年份 | 业务收入 | | | 试剂、试管支出 | 支出/收入/% | 设备折旧费 | 房屋折旧费 | 人员经费 | 其他费用 | 总支出 | 总成本/收入/% |
| --- | --- | --- | --- | --- | --- | --- | --- | --- | --- | --- | --- |
| | 门诊 | 住院 | 小计 | | | | | | | | |
| 2009 | 2480.25 | 2404.86 | 4885.11 | 2181.44 | 44.65 | 119.36 | 103.97 | 214.91 | 46.15 | 2665.83 | 54.57 |
| 2010 | 2525.21 | 2790.75 | 5315.96 | 2259.39 | 42.50 | 125.83 | 153.17 | 218.10 | 58.53 | 2815.02 | 52.95 |
| 2011 | 2918.72 | 3319.91 | 6238.63 | 2671.56 | 42.82 | 129.73 | 250.55 | 252.30 | 65.55 | 3369.69 | 54.02 |
| 2012 | 3306.85 | 4574.68 | 7881.53 | 3802.82 | 48.25 | 131.18 | 395.95 | 307.51 | 81.49 | 4718.95 | 59.87 |
| 2013 | 4183.48 | 6517.48 | 10700.96 | 5228.76 | 48.85 | 258.46 | 400.73 | 463.37 | 82.96 | 6434.28 | 60.13 |

表6-8　2009~2013年检验科业务收入情况表　　单位:万元

| 年份 | 业务收入 | 同比增长/% | 总支出 | 同比增长/% | 试剂支出 | 同比增长/% |
| --- | --- | --- | --- | --- | --- | --- |
| 2009 | 4885.11 | — | 2665.83 | — | 2181.44 | — |

续表

| 年份 | 业务收入 | 同比增长/% | 总支出 | 同比增长/% | 试剂支出 | 同比增长/% |
|------|----------|------------|--------|------------|----------|------------|
| 2010 | 5315.96 | 8.82 | 2815.02 | 5.59 | 2259.39 | 3.58 |
| 2011 | 6238.63 | 17.36 | 3369.69 | 19.69 | 2671.56 | 18.26 |
| 2012 | 7881.53 | 26.33 | 4718.95 | 40.04 | 3802.82 | 42.34 |
| 2013 | 10700.96 | 35.77 | 6434.28 | 36.34 | 5228.76 | 34.51 |

由表6-7、表6-8可知:①该医院的检验科从2009年至2013年业务收入逐年增加。其中,2010年至2013年增长幅度分别为8.82%、17.36%、26.33%、35.77%。究其原因主要有:门诊就诊人数、住院病人数逐年增加,导致常规检查项目频次提高;引进新设备,为科室发展注入活力,增加了有效收入;新院区的投入和扩大,使得检查人数和检查项目增加,业务收入大幅增长。②2009年至2013年各项业务支出逐年增加,其中试剂、试管支出占支出比例最大,其次是固定资产折旧、人力成本,而其他支出如办公用品、水电费、物业管理费等占业务支出比例较小。2010年至2013年增长幅度分别为5.59%、19.69%、40.04%、36.34%。从支出结构看,原因是业务量不断增加,所需试剂、试管材料的耗用量增加。此外,随着新院区的投入,新增检验设备和房屋占用面积,以及检验科人员的引进,同时增加固定资产折旧,也增加了人力成本。

表6-9 检验科2009~2013年业务收入与工作量情况统计表

| 年份<br>项目 | 业务收入<br>/万元 | 同比增长<br>/% | 工作量<br>/万项次 | 同比增长<br>/% | 每项次业务收入<br>/元 |
|------|----------|------------|------------|------------|------------|
| 2009 | 4885.11 | — | 75.08 | — | 65.07 |
| 2010 | 5315.96 | 8.82 | 93.53 | 24.57 | 56.84 |
| 2011 | 6238.63 | 17.36 | 106.55 | 13.92 | 58.55 |
| 2012 | 7881.53 | 26.33 | 134.63 | 26.35 | 58.54 |
| 2013 | 10700.96 | 35.77 | 183.44 | 36.25 | 58.33 |

由表6-9可知,从2009年至2013年检验科的每项次业务收入总体上呈增长趋势。由于新院区投入使用,引进了全新的检验设备和检验项目,致业务工作量较大提升,进而使得业务收入大幅增长。

### 四、医学检验科经济管理的盈亏临界点分析

医学检验科经济管理的盈亏临界点分析,实际上是 CBA 的本量利分析的一个部分,同样可从 3 个层面进行相关分析:①单一检验技术:单一检验技术条件下,主要是确定保本/保利点以预测该技术的经济学可行性以及该技术应用后的经济学效益分析;②多种检验技术:采用加权平均法,计算多种检验技术保本额和保利额;③检验科科室层面全成本核算、效益分析、绩效考核分析。

#### 1. 单一检验技术盈亏临界点分析

中国医学科学院北京协和医学院肿瘤医院侯乐会计师,在投资决策阶段,采用盈亏临界点预测该医院检验科采用凝血检测流水线的经济学可行性,分析如下:

目前年检查患者 10000 人次,每人次收费 255 元;

单位变动成本 76.5 元/人次,固定成本 202 万元;

单位边际贡献=单价−单位变动成本=255−76.5=178.5(元/人次);

单位边际贡献率=单位边际贡献÷单价×100%=178.5÷255×100%=70%;

保本量=固定成本÷单位边际贡献=2020000÷178.5≈11317(人次)。

即医院检验科凝血检查项目检查人次达到 11317 人次或收入达到 2885835 元时,才能不盈不亏,医院目前检查人次未达到保本点,表明该设备的购置不能达到医院预期的成本效益要求,不建议购置。

上海市奉贤区血站刘宇宁和蔡菊英,以成本效益分析法的盈亏临界点分析确定在区域无偿献血者中是否开展金标法梅毒抗体筛检(金标法阳性检测率与盈亏临界点比值大于 1,则宜于在无偿献血者中开展金标法梅毒抗体筛检,可以节约成本,比值越大,效益越高;效益比值小于 1,则会增加成本,不宜于在无偿献血者中开展金标法梅毒抗体筛检);结果显示,金标法阳性检测率为 1.1%,盈亏临界点为 0.55%,效益比值等于 2;该结果表明,在无偿献血者中开展金标法梅毒抗体筛检,具有较高的经济价值,不仅避免了不宜献血人群的血液资源的浪费,而且节约了成本。

#### 2. 检验科多台设备的本量利分析

山西省儿童医院的范晓霞通过分析该医院检验中心临床部 10 台大型检验设备经济运行情况,发现有 3 台设备未达到保本点,分别是全自动血细胞分析流水线及阅片机、尿沉渣定量工作站、化学发光分析仪,属于亏损状态,其中化学发光分析仪与保本点差距较大。有 7 台设备达到保本点,但每台设备的安全边际收入、效益差距却较大。其生化分析仪、凝血分析仪和免疫分析仪的保本量分析见表 6-10。

表 6-10　生化分析仪、凝血分析仪和免疫分析仪的保本量分析结果

| 设备名称 | 单位收入/元 | 单位变动成本/元 | 固定成本/万元 | 保本工作量/T | 实际工作量/T | 效益/万元 |
|---|---|---|---|---|---|---|
| 全自动生化分析仪 | 226 | 74 | 10 | 604 | 4372 | 58 |
| 全自动凝血分析仪 | 156 | 47 | 7 | 608 | 3487 | 32 |
| 全自动免疫分析仪 | 36 | 33 | 15 | 25950 | 15400 | -10 |

表 6-10 说明,通过单台设备的本量利分析,可以看出检验科 3 台大型检验设备中,有 1 台设备,即免疫分析仪,未达到保本点,与保本点差距较大,属于亏损状态;有 2 台设备达到保本点,经济效益不错,但每台设备的效益差距却较大。

**3. 检验科科室层面全成本核算、效益分析、绩效考核分析**

江苏省苏北人民医院的李健等人对某三级甲等医院检验科进行了科室层面的科室角度盈亏平衡点分析,发现:

该检验科 2009 年检验科业务收入的盈亏平衡点为 1065 万元,科室收入超过该值以后增加的收入,才是医院利润。

具体如下:

盈亏平衡点:指全部收入等于全部成本时(收入线与总成本线的交点)的产量。

盈亏平衡点=固定成本/(1-变动成本/收入)。

固定成本:人员费用、房屋占用费、设备折旧、设备维修、家具折旧、家具维修等。

变动成本:化学试剂、卫生材料、专修材料、办公用品等。

该医院检验科 2007~2009 年检验科成本与效益情况详见表 6-11。

2009 年盈亏平衡点=621.8/(1-1848.2/4438.52)=1065(万元)。

表 6-11　2007~2009 年成本效益变化情况　　　　　　　　　　单位:万元

| 年份<br>项目 | 2007 年 | 2008 年 | 2009 年 |
|---|---|---|---|
| 仪器固定资产 | 1039.01 | 1302.68 | 1386.64 |
| 业务收入 | 2558.08 | 3524.42 | 4438.52 |
| 业务支出 | 778.77 | 954.5l | 1568.36 |
| 支出/收入 | 30.44 | 27.07 | 35.33 |
| 设备折旧费 | 151.0r7 | 232.75 | 241.32 |

续表

| 项目＼年份 | 2007 年 | 2008 年 | 2009 年 |
|---|---|---|---|
| 人员费用 | 129.26 | 142.52 | 158.14 |
| 总成本 | 1517.51 | 2194.65 | 2470.70 |
| 总成本/收入(%) | 59.32 | 62.27 | 55.66 |
| 纯收入 | 1040.57 | 1329.77 | 1967.82 |

# 参考文献

[1] 黄文瑶,张道生,耿肇平,等. 通过三年资料实证医院检验科常规项目全成本[J]. 基层医学论坛,2006(15):726-727,729.

[2] 陈伟烽,钟燕珊. 新医改背景下公立医院科室的战略与财务分析——以 A 医院检验科为例[J]. 会计之友,2017(13):69-72.

[3] 石冰. 全自动血液分析仪设备综合效益评价分析[J]. 现代医院,2015,15(2):124-126,129.

[4] 张婷菊,刘贵建. 降低公立医疗机构检验成本的对策分析[J]. 国际检验医学杂志,2016,37(8):1160,1163.

[5] 罗力,金超,岑珏,等. 我国公立医院院科两级核算制度的历史与现状分析[J]. 中国医院管理,2014,34(8):1-4.

[6] 杨楷,马杰. 医院检验科绩效考核体系的构建与评价[J]. 检验医学,2017,32(9):828-830.

[7] 李红梅,马仁焕,侯鸿鹏. 量化考核绩效方案在基层检验科运行实践[J]. 新疆医学,2015,45(3):401,407.

[8] 孙志强,李久民,宋秀梅,等. 新医改形势下县级医院检验科绩效考核与薪酬分配的研究[J]. 财会学习,2017(19):22.

[9] 岑珏,李磊,金超,等. 医院工作量换算和奖金计算问题的方法:价值点数法[J]. 中国医院管理,2014,34(8):8-9.

[10] 明莉. 成本效益分析法在公立医院经济管理中的应用[J]. 经济师,2013(10):108-109.

［11］李健,金党琴. 2007—2009 年某医院检验科成本效益分析［J］. 现代医院管理, 2011,9(2):31-33.

［12］苏玉芬. 卫生事业改革背景下医院成本效益分析［J］. 管理观察,2015(15):181 -182.

［13］侯乐. 成本效益分析在大型医疗设备管理中的应用［J］. 中国医学装备,2018,15 (2):104-107.

［14］刘宇宁,蔡菊英. 无偿献血者 TP-金标法筛检梅毒抗体的成本效益评价［C］. 中国 输血协会第四届输血大会论文集,2006.

［15］范晓霞. 本量利方法在医院设备单机效益分析中的应用［J］. 经济师,2018(10): 234-235.

第七章

# 医学检验经济学的应用——技术篇

医学检验经济学的各种研究方法,如成本效果分析、成本效益分析、成本效用分析等在临床细菌检验、临床免疫检验、分子生物学检验、检验科管理等方面均可以应用,可以解决许多临床检验工作中关于项目、方法选择的问题。

## 第一节 临床细菌检验的经济学评价

医学检验经济学的各种研究方法在临床细菌检验中,进行了一系列应用研究。

### 一、MRSA 4 种检测方法的经济学评价

耐甲氧西林金黄色葡萄球菌(methicillin-resistant staphylococcus aureus,MRSA)的 2 种主要类型是表达 mecA 基因而产生 PBP2a′或者产 beta-内酰胺酶的金黄色葡萄球菌(staphylococcus aureus,SA),大部分 MRSA 菌株除了对 B-内酰胺类抗生素耐药外,同时携带了其他耐药基因,对许多临床常用的抗菌药物耐药,表现出多重耐药,导致其感染的治疗困难,病死率高,是目前临床治疗的一大难题;因此,寻找准确、简便、快速且经济实用的具有最佳检测性价比的方法对有效控制 MRSA 感染及其散播并减少抗生素的滥用具有重要意义。

许多国内外学者对 MRSA 的检测方法进行了大量研究,其中包括荧光 PCR 检测 mecA 基因(A 法)、头孢西丁纸片扩散法(B 法)、琼脂稀释法检测苯唑西林最小抑菌浓度(C 法)以及 MRSA 乳胶凝集法检测 PBP2a(D 法)等,每种方法都各有其优缺点,临床微生物学实验室难以选择,且尚未有从经济学方面对检测 MRSA 的方法进行分析评价的研

究,我们借鉴药物经济学成本-效果分析(CEA)和成本-实用价值分析(CUA)的原理,对这 4 种 MRSA 检测方法进行检测方法的成本、灵敏度、特异度,简便性及快速性的比较,以得出具有最佳检测性价比的检测方法。

### 1. 资料与方法

(1)4 种方法指标的确定

1)4 种方法成本的确定:本研究只研究这 4 种检测方法的经济学指标,且 4 种检测方法均需要培养出 MRSA 纯菌,故培养出 MRSA 纯菌前的各种成本与本研究无关,本研究只需获取各个检测方法的检测试剂成本并进行比较即可,检测方法的试剂成本为各个厂家所报价而取得的均价,A、B、C、D 法的厂家报价分别为 15 元、2.5 元、15 元(C 法进行单个浓度的测试成本为 1.5 元,通常需进行 10 个浓度的测试)以及 10 元。

2)各种方法灵敏度与特异度的确定:A、B、C、D 4 种检测方法的灵敏度、特异度的相关数值来自 2007~2014 年间各期刊中研究设计相同或相似且具有相同目的又相互独立的多个研究结果。由于有关这 4 种方法的灵敏度与特异度的文献报道较多,为了减少由单一文献的单一数据资料导致的误差,本书中每个方法的特异度与灵敏度分别取自 3 篇不同的文献,并将其相加取均值,每种方法的特异度与灵敏度来自同一文献。此外,由于并非每一篇文献中都能同时提及这 4 种方法,因此不同方法的这 2 个特性又部分来源于不同的文献报道。

3)各种方法简便性与快速性的确定:简便性和快速性则由这 4 种检测方法的操作步骤及耗时计算求得,简便性用检测方法的操作步骤数 $n$ 的倒数 $1/n$ 表示,步骤越多,则简便性越小,快速性用单位时间内(1h)完成总耗时为 $t'$ 的检测方法的次数表示,即 $t/t'$,$t$ 以 60min 计,$t/t'$ 越大,则快速性越好。

A 法的数据来源于文献,试剂盒选自上海之江公司,根据其说明书,一共有 9 个步骤,耗时约 160min。

B 法的数据来源于文献,药敏纸片与 MH 琼脂平板选自英国 OXOID 公司,根据说明书,一共有 4 个步骤,耗时约 1440min。

C 法的数据来源于文献,苯唑西林标准品选自中国药品生物制品检定所,根据说明书,一共有 5 个步骤,耗时约 1440min。

D 法的数据来源于文献,试剂盒选自英国 OXOID 公司,根据其说明书,一共有 5 个步骤,耗时约 11min。

(2)医学医学检验经济学分析方法

1)成本-效果分析(CEA)对每种检测方法产生一份正确的结果所需要的成本进行分

析,即成本与成本的效果的比值(C/E),比值越低越好。本研究效果采用约登指数(Youden's indx,YI),又称正确指数,用"灵敏度与特异度之和减1"表示,故此指数值的范围为0~1,约登指数越大,其真实性也越好。

2)成本-实用价值分析(CUA)将待评价的检验方法的实用价值用灵敏度、特异度、简便性、快速性等医学检验专业性指标来体现,并将这些指标量化为具体数值,CUA的公式为:C/U=成本/[(敏感性+特异性+简便性+快速性)×25%],其中25%是用来平衡这些指标中可能出现的数值的极端值。

(3)统计学分析

应用SPSS22.0进行统计学分析,对A法与B、C、D法,B法与C、D法以及C法与D法之间的C/U均值进行差异显著性分析,采用$t$检验,若$P<0.05$,则表示进行比较的2种方法间存在显著性差异。

**2.结果与分析**

(1)4种方法的灵敏度与特异度

最终收集的灵敏度与特异度数据来自10篇文献,具体计算出的灵敏度与特异度的均值结果见表7-1、表7-2。

表7-1 4种检测方法的灵敏度均值

| 方法 | 灵敏度 | | | 均值 |
|---|---|---|---|---|
| | 1 | 2 | 3 | |
| A | 100.0% | 100.0% | 100.0% | 100.0%(1.000) |
| B | 97.7% | 99.2% | 98.8% | 98.6%(0.986) |
| C | 100.0% | 100.0% | 97.5% | 99.2%(0.992) |
| D | 97.9% | 98.3% | 98.1% | 98.1%(0.981) |

表7-2 4种检测方法的特异度均值

| 方法 | 特异度 | | | 均值 |
|---|---|---|---|---|
| | 1 | 2 | 3 | |
| A | 100.0% | 100.0% | 100.0% | 100.0%(1.000) |
| B | 97.8% | 98.1% | 100% | 98.6%(0.986) |
| C | 97.8% | 98.3% | 98.4% | 98.2%(0.982) |
| D | 100.0% | 100.0% | 100.0% | 100.0%(1.000) |

（2）4种检测方法的简便性和快速性

根据步骤（$n$）与耗时（$t'$）计算所得的简便性数值结果见表7-3。

表7-3　4种检测方法的简便性和快速性

| 方法 | 步骤（$n$） | 1/$n$ | 耗时 $t'$/min | $t/t'$ |
|---|---|---|---|---|
| A | 9 | 0.111 | 160 | 0.375 |
| B | 4 | 0.250 | 1440 | 0.042 |
| C | 5 | 0.200 | 1440 | 0.042 |
| D | 5 | 0.200 | 11 | 5.455 |

（3）成本-效果分析（CEA）

4种检测方法中，B方法的C/E最小，详见表7-4。

表7-4　4种检测方法的CEA

| 方法 | 约登指数（E） | 成本（C） | C/E |
|---|---|---|---|
| A | 100.0%（1.000） | 15 | 15.000 |
| B | 97.2%（0.972） | 5 | 5.144 |
| C | 97.4%（0.974） | 15 | 15.400 |
| D | 98.1%（0.981） | 10 | 10.194 |

（4）成本-实用价值分析（CUA）

4种检测方法中，B方法的C/U最小，D方法的C/U也比较小，详见表7-5。

表7-5　4种检测方法的CUA

| 方法 | 成本（C） | 灵敏度 | 特异度 | 1/$n$ | $t/t'$ | C/U | $P$值 |
|---|---|---|---|---|---|---|---|
| A | 15 | 1.000 | 1.000 | 0.111 | 0.375 | 24.135 | 0.000（与B、D法）<br>0.001（与C法） |
| B | 2.5 | 0.986 | 0.986 | 0.250 | 0.042 | 4.417 | 0.000（与A、C、D法） |
| C | 15 | 0.992 | 0.982 | 0.200 | 0.042 | 27.076 | 0.000（与A、B、D法） |
| D | 10 | 0.981 | 1.000 | 0.200 | 5.455 | 5.238 | 0.000（与A、B、C法） |

（5）统计学分析

4种检测方法的CUA比值的2种方法进行$t$检验后所得的$P$值见表7-6。

表 7-6　每 2 种检测方法 $t$ 检验所得 $P$ 值

| | A 法与 B 法 | A 法与 C 法 | A 法与 C 法 | B 与 C 法 | B 与 D 法 |
|---|---|---|---|---|---|
| $P$ 值 | 0.000 | 0.001 | 0.000 | 0.000 | 0.000 |

MRSA 的出现及广泛流行,使得建立准确、可靠的检测方法成为近年来探讨的热点。本研究采用 CEA、CUA 对 4 种 MRSA 检测方法进行了经济学评价。

A 法被公认为是检测 MRSA 的金标准。荧光 PCR 检测 mecA 基因的灵敏度与特异度均很高,可达 100%,且其所需检测时间约为 3h,相对较快速,但该项技术对设备、试剂要求较高,所以成本相对偏高,且该检测方法对实验室人员的技术要求也较高,因此本次研究总结得出该方法 C/U 比值为 24.1342,不适合作为临床实验室常规方法。

B 法是 CLSI 推荐的临床常规检测 MRSA 的方法,利用该法检测 MRSA 至少需要 24h,相较其他方法耗时,但该方法操作简便,仅需 4 个步骤,且成本十分低廉,单个测试仅需 2.5 元,本次的 CUA 得出该方法 C/U 比值为 4.417,是 4 种检测方法中的最低值,因此该法应该是作为临床实验室常规检测 MRSA 较理想的方法

C 法是 CLSI 推荐检测 MRSA 的经典方法,本次研究总结得出该方法 C/U 比值为 27.076,其灵敏度、特异度高,但操作较为繁复,耗时长且成本高,不宜作为临床实验室常规检测方法。

D 法为免疫学检测方法,本次的 CUA 得出该方法 C/U 比值为 5.238,与 B 法的结果较为接近,而其 CUE 得出该方法的 C/E 比值却为 10.194,相较于 B 法的 5.144 偏大,该结果说明多了快速性与简便性这 2 个检验指标后,乳胶凝集法的检验性价比得到了提升,该法检测 MRSA 仅需 11min,能以最短的时间向临床反馈检测结果,虽然该法的成本相较于 B 法仍偏高,在临床应用的总体价值略低于 B 法,不适于作为常规检测方法。但在患者严重感染需快速检测时,该法具有很高的实用价值。

从表 7-4 中 4 种检测方法的成本-效果(CEA)分析可得,4 种方法的 C/E 比值从小到大为头孢西丁纸片扩散法、乳胶凝集法检测 PBP2a、荧光 PCR 检测 mecA 基因、琼脂稀释法检测苯唑西林的最小抑菌浓度,与表 7-5 的 4 种检测方法的 CUA 的 C/U 比值大小排列顺序相同。

2 种评价方式得出的结果具有较好的一致性,但 CEA 只应用了成本与效果(灵敏度与特异度)的比值,而 4 种方法间的其他检测方法学特性具有较大的差异,故在成本相近的 2 种方法间无法体现出明显差异,CUA 分析引入了简便性与快速性,这 2 个特性的差别在不同方法间可得到较好的体现,因此 CUA 相较于 CEA 能更全面地评价不同的检测

方法。

本文利用 $t$ 检验对各个方法的成本-实用价值比值的均值进行了统计学上的显著性分析,A 法与 B、D 法的 $P$ 值为 0.000,与 C 法的 $P$ 值为 0.001,均小于 0.05,表明 A 法与 B、C、D 3 种方法间存在显著性差异。B 法与 C、D 的 $P$ 值分别为 0.000,则 B 法与 C、D 间也存在显著性差异。C 法与 D 法间的 $P$ 值为 0.000,C 法与 D 法间也存在显著性差异。

综上所述,各种方法都有其优缺点,从 CEA 看,B 法的 C/E 最小,从 CUA 来看,仍然是 B 法的 C/U 最小,因此一般情况下,B 法可作为常规实验室较理想的检测 MRSA 的方法,但在临床严重感染需要快速检测 PBP2a 时 D 法相对具有优势,对 B 法检测结果存疑时,则可利用 A 法进行确认。

## 二、B 族链球菌 6 种检测方法的经济学分析

B 族链球菌(Group B streptococcus,GBS),主要是无乳链球菌(S. agalactiae),最早因其引起牛乳腺炎而被发现。在 20 世纪 70 年代,GBS 首次被指出是孕期妇女和新生儿感染的重要影响因素。随后,GBS 因易引发以产褥期脓毒症、肺炎和脑膜炎为特征的新生儿感染,并且可导致胎膜早破、绒毛羊膜炎、子宫内膜炎和泌尿道感染等疾病而引起关注。美国疾病预防控制中心(CDC)于 1996 年提出了围生期的抗生素治疗方案,2002 年公布了新的临床指导准则并采用普遍筛查的方法来预防围生期母婴 GBS 感染,其中,CDC 指出 GBS 的分离培养为检测 GBS 感染的金标准。近 20 年来,美国、英国、芬兰等国家的 GBS 感染已成为新生儿感染的首位病原菌,发病率分别高达 61%、28% 和 30%。虽然不同国家和地区新生儿感染 GBS 的概率不同,且 GBS 引起的感染发病率呈下降趋势,但死亡率仍居高不下。因此在临床上采取简便、快速、准确的检测方法对 GBS 进行筛查,尽快对患者的状态给予诊断并选择适当的抗生素进行治疗是十分必要的。

出于提高检测方法的高灵敏度的目的,有多种等温核酸扩增技术得到了迅速发展,DNA 的环介导等温扩增(LAMP)、解旋酶依赖性扩增(HDA)和核酸序列扩增(NASBA)相比传统的分离培养方法具有耗时少、灵敏度高的特点;然而,由于这些等温核酸扩增技术需要昂贵的仪器和专业操作者的支持,因此临床上较少给予采用。

目前,临床上对 GBS 的检测主要集中在微生物学检验方法、免疫学检验方法和分子生物学检验方法。GBS 检测方法的评价指标有灵敏度、特异度、准确度、阳性符合率、阴性符合率、简便性、快速性、成本等。针对灵敏度和特异度,张秋菊等人比较了普通培养法、先增菌再培养法和显色平板法 3 种检测方法;针对快速性,雷蜜等人比较了显色肉汤法、金标免疫层析法(简称金标法)、乳胶凝集法 3 种检测方法;针对阳性符合率,王丽等

人比较了荧光 PCR 技术和细菌培养法。

根据经济学中的成本-效果分析(CEA)、成本-效用分析(CUA)和增量成本分析对 6 种检测方法的经济价值进行评估,从而选出性价比最佳的检测方法。

1.**方法**

(1)检测方法

综合通过比较各检测方法的灵敏度、特异性、快速性、简便性及其成本,对细菌培养法、环介导等温扩增法、显色平板法、金标法、乳胶凝集法、实时荧光 PCR 法这 6 种方法进行经济学分析。

(2)分析方法

1)CEA:CEA 是指诊治项目带来的结果和影响的满意程度,从而找出性价比最佳的治疗方案或检测方法,其结果并不是用货币的形态来计量,而是采用成本与效果的比值来表示,即 C/E。①成本:各个检测方法的成本为完成一次检测所需要的使用成本,均按文献中提到的相应试剂盒报价为准。②效果:各个检测方法的效果用约登指数表示,其计算方法为"灵敏度+特异度-1",表示筛检方法发现真正的患者与非患者的总能力。其取值范围介于 0 ~ 1 之间。

2)CUA:CUA 可视为成本-效果分析的特例,临床上往往用质量调整生命年来表示患者经相应项目治疗后的预后情况。由于本章节讨论的是不同检测方法的性价比,因此,本章节对效用的表述进行调整,即用敏感性、特异性、简便性、快速性等检验医学专业性指标来体现。①成本:CUA 的使用成本 C 同 CEA 的使用成本 C。②效用 :"效用(U)=(敏感性+特异性+简便性+快速性)×25%",其中 25% 是用来平衡这些指标中可能出现的数值的极端值。敏感性用敏感度表示;特异性用特异度表示;简便性由"1/步骤($N$)"表示,其值越小,则其简便性越差;快速性由"1/耗时($t$)"表示,即单位时间内(1h)完成总耗时为 $t$ 的检测方法的次数,其值越小,其快速性越差。③C/U 比值计算:单次检测所需的成本为 C,效用为 U,CUA 即 C/U 比值,计算的公式为:

$$C/U=成本/[(敏感性+特异性+简便性+快速性)×25\%]$$

3)增量成本分析:增量成本分析用增量成本-效果比(incremental cost-effectiveness ration,ICER)表示,是指增量成本除以增量效果,表示增加一单位的效果所消耗的增量成本,可用于评价 2 个及以上项目之间的相对经济性。本书借鉴 Black 在 1990 年建立的成本-效果象限图(the cost-effectiveness plane,the CE plane)和李楠使用过的双坐标系对比较结果给予解释。

本书通过两两对比的方法,对各检测方法进行增量成本分析,即任意 2 个检测方法成本的差值为其所增加的成本 $\Delta C$,任意 2 个检测方法效果的差值为其所增加的效果 $\Delta E$。$\Delta C/\Delta E=ICER$,即增量成本-效果比。

根据 $\Delta C$ 和 $\Delta E$ 的取值情况,ICER 的评判如下:(Ⅰ)$\Delta C<0$,$\Delta E>0$,$ICER<0$,即研究方案在增加效果的同时成本也在减少,相对于基准方案而言是优势方案,因此接受研究方案;(Ⅱ)$\Delta C>0$,$\Delta E<0$,$ICER<0$,即研究方案在效果减少的同时成本也在增多,相对于基准方案为劣势方案,因此淘汰研究方案;(Ⅲ)$\Delta C<0$,$\Delta E<0$,$ICER>0$,即相对于基准而言,研究方案消耗的成本及效果均减小;(Ⅳ)$\Delta C>0$,$\Delta E>0$,$ICER>0$,即相对于基准方案而言,研究方案消耗的成本及效果均增大。在第Ⅲ种和第Ⅳ种情况下,成本和效果同时增加或减少,常无法选择出优势方案,因此引入一个外部参考值 $\lambda$(也称为成本效果阈值),即增加单位效果的最大支付意愿。由于各国、各地区经济发展水不同,因此 $\lambda$ 的取值各异。当 $\Delta E>0$ 时,$ICER=\Delta C/\Delta E<\lambda$,或者当 $\Delta E<0$ 时,$ICER=\Delta C/\Delta E>\lambda$,研究方案相对于基准方案而言是具有成本效果优势的,可接受研究方案。

**2. 结果**

**(1)成本**

由文献可知细菌培养法使用了郑州安图生物公司生产的平板、法国梅里埃 VITEK-2 全自动鉴定药敏仪;LAMP 需要引物、裂解酶等聚合反应所需的反应体系以及琼脂糖凝胶电泳仪;B 群链球菌显色平板(简称 AT-GBS)购自郑州安图生物公司,金标法试剂盒购自华澳生物科技公司;GBS 乳胶凝集法检测试剂盒购自法国生物梅里埃公司;实时荧光 PCR 法用到了 LightCycler2.0 实时荧光定量 PCR 仪(罗氏,德国)、GBS-DNA 提取试剂和扩增试剂盒(北京博尔诚科技),CAMP 蛋白的基因设计特异引物、荧光探针、核酸制备及扩增检测试剂盒(福建泰普生物),其成本分别是 80.00 元/T、50.00 元/T、35.00 元/T、35.00 元/T、75.00 元/T、30.00 元/T。具体细节见表 7-7。

表 7-7 各检测方法检测成本

| 检测方法 | 细菌培养法 | LAMP | 显色平板法 | 金标法 | 乳胶凝集法 | 实时荧光 PCR 法 |
|---|---|---|---|---|---|---|
| 成本/(元/T) | 80.00 | 50.00 | 35.00 | 35.00 | 75.00 | 30.00 |

**(2)成本-效果分析**

由表 7-8 可知细菌培养法、LAMP、显色平板法、金标法、乳胶凝集法、实时荧光法 PCR 法的约登指数分别为 0.97、0.80、1.00、0.96、0.95、0.98,其 C/E 值分别为 100.00、51.55、35.00、36.46、78.95、30.61,因此,实时荧光法 PCR 法的 C/E 最小,即在 CEA 的角度看,实时荧光法 PCR 法的性价比最高。

表 7-8 各检测方法的成本-效果分析（CEA）

| 检测方法 | 细菌培养法 | LAMP | 显色平板法 | 金标法 | 乳胶凝集法 | 实时荧光法 PCR 法 |
|---|---|---|---|---|---|---|
| 灵敏度/% | 80.0 | 96.7 | 100.0 | 97.78 | 97.2 | 98.3 |
| 特异度/% | 100.0 | 100.0 | 99.7 | 97.93 | 97.3 | 99.5 |
| 效果<br>（约登指数） | 0.80 | 0.97 | 1.00 | 0.96 | 0.95 | 0.98 |
| C/E | 100.00 | 51.55 | 35.00 | 36.46 | 78.95 | 30.61 |

（3）CUA

由表 7-9 可知细菌培养法、LAMP、显色平板法、金标法、乳胶凝集法、实时荧光法 PCR 法的 C/U 值分别为 166.67、75.76、55.56、32.71、70.09、60.00，其中金标法的 C/U 最低，从 CUA 的角度看，金标法的性价比最高。

表 7-9 各检测方法的效用

| 检测方法 | 细菌培养法 | LAMP | 显色平板法 | 金标法 | 乳胶凝集法 | 实时荧光法 PCR 法 |
|---|---|---|---|---|---|---|
| 灵敏度/% | 80.0 | 96.7 | 100.0 | 97.78 | 97.2 | 98.3 |
| 特异度/% | 100.0 | 100.0 | 99.7 | 97.93 | 97.3 | 99.5 |
| 简便性 | 1/8 | 1/6 | 1/2 | 1/3 | 1/3 | 1/5 |
| 快速性 | 1/72 | 1/2 | 1/24 | 1/0.5 | 1/0.5 | 1/3 |
| 效用（U） | 0.48 | 0.66 | 0.63 | 1.07 | 1.07 | 0.50 |
| C/U | 166.67 | 75.76 | 55.56 | 32.71 | 70.09 | 60.00 |

（4）增量成本分析

由表 7-10 可见，相较于细菌培养法，其他的 5 种方法均具有更低的成本和较高的效用，因此其他的方法均较细菌培养法好。显色平板法和金标法成本相同，但金标法效用更高，因此金标法优于显色培养法，另外，这 2 种方法较环介导等温扩增法均具有较低的成本和较高的效用，即环介导等温扩增法、显色平板法、金标法的性价比一次增加。实时荧光法较显色培养法有较高的成本，但效用却更低，因此显色培养法优于实时荧光法；乳胶凝集法相较于显色培养法来说既提高了成本也提高了效用，该方法的使用由临床使用者的意愿而定。

总之，从增量成本分析的角度看，细菌培养法性价比最低，金标法的性价比最高，显色平板法仅次于金标法。

表 7-10　6 种检测方法的增量成本-效果比（ICER）

| ΔC/ΔE | | 研究方案 | | | | | |
|---|---|---|---|---|---|---|---|
| | | 细菌培养法 | LAMP | 显色平板法 | 金标法 | 乳胶凝集法 | 实时荧光法PCR 法 |
| 基准方案 | 细菌培养法 | — | -30.00/0.18 | -45.00/0.15 | -45.00/0.59 | -5.00/0.59 | -50.00/0.02 |
| | LAMP | — | — | -15/0.03 | -15/0.41 | 25/0.41 | -20/-0.16 |
| | 显色平板法 | — | — | — | 0/0.44 | 40/0.44 | 15/-0.13 |
| | 金标法 | — | — | — | — | 40/0 | 15/-0.57 |
| | 乳胶凝集法 | — | — | — | — | — | -45/-0.57 |

B 族链球菌是导致新生儿垂直感染最主要的致病菌。虽然中国的 GBS 菌株与世界各地的分子流行病学特征具有相似性，但也存在地区差异。目前中国 GBS 定殖率一般低于美国和非洲，但相对于亚洲国家来说差异不大，约为 7.1%。根据美国疾病预防控制中心（CDC）的建议，产前生殖道分泌物细菌培养是筛查 GBS 的标准方法。据统计，尽管各国家、各地区的检测方法有些许差异，但筛查试验依旧是十分普遍的。这在很大程度上减少了 B 族链球菌的感染。在 GBS 患病率较高的人群中，在计划剖宫产分娩前有高风险的妇女，或最终选择阴道分娩的妇女，GBS 筛查可能是有成本效益的。因此，选择性价比较高的检测方法对 GBS 进行筛查是十分必要的。

由成本-效果分析可知，实时荧光 PCR 的性价比最佳。相对于另外 5 种检测方法，实时荧光 PCR 法有较高的灵敏度和特异度，同时，其使用成本最低，因此，其性价比最高。虽然实时荧光 PCR 法的使用涉及昂贵的荧光 PCR 仪，但是其完成单次检测所需的试剂、耗材相对低廉，以至于提高了性价比。另外，虽然细菌培养法是金标准，但实时荧光 PCR 法的灵敏度相对较高（98.30% vs 80.00%），Defez 曾提出针对 B 族链球菌的检测，实时荧光 PCR 检测灵敏度为 94.4%，细菌培养法的灵敏度为 50%。由此可见，本书中细菌培养法灵敏度相对较低的结论和 Defez 的结论大致相符。

由成本-效用分析可知，金标法的性价比最佳。由表 7-9 可知，金标法的效用是 6 种方法中最高的（1.07），其灵敏度、特异度、简便性和快速性分别为 97.78%、97.93%、1/3、1/0.5。相对于其他方法来说，金标法仅需 2 步就可以完成检测，且一次检测可在 30min 内完成，因此其简便性和快速性较高，从而提高了金标法的效用。尽管金标法的成本不是 6 种检测方法中最低的，但综合其较高的效用，从成本-效用分析的角度看，金标法的性价比最佳。

由增量成本分析可知,金标法的性价比最佳。由表 7-10 可知,相较于细菌培养法,其他的 5 种方法均具有更低的成本和较高的效用,因此其他的方法性价比均较细菌培养法高;环介导等温扩增法、显色平板法、金标法的性价比依次增加。乳胶凝集法相较于显色平板法来说既提高了成本也提高了效用,因此,该方法的使用由临床使用者的意愿而定。总之,从增量成本分析的角度看,细菌培养法性价比最低,金标法的性价比最高,显色平板法仅次于金标法。

总之,从成本-效果分析的角度看,实时荧光 PCR 的性价比最高;从成本-效用分析的角度看,金标法的性价比最高;从增量成本分析的角度看,金标法的性价比最高。

### 三、5 种方法检测产碳青霉烯酶肠杆菌科细菌的 3 种经济学方法评价

产碳青霉烯酶肠杆菌科细菌(Carbapenemases-producing Enterobacteriaceae,CPE)携带的耐药基因的主要类型为 bla IMP,bla VIM,bla NDM,bla AIM,bla SPM,bla KPC,bla DIM,bla BIC,bla GIM,bla SIM 和 bla OXA,这类耐药基因会导致 CPE 临床治疗较为困难,病死率高。虽然 PCR 的分子检测方法已作为肠杆菌科细菌检测的金标准,但由于其应用成本过高,耗时长且对设备要求严格,故不适合在临床实验室日常使用。因此,寻找准确、简便、快速且经济实用的方法对有效控制 CPE 感染具有重要意义。

许多国内外学者对 CPE 的检测方法进行了大量研究,其中就包括 PCR(A 方法)、Carba NP 试验(B 方法)、紫外分光光度法(C 方法)、mCIM(D 方法)和环介导等温扩增(E 方法)等。由于每种方法都各有其优缺点,且经济成本大相径庭,导致临床微生物学实验室难以选择。本书借鉴药物经济学成本—效果分析(Cost-Effective Analysis,CEA)、成本-实用价值分析(Cost-Utility Analysis,CUA)和多属性效用理论(Multi-attribute utility theory, MAUT)等的原理,通过对其成本及其灵敏性、特异性、简便性以及快速性进行比较分析,以找出具有最佳检测性价比的检测方法。

多属性效用理论(MAUT)是一种量化的决策分析方法,可以人为地评价多个影响因素,主要用来评价对最终结果起作用的各个因素对各种选择的影响,确定最佳选择方案。目前,国内外已有学者运用 MAUT 进行卫生领域的决策分析。王凌等在对头孢呋辛、头孢噻肟、头孢他啶 3 种抗生素治疗新生儿败血症的药物经济学研究中,先使用决策树方法分析 3 种抗生素治疗方案的成本效果,后将有效率、治疗费用、不良反应发生率及住院天数等因素纳入评价体系中,验证决策树分析结果,2 种方法结果一致,均认为头孢他啶组治疗新生儿败血症优于头孢呋辛组合头孢噻肟组,证明了 MAUT 在药物经济学评价中的可行性和准确性。MAUT 作为一种量化决策分析方法,最终用量化结果显示各个方案

的总体效果,具有适用广泛、评价完整、操作简便、结果明确等优点。目前尚未有 MAUT 在医学检验经济学研究中的应用,因此,本研究试图系统、科学地运用 MAUT 来进行医学检验经济学评价研究,以 5 种检验 CPE 的方法为实例,探讨该理论在本领域实际运用中的科学性与可行性,推动该理论在医学检验经济学的实际研究中的应用,为医学检验经济学评价提供新的思路与方法。

**1. 资料与方法**

(1)指标的确定

1)成本的确定:因 5 种检测方法均需要培养出 CPE 纯菌,故本书成本分析不包括培养该纯菌所需成本。由于本书研究的 5 种方法所需仪器不同,且仪器成本不易确定,故本研究仅以 5 种检测方法的单次实验试剂成本为分析依据,所需报价来源于各试剂公司。

使用 A 方法检测 CPE 纯菌的材料主要有模板 DNA 提取试剂盒(德国默克公司)、PCR 检测试剂(美国 BD 公司)和合成目标引物(英国华大基因科技有限公司)等。

使用 B 方法检测 CPE 的试剂主要有亚胺培南西司他丁钠(英国奥科德有限公司)、酚红试剂、硫酸锌七水合物(德国默克公司)和细菌总蛋白抽提试剂(美国 Pierce 公司)等。

使用 C 方法检测 CPE 的试剂有亚胺培南西司他丁钠(意大利罗氏集团)、磷酸盐缓冲液和硫酸锌七水合物(德国默克公司)。

使用 D 方法检测 CPE 的材料有 MH 肉汤培养基、MH 琼脂平板(美国 BD 公司)、美罗培南纸片(英国奥科德有限公司)等。

使用 E 方法检测 CPE 的试剂有恒温扩增反应试剂盒(广州迪奥生物科技有限公司)和合成引物(上海工生生物工程股份有限公司)。

2)灵敏性与特异性的确定:A、B、C、D、E 5 种检测方法的灵敏性、特异性的相关数值来自计算机检索的 PubMed、EMbase、The Cochrane Library、CNKI、WanFang Data 和 CBM 数据库,检索时限均为 2009 年 5 月至 2019 年 5 月。检索流程及结果见图 7-1。将纳入研究报道的每种方法的特异性与灵敏性取均值。

3)简便性与快速性的确定:这 5 种检测方法的简便性和快速性根据所引用文献的各自的操作步骤及耗时计算求得。简便性通过操作步骤总数 $n$ 的倒数 $1/n$ 表示,步骤越多,则简便性越小。快速性则用单位小时内完成总耗时 $t'$ 的次数表示,即 $t/t'$,值越大则快速性越好。步骤($n$)与耗时($t'$)计算根据来源于文献。

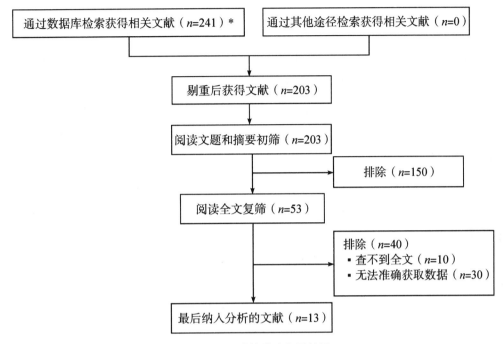

图 7-1 文献筛选流程及结果

*:所检索的数据库及检出文献数具体如下:PubMed(n=103)、EMbase(n=22)、The Cochrane Library(n=6)

CNKI(n=7)、WanFang Data(n=91)、CBM(n=12)。

(2)医学检验经济学分析方法

1)CEA:CEA 是对每种检测方法所需要成本进行的分析,即成本与检测效果指标的比值(C/E),比值越低经济性越好。本研究效果指标采用灵敏性与特异性之和减 1 表示,其准确性也越好。

2)CUA:待评价的检验方法的实用价值用量化为具体数值的灵敏性、特异性、简便性和快速性等专业性医学检验指标来体现。CUA 计算公式为:

$$C/U = \frac{成本}{(灵敏性+特异性+简便性+快速性)\times 25.00\%}$$

其中,25.00%是用来平衡这些指标中可能出现的数值的极端值。

3)多属性效用理论分析(MAUT):

MAUT 的方法实施步骤:①确定各个决策对象;②确定对决策过程有贡献的各个因素;③评估各因素的权重;④计算每个决策对象的各因素得分并求和;⑤选择总得分最大的决策对象;⑥进行敏感度分析。

确定影响因素:选取成本、灵敏性、特异性、简便性、快速性 5 个因素进行综合评价,选择最佳检测方案。

各因素权重评定:决策方法的另一个要点是确定各个因素在整个决策方案中的重要性,即权重。赋权重的方法很多,但基本上可以分为2类:主观赋值法和客观赋值法。主观赋值法是依照人的经验主观确定,在赋权重过程中充分发挥专家作用,这类方法实质是专家调查、专家征询法。客观赋值法通过科学方法对客观资料进行整理、计算、分析进而得到权重,避免了人为因素和主观因素的影响。根据各个因素对检测方法性能的贡献的相对重要性,设定各因素权重,权重之和等于100%。

本研究采用主观赋值法,根据检验方法学的专业特性,我们认为检验方法的成本和灵敏性、特异性、简便性、快速性等检验性能均很重要,故将这5个指标的权重平均设定为20%。

评价方法:多属性决策理论的算法大致有以下几种:①加权和法;②负离差法;③判断矩阵法;④环比系数法。本书采用加权和法,在医学检验经济学评价中,因素总得分越低体现的经济学价值越好。

设 $Uf$ 为某因素的评价值,$fn$ 为某因素的值,$Q$ 为该因素权重,$Td$ 为5个因素总得分,计算公式如下:

$$Uf = fn \times Q \tag{1}$$

$$Td = \sum_{i=1}^{n} UF \tag{2}$$

其中,$n$ 为评价因素个数,本方案中 $n=5$。

假设成本、灵敏性、特异性、简便性、快速性权重值均为20%,由公式(1)和公式(2)计算,得到5组检测方法中的5个因素评价值总得分,如下:

A 组:成本 $Uf=210.00 \times 20\% = 42.00$

灵敏性 $Uf = 100.00\% \times 20\% = 0.20$

特异性:$Uf = 100\% \times 20\% = 0.20$

简便性:$Uf = 0.11 \times 20\% = 0.02$

快速性:$Uf = 0.67 \times 20\% = 0.13$

$Td = 210.00 \times 20\% + 100\% \times 20\% + 100\% \times 20\% + 0.11 \times 20\% + 0.67 \times 20\% = 42.55$

余 B、C、D、E 组计算方法同 A 组。

## 2. 结果与分析

(1)成本的确定

方法 A、B、C、D 和 E 所需各实验材料总成本分别为210.00元/试验、22.00元/试验、10.50元/试验、6.00元/试验和60.00元/试验。

(2)5 种方法的灵敏性与特异性

不同的方法来自不同的文献(其中涉及 C 法灵敏性和特异性的众多文献中,仅来自 Bernabeu S. 等人的研究),灵敏性与特异性的结果见表 7-11、表 7-12。

表 7-11 5 种检测方法的灵敏性均值①

| 方法 | 灵敏性/% | | | |
|---|---|---|---|---|
| | 来源 1 | 来源 2 | 来源 3 | 均值/% |
| A | 100.00 | 100.00 | 100.00 | 100.00 |
| B | 100.00 | 98.00 | 99.60 | 99.20 |
| C | 100.00 | 100.00 | 100.00 | 100.00 |
| D | 98.00 | 98.80 | 99.00 | 98.60 |
| E | 100.00 | 100.00 | 100.00 | 100.00 |

表 7-12 5 种检测方法的特异性均值

| 方法 | 特异性/% | | | |
|---|---|---|---|---|
| | 来源 1 | 来源 2 | 来源 3 | 均值/% |
| A | 100.00 | 100.00 | 100.00 | 100.00 |
| B | 100.00 | 99.00 | 100.00 | 99.67 |
| C | 98.50 | 98.50 | 98.50 | 98.50 |
| D | 99.00 | 98.30 | 100.00 | 99.10 |
| E | 100.00 | 100.00] | 100.00 | 100.00 |

(3)5 种检测方法的简便性和快速性

根据所引用文献的步骤($n$)与耗时($t'$)计算所得简便性和快速性值,A 方法的数据来源于 Lowman W. 等人的研究,该检测方法共有 9 个步骤,耗时约 1.5h;B 方法的数据来源于 Ratnayake L. 等人的研究,该检测方法共有 4 个步骤,耗时约 2h;C 方法的数据来源于 Bernabeu S. 等人的研究,该检测方法共有 7 个步骤,耗时约 18.5h;D 方法的数据来源于 Kuchibiro T. 等人的研究,该检测方法共有 9 个步骤,耗时约 15h;E 方法的数据来源于 Cheng C. 等人的研究,该检测方法共有 4 个步骤,耗时约 1h。根据所引用文献的步骤($n$)与耗时($t'$)计算所得简便性值结果见表 7-13。

---

① 本文耗时精度取值为一位小数点,其余指标精度取值为两位小数点。

表 7-13  5 种检测方法的简便性和快速性

| 方法 | 步骤($n$) | 简便性($1/n$) | 耗时 $t'$ | 快速性($t/t'$) |
|------|----------|-------------|----------|---------------|
| A | 9 | 0.11 | 1.5h | 0.67 |
| B | 4 | 0.25 | 2.0h | 0.50 |
| C | 7 | 0.14 | 18.5h | 0.05 |
| D | 9 | 0.11 | 15h | 0.05 |
| E | 4 | 0.25 | 1.0h | 1.00 |

注:培养出纯菌的时间不计算在各方法耗时中,但 C 方法包含 18h 的细菌孵育时间加 0.5h 的实验操作时间。D 方法包含 10h 的细菌培养时间、4.5h 的温育时间和约 0.5h 的实验操作时间。

(4)CEA 结果

通过对比发现 D 方法的 CEA 值最小,A 方法的 CEA 值最大。详见表 7-14。

表 7-14  5 种检测方法的 CEA

| 方法 | 检测效果 E/% | 成本 C/元 | C/E |
|------|-------------|----------|------|
| A | 100.00 | 210.00 | 210.00 |
| B | 95.80 | 22.00 | 22.96 |
| C | 98.50 | 10.50 | 10.66 |
| D | 97.70 | 6.00 | 6.14 |
| E | 100.00 | 60.00 | 60.00 |

(5)CUA

5 种检测方法的 CUA 值差异较大,其中 D 方法值最小。详见表 7-15。

表 7-15  5 种检测方法的 CUA

| 方法 | 成本/元 | 灵敏性/% | 特异性/% | 简便性($1/n$) | 快速性($t/t'$) | C/U |
|------|--------|---------|---------|-------------|---------------|------|
| A | 210.00 | 100.00 | 100.00 | 0.11 | 0.67 | 302.16 |
| B | 22.00 | 99.20 | 99.67 | 0.25 | 0.50 | 32.13 |
| C | 10.50 | 100.00 | 99.00 | 0.14 | 0.05 | 19.30 |
| D | 6.00 | 98.60 | 99.10 | 0.11 | 0.05 | 11.13 |
| E | 60.00 | 100.00 | 100.00 | 0.25 | 1.00 | 80.00 |

（6）MAUT

根据公式（1）计算，5种检测方法检测CPE的MAUT分析结果见表7-16，其中D方法的总得分最低，A方法的总得分最高。

表 7-16　5种检测方法检测CPE的MAUT分析结果

| 评价值<br>方法 | 成本<br>（20%） | 灵敏性<br>（20%） | 特异性<br>（20%） | 简便性<br>（20%） | 快速性<br>（20%） | 总得分<br>（Td） |
|---|---|---|---|---|---|---|
| A | 42.00 | 0.20 | 0.20 | 0.02 | 0.13 | 42.55 |
| B | 4.40 | 0.20 | 0.20 | 0.10 | 0.10 | 5.00 |
| C | 2.10 | 0.20 | 0.20 | 0.03 | 0.01 | 2.54 |
| D | 1.20 | 0.20 | 0.20 | 0.02 | 0.01 | 1.63 |
| E | 12.00 | 0.20 | 0.20 | 0.05 | 0.20 | 12.56 |

（7）MAUT的敏感度分析

由于决策结果可随因素权重的变化而变化，故需进行敏感性分析。设成本权重和特异性权重按原设定值上升10%，灵敏性权重和简便性权重按原设定值下降10%，快速性权重不变（详见表7-17）；或者设成本权重不变，灵敏性权重和简便性权重按原设定值上升10%，特异性权重和快速性权重按原设定值下降10%（详见表7-18）。结果发现不管权重值如何调整，D方法总得分总是最低。

表 7-17　MAUT敏感度分析结果（1）

| 评价值<br>方法 | 成本<br>（30%） | 灵敏性<br>（10%） | 特异性<br>（30%） | 简便性<br>（10%） | 快速性<br>（20%） | 总得分<br>（Td） |
|---|---|---|---|---|---|---|
| A | 63.00 | 0.10 | 0.30 | 0.01 | 0.13 | 63.54 |
| B | 6.60 | 0.10 | 0.30 | 0.03 | 0.10 | 7.13 |
| C | 3.15 | 0.30 | 0.30 | 0.01 | 0.01 | 3.77 |
| D | 1.80 | 0.10 | 0.30 | 0.01 | 0.01 | 2.22 |
| E | 18.00 | 0.10 | 0.30 | 0.03 | 0.20 | 18.63 |

表 7-18　MAUT 敏感度分析结果（2）

| 方法 \ 评价值 | 成本（20%） | 灵敏性（30%） | 特异性（10%） | 简便性（30%） | 快速性（10%） | 总得分（$Td$） |
|---|---|---|---|---|---|---|
| A | 42.00 | 0.30 | 0.10 | 0.03 | 0.07 | 42.50 |
| B | 4.40 | 0.30 | 0.10 | 0.08 | 0.05 | 4.93 |
| C | 2.10 | 0.30 | 0.10 | 0.04 | 0.01 | 2.55 |
| D | 1.20 | 0.30 | 0.10 | 0.03 | 0.01 | 1.64 |
| E | 12.00 | 0.30 | 0.10 | 0.08 | 0.10 | 12.58 |

（8）5 种检测方案的 3 种评价方法结果比较

由表 7-19 可知 5 种方法的 CEA、CUA 和 MAUT 值从小到大排序均依次为：D<C<B<E<A。

表 7-19　5 种检测方法的 CEA、CUA 和 MAUT 结果比较

| 方法 \ 指标 | CEA（排序） | CUA（排序） | MAUT（排序） |
|---|---|---|---|
| A | 210.00（⑤） | 302.16（⑤） | 42.50（⑤） |
| B | 22.96（③） | 32.13（③） | 4.93（③） |
| C | 10.66（②） | 19.30（②） | 2.55（②） |
| D | 6.14（①） | 11.13（①） | 1.64（①） |
| E | 60.00（④） | 80.00（④） | 12.58（④） |

5 种检测 CPE 的方法各有优缺点，这样就给临床实验室选择带来不便；先期采用 CEA、CUA 对 5 种检测 CPE 的方法进行经济学评价，分析发现这 2 种方法似乎仍不能更好地区别 5 种检测 CPE 方法的优缺点，于是应用 MAUT 对 5 种检测 CPE 的方法进行经济学补充评价，以期能更好地区别 5 种检测 CPE 的方法各自的优缺点。

MAUT 可以将成本和效果以外的因素纳入评价模型中，并对各个因素参数赋予适当权重，用定量的方法展示对最终结果起作用的各种因素的影响程度，弥补了 CEA 评价各个检验方案时仅考虑成本因素和效果因素的不足，可以综合性评价各个检验方案。本书选取成本、灵敏性、特异性、简便性、快速性 5 个因素，进行 MAUT 研究，综合评价 5 种方法来选择最佳检测方法。本研究显示 MAUT 分析结果与 CUA 分析结果一致，说明 MAUT 的评价性能与 CUA 相似，作为医学检验经济学评价方法同样具有适用性和准确性。

A 方法:PCR 方法虽然已作为 CPE 检测的金标准,但其应用成本高,耗时长且对设备要求严格,操作人员培训要求高;本次得出的 CEA 值为 210.00,CUA 值为 302.16,MAUT 值为 42.50,故不适合在临床实验室日常使用。

B 方法:2012 年法国南法医学院 Nordmann 教授等首次报道了 Carba NP 试验,2015 年被临床实验室标准化协会(CLSI)推荐作为检测碳青霉烯酶的确证实验,由于其适用范围广,敏感度和特异性较高,分析速度快,方法简单,无须特殊仪器,成本低,2h 内即可读取结果并判断细菌产酶类型,同时因增加了 $Zn^{2+}$,故较其他方法提高了 B 类碳青霉烯酶检出率,且不需过夜培养,检测碳青霉烯酶谱广(所有 A、B 和 D 类碳青霉烯酶),不仅可用于碳青霉烯酶的快速检测,而且能对碳青霉烯酶进行分型。Milillo 等人采用 Carba NP 试验作为 CPE 的初筛试验,再运用 PCR 技术对碳青霉烯酶的基因型进行快速检测,发现可在短时间内获得相应碳青霉烯酶的基因型,以达到尽可能减少耐药菌株的暴发流行的目的。B 方法检测 CPE,相较其他方法耗时短(小于 3h)、操作简便、仅需 4 个步骤,且成本十分低廉,单个测试仅需 22.00 元且灵敏度和特异度高。本次得出的 CEA 值为 22.96,CUA 值为 32.13,MAUT 值为 4.93。

C 方法:2012 年 Bernabeu S. 团队用紫外分光光度法检测肠杆菌科中碳青霉烯酶,发现基于分光光度法的技术具有 100% 的敏感性和 98.5% 的特异性,它可以将碳青霉烯类生产者与非碳青霉烯酶介导的碳青霉烯类耐药菌区分开来。但是它不能区分不同类型的碳青霉烯酶,且需要至少 18h 的细菌培养,耗时长,操作较为繁杂,需要特殊的仪器,且需进行细菌培养,时间和经济成本略高于 D 法,对操作者也需要进行相应的预备训练。本研究发现 C 法所得的 CEA 值为 10.66,CUA 值为 19.30,CUA 值和 CEA 值均稍较 D 法高,MAUT 值为 2.55。

D 方法:其以操作简单、价格低廉、诊断明确的特点,被一般临床微生物实验操作人员广泛认可。Tomokazu Kuchibiro 等人研究发现,D 方法的灵敏性和特异性均为 100%,是微生物实验室的一个良好的诊断工具。2017 年 CLSI 推荐的 mCIM 中在 CIM 的基础上将药敏纸片同受试菌株的孵育时间由 2h 增加至 4h,这样通过提高碳青霉烯酶对美罗培南的水解,以达到提高产碳青霉烯酶菌株的检出率。本研究所得的 D 方法 CEA 值为 6.14,CUA 值为 11.13,CUA 值和 CEA 值最小,MAUT 值最低为 1.64,体现了经济学评价中各种指标的优越性。因此,该检测法可作为临床实验室一般情况下的常规检测方法。

E 方法:LAMP 法是一种较成熟的核酸等温扩增方法,其原理是在恒温条件下对 DNA 或者 RNA 进行的扩增,该方法需要一组四条或六条引物,让它作用于目标序列的六个不同互补区域,并依靠 Bst DNA 聚合酶自动循环链置换 DNA 的合成,然后对目的片段进行快速(0.5~1h)、高灵敏性和高特异性的扩增。LAMP 法操作简单,比 PCR 检测灵敏性高 10 倍。标本简单处理,便可作为模板进行扩增,灵敏性不会受到样品中非目标 DNA 存在的影响,它不需要 PCR 仪等高精度设备,且运行成本更低,检测时间更短,结果易判;它的阳性反应可由焦磷酸盐沉淀后混浊或嵌入染料而引起的颜色改变来识别。自 2000 年 Notomi 等人首次提出以来,已成为用于检测靶 DNA 或 RNA 最受欢迎的方法之一,被广泛用于细菌和寄生虫的临床检测和诊断。尽管 LAMP 优点众多,但仍有一些限制因素阻碍其广泛应用,为提高扩增灵敏度和特异性,引物的设计较复杂且受到限制;多个引物的使用将增加引物之间的杂交概率,产生假阳性结果;另外,LAMP 灵敏度高,即使极少量的阳性产物污染也会对结果产生影响,这就对操作过程提出了较高的要求。E 方法所得 CEA 值为 60.00,CUA 值为 80.00,MAUT 值为 12.58。

5 种方法中 B 方法灵敏性、特异性和简便性尚可,同时该试验大大缩短了 CPE 的检测时间,该试验方法相较 PCR 更为简便,且价格低廉,适合普通实验室常规开展,尤其在临床严重感染需要快速检测时,可作为临床实验室检测 CPE 较理想的常规方法。

C 方法经济学价值尚可,虽兼顾 CUA 和 CEA,但其操作时间长需过夜培养,且要求特殊的实验设备,临床微生物实验室较难普及,因此,此方法不宜作为常规检测方法。

D 方法的 CEA 和 CUA 值和 MAUT 值均最小,其经济学价值最佳,操作简单、检测结果经济有效,因此可作为常规检测方法。

5 种检测方法的 CEA 值、CUA 值、MAUT 值从小到大排序均依次为 D、C、B、E、A。5 种检测方法学特性差异较大,CEA 值主要基于成本与效果 2 方面考虑,而 CUA 值不仅考虑了成本与效果,还考虑到了简便性和快速性,由于 CEA 只进行了简单比较,故其成本相近的方法间无法体现出明显差异,因此,CUA 相较于 CEA 能更全面地评价不同的检测方法。

本书 CUA 与 MAUT 二者的分析方法均涉及了多个因素,且 2 种评价方法结果一致,证明 MAUT 在医学检验经济学评价中的可行性和准确性。因此在进行医学检验经济学决策分析中二者可联合使用,也可单独使用。

综上所述,CPE 的检测需要不同方法互相补充,一般情况下选用经济学价值最佳的 D 方法作为检测方法。当需要进行快速检测时,可用 B 方法进行初筛,当初筛出现阴性结果但临床怀疑假阴性时,可用分子生物学方法如 E 方法(LAMP)和 PCR 进行确证检测,由于 E 方法(LAMP)具耗时短、成本低和可进行基因分型等优势,所以优先选择应用 LAMP 方法。

## 四、9 种 CPE 表型检测方法的 3 种经济学方法评价

近年来,许多国内外学者对产碳青霉烯酶肠杆菌科细菌(Carbapenemases-producing Enterobacteriaceae,CPE)的检测方法进行了大量研究,用于快速检测碳青霉烯酶的非分子方法得到了很大发展,包括:①分子检测技术;②基质辅助激光解吸电离飞行时间质谱(MALDI-TOF)技术;③最近开发的检测碳青霉烯酶产生的电化学方法;④免疫色谱分析检测 KPC、IMP 样、OXA-48 类;⑤依靠 pH 指示剂的颜色变化来检测碳青霉烯酶活性的比色分析;其中包括 β-Carba 实验(A 方法)、快速 Carba NP 实验(B 方法)、Carba NP-Direct 实验(C 方法)、Neo-Rapid Carb 筛选试剂盒实验(D 方法)、改良 Carba NP 实验(E 方法)、改良 Hodge 实验(F 方法)、Blue-Carba 实验(G 方法)、快速 Carba Blue Kit 实验(H 方法)、CIM 实验(I 方法)等。由于每种方法都各有其优缺点,且经济成本大相径庭,导致临床微生物学实验室难以选择。应用经济学的成本-效果分析(Cost-Effective Analysis,CEA)、成本-实用价值分析(Cost-Utility Analysis,CUA)和多属性效用理论(Multi-attribute utility theory, MAUT)等方法,通过对其成本及其灵敏性、特异性、简便性以及快速性进行比较分析,以找出具有最佳检测性价比的检测方法。

MAUT 作为一种量化决策分析方法,最终用量化结果显示各个方案的总体效果,具有适用广泛、评价完整、操作简便、结果明确等优点;前面,我们运用 MAUT 对 5 种检验 CPE 的方法进行了医学检验经济学评价研究,初步证明了该理论在医学检验经济学评价实际运用中的科学性与可行性,本研究再次综合运用 CEA、CUA、MAUT 对以上 9 种 CPE 表型检测方法进行检验经济学评价研究。

### 1. 资料与方法

(1)指标的确定

一是成本的确定:因 9 种检测方法均需要培养出 CPE 纯菌,故本书成本分析不包括培养该纯菌所需成本。由于本书研究的 9 种方法所需仪器不同,且仪器成本不易确定,故本研究仅以 9 种检测方法的单次实验试剂成本为分析依据,所需报价来源于各试剂公司。

使用 A 方法检测 CPE 纯菌的材料主要有商用 β-CARBA 检测试剂盒和 HMA 琼脂平板(法国 Bio-Rad 公司)。

使用 B 方法检测 CPE 的材料试剂主要有 RAPIDEC 检测试剂盒(法国生物梅里埃公司)。

使用 C 方法检测 CPE 的试剂有亚胺培南-西司他丁注射剂(法国生物梅里埃公司)、酚红、硫酸锌和 TritonX-100(德国默克公司)。

使用 D 方法检测 CPE 的材料有 MH 琼脂平板、96 孔板（美国 BD 公司）、Neo-Rapid Carb 筛选试剂盒（丹麦 ROSCO 诊断公司）等。

使用 E 方法检测 CPE 的材料和试剂有 MHA 琼脂平板（法国生物梅里埃公司）、十六烷基三甲基溴化铵、酚红溶液、$ZnSO_4$ 溶液（法国 Sigma-Aldrich Chimie S. a. r. l. 公司）和亚胺培南（英国默沙东制药有限公司）。

使用 F 方法检测 CPE 的材料和试剂有 Mueller-Hinton 琼脂平板（法国生物梅里埃公司）和亚胺培南纸片（丹麦 ROSCO 诊断公司）。

使用 G 方法检测 CPE 的材料和试剂有溴百里酚蓝、亚胺培南-西司他丁溶液（美国 Merck Sharp & Dohme 公司）、MHA 琼脂平板和 96 孔板（法国生物梅里埃公司）。

使用 H 方法检测 CPE 的材料和试剂有快速 Carba Blue 检测试剂盒（丹麦 ROSCO 诊断公司）。

使用 I 方法检测 CPE 的材料和试剂有 MHA 琼脂平板或血液琼脂平板、蒸馏水和美罗培纸片（印度孟买 HI 实验室有限公司）。

二是灵敏性与特异性的确定：A、B、C、D、E、F、G、H、I 9 种检测方法的灵敏性、特异性的相关数值来自计算机检索的 PubMed、EMbase、The Cochrane Library、Biosis Preview、和 Web of science 数据库，检索时限均为 2009 年至 2019 年。检索流程及结果见图 7-2。将纳入研究报道的每种方法的特异性与灵敏性取均值。

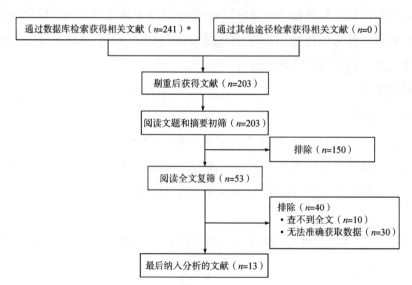

**图 7-2　描述研究选择的流程图**

＊:所检索的数据库及检出文献数具体如下:PubMed( $n=59$ )、Embase( $n=6$ )、The Cochrane Library ( $n=5$ )、Biosis Preview( $n=34$ )、Web of science( $n=93$ )。

三是简便性与快速性的确定:这9种检测方法的简便性和快速性根据所引用文献的各自的操作步骤及耗时计算求得。简便性通过操作步骤总数 $n$ 的倒数 $1/n$ 表示,步骤越多,则简便性越小。快速性则用单位小时内完成总耗时 $t'$ 的次数表示,即 $t/t'$,值越大则快速性越好。步骤($n$)与耗时($t'$)计算根据来源于文献。

(2)检验经济学分析方法

1)CEA:即成本与检测效果指标的比值(C/E),比值越低经济性越好。本研究效果指标采用灵敏性与特异性之和减1表示,其准确性也越好。

2)CUA:待评价的检验方法的实用价值用量化为具体数值的灵敏性、特异性、简便性和快速性等专业性医学检验指标来体现。详见前文。

3)MAUT:MAUT 的方法实施步骤、确定比较因素、各因素权重评定、评价方法等,详见前文。

**2.结果与分析**

(1)成本的确定

方法 A、B、C、D、E、F、G、H 和 I 所需各实验材料总成本分别为46.20元/试验、61.60元/试验、1.40元/试验、16.80元/试验、14.00元/试验、7.00元/试验、14.00元/试验、19.25元/试验、7.00元/试验。

(2)9 种方法的灵敏性与特异性

不同的方法来自不同的文献,灵敏性与特异性的结果见表 7-20、表 7-21。

表 7-20　9 种检测方法的灵敏性均值

| 方法 | 灵敏性/% | | | |
| --- | --- | --- | --- | --- |
| | 来源 1 | 来源 2 | 来源 3 | 均值/% |
| A | 97.30 | 100.00 | 93.60 | 96.97 |
| B | 98.00 | 91.90 | 70.00 | 86.63 |
| C | 99.00 | 98.00 | 92.80 | 96.60 |
| D | 99.00 | 98.00 | 89.00 | 95.33 |
| E | 96.00 | 99.00 | 62.10 | 85.70 |
| F | 98.00 | 95.00 | 95.10 | 96.03 |
| G | 97.00 | 100.00 | 98.00 | 98.33 |
| H | 89.00 | 93.30 | 86.00 | 89.43 |
| I | 91.00 | 97.90 | 92.70 | 93.87 |

表 7-21　9 种检测方法的特异性均值

| 方法 | 灵敏性/% | | | |
| --- | --- | --- | --- | --- |
| | 来源 1 | 来源 2 | 来源 3 | 均值/% |
| A | 97.70 | 94.30 | 100.00 | 97.33 |
| B | 99.00 | 83.90 | 94.00 | 92.30 |
| C | 100.00 | 100.00 | 100.00 | 100.00 |
| D | 100.00 | 95.00 | 99.00 | 98.00 |
| E | 100.00 | 100.00 | 100.00 | 100.00 |
| F | 86.00 | 91.00 | 88.80 | 88.60 |
| G | 100.00 | 100.00 | 96.00 | 98.67 |
| H | 100.00 | 100.00 | 36.00 | 78.67 |
| I | 99.00 | 96.50 | 100.00 | 98.50 |

（3）9 种检测方法的简便性和快速性

根据所引用文献的步骤（$n$）与耗时（$t'$）计算所得简便性和快速性值，A 方法的数据来源于 Noel A. 等人的研究，该检测方法共有 1 个步骤，耗时约 0.53h；B 方法的数据来源于 Noel A. 等人的研究，该检测方法共有 3 个步骤，耗时约 2.73h；C 方法的数据来源于 Yan Q. 等人的研究，该检测方法共有 4 个步骤，耗时约 2.00h；D 方法的数据来源于 Noel A. 等人的研究，该检测方法共有 2 个步骤，耗时约 1.60h；E 方法的数据来源于 Bakour S. 等人的研究，该检测方法共有 6 个步骤，耗时约 2.00h；F 方法的数据来源于 Rao M. R. 等人的研究，该检测方法共有 4 个步骤，耗时约 21.28h；G 方法的数据来源于 Seco B. 等人的研究，该检测方法共有 6 个步骤，耗时约 2.22h；H 方法的数据来源于 Novais A. 等人的研究，该检测方法共有 5 个步骤，耗时约 0.57h；I 方法的数据来源于 van der Zwaluw K. 等人的研究，该检测方法共有 5 个步骤，耗时约 11.28h。根据所引用文献的步骤（$n$）与耗时（$t'$）计算所得简便性值结果见表 7-22。

表 7-22　9 种检测方法的简便性和快速性

| 方法 | 步骤（$n$） | 简便性（$1/n$） | 耗时 $t'$ | 快速性（$t/t'$） |
| --- | --- | --- | --- | --- |
| A | 1 | 1.00 | 0.53h | 1.89 |
| B | 3 | 0.33 | 2.73h | 0.37 |
| C | 4 | 0.25 | 2.00h | 0.50 |

续表

| 方法 | 步骤($n$) | 简便性($1/n$) | 耗时 $t'$ | 快速性($t/t'$) |
|------|----------|-------------|----------|---------------|
| D | 2 | 0.50 | 1.60h | 0.63 |
| E | 6 | 0.17 | 2.00h | 0.50 |
| F | 4 | 0.25 | 21.28h | 0.05 |
| G | 6 | 0.17 | 2.22h | 0.45 |
| H | 5 | 0.20 | 0.57h | 1.75 |
| I | 5 | 0.20 | 11.28h | 0.09 |

注:培养出纯菌的时间不计算在各方法耗时中,但 A 方法包含 30min 的细菌培养时间加 2min 的实验操作时间;B 方法包括 160min 的细菌培养时间和 4min 的实验操作时间;C 方法细菌培养时间加实验操作时间共计 2h;D 方法包含 90min 的细菌培养时间和 6min 的实验操作时间;E 方法包含 2h 的细菌培养时间;F 方法包括 17min 的操作时间和约 21h 的细菌孵育时间;G 方法包含 2h 的细菌孵育时间和 13min 的实验操作时间;H 方法包含 30min 的细菌孵育时间和 4min 的实验操作时间;I 方法包含 11h 的细菌培养时间加 17min 的实验操作时间。

(4)CEA 结果

通过对比发现 C 方法的 CEA 值最小,B 方法的 CEA 值最大。详见表 7-23。

表 7-23　9 种检测方法的 CEA

| 方法 | 检测效果 E/% | 成本 C/元 | C/E |
|------|-------------|----------|------|
| A | 94.30 | 46.20 | 48.99 |
| B | 78.93 | 61.60 | 78.04 |
| C | 96.60 | 1.40 | 1.45 |
| D | 93.33 | 16.80 | 18.00 |
| E | 85.70 | 14.00 | 16.34 |
| F | 84.63 | 7.00 | 8.27 |
| G | 97.00 | 14.00 | 14.43 |
| H | 68.10 | 19.25 | 28.27 |
| I | 92.37 | 7.00 | 7.58 |

(5)CUA

9 种检测方法的 CUA 值差异较大,其中 C 方法值最小。详见表 7-24。

表 7-24  9 种检测方法的 CUA

| 方法 | 成本/元 | 灵敏性/% | 特异性/% | 简便性(1/n) | 快速性(t/t') | C/U |
|---|---|---|---|---|---|---|
| A | 46.20 | 96.97 | 97.33 | 1.00 | 1.89 | 38.18 |
| B | 61.60 | 86.63 | 92.30 | 0.33 | 0.37 | 99.35 |
| C | 1.40 | 96.60 | 100.00 | 0.25 | 0.50 | 2.06 |
| D | 16.80 | 95.33 | 98.00 | 0.50 | 0.63 | 21.82 |
| E | 14.00 | 85.70 | 100.00 | 0.17 | 0.50 | 22.22 |
| F | 7.00 | 96.03 | 88.60 | 0.25 | 0.05 | 12.96 |
| G | 14.00 | 98.33 | 98.67 | 0.17 | 0.45 | 21.54 |
| H | 19.25 | 89.43 | 78.67 | 0.20 | 1.75 | 21.15 |
| I | 7.00 | 93.87 | 98.50 | 0.20 | 0.09 | 12.73 |

（6）MAUT

9 种检测方法检测 CPE 的 MAUT 分析结果见表 7-25，其中 C 方法的总得分最低，B 方法的总得分最高。

表 7-25  9 种检测方法检测 CPE 的 MAUT 分析结果

| 方法\评价值 | 成本 (20%) | 灵敏性 (20%) | 特异性 (20%) | 简便性 (20%) | 快速性 (20%) | 总得分 (Td) |
|---|---|---|---|---|---|---|
| A | 46.20 | 96.97 | 97.33 | 1.00 | 1.89 | 10.21 |
| B | 61.60 | 86.63 | 92.30 | 0.33 | 0.37 | 12.82 |
| C | 1.40 | 96.60 | 100.00 | 0.25 | 0.50 | 0.82 |
| D | 16.80 | 95.33 | 98.00 | 0.50 | 0.63 | 3.97 |
| E | 14.00 | 85.70 | 100.00 | 0.17 | 0.50 | 3.31 |
| F | 7.00 | 96.03 | 88.60 | 0.25 | 0.05 | 1.83 |
| G | 14.00 | 98.33 | 98.67 | 0.17 | 0.45 | 3.32 |
| H | 19.25 | 89.43 | 78.67 | 0.20 | 1.75 | 4.58 |
| I | 7.00 | 93.87 | 98.50 | 0.20 | 0.09 | 1.84 |

（7）MAUT 的敏感度分析

由于决策结果可随因素权重的变化而变化，故需进行敏感性分析。设成本权重和特异性权重按原设定值上升 10%，灵敏性权重和简便性权重按原设定值下降 10%，快速性权重不变(详见表7-26);或者设成本权重不变,灵敏性权重和简便性权重按原设定值上升10%,特异性权重和快速性权重按原设定值下降10%(详见表7-27)。结果发现不管权重值如何调整,C方法总得分总是最低。

表7-26 MAUT敏感度分析结果(1)

| 评价值<br>方法 | 成本<br>(30%) | 灵敏性<br>(10%) | 特异性<br>(30%) | 简便性<br>(10%) | 快速性<br>(20%) | 总得分<br>($Td$) |
|---|---|---|---|---|---|---|
| A | 46.20 | 96.97 | 97.33 | 1.00 | 1.89 | 14.73 |
| B | 61.60 | 86.63 | 92.30 | 0.33 | 0.37 | 18.95 |
| C | 1.40 | 96.60 | 100.00 | 0.25 | 0.50 | 0.94 |
| D | 16.80 | 95.33 | 98.00 | 0.50 | 0.63 | 5.61 |
| E | 14.00 | 85.70 | 100.00 | 0.17 | 0.50 | 4.70 |
| F | 7.00 | 96.03 | 88.60 | 0.25 | 0.05 | 2.50 |
| G | 14.00 | 98.33 | 98.67 | 0.17 | 0.45 | 4.70 |
| H | 19.25 | 89.43 | 78.67 | 0.20 | 1.75 | 6.47 |
| I | 7.00 | 93.87 | 98.50 | 0.20 | 0.09 | 2.53 |

表7-27 MAUT敏感度分析结果(2)

| 评价值<br>方法 | 成本<br>(20%) | 灵敏性<br>(30%) | 特异性<br>(10%) | 简便性<br>(30%) | 快速性<br>(10%) | 总得分<br>($Td$) |
|---|---|---|---|---|---|---|
| A | 46.20 | 96.97 | 97.33 | 1.00 | 1.89 | 10.12 |
| B | 61.60 | 86.63 | 92.30 | 0.33 | 0.37 | 12.81 |
| C | 1.40 | 96.60 | 100.00 | 0.25 | 0.50 | 0.79 |
| D | 16.80 | 95.33 | 98.00 | 0.50 | 0.63 | 3.96 |
| E | 14.00 | 85.70 | 100.00 | 0.17 | 0.50 | 3.26 |
| F | 7.00 | 96.03 | 88.60 | 0.25 | 0.05 | 1.86 |
| G | 14.00 | 98.33 | 98.67 | 0.17 | 0.45 | 3.29 |
| H | 19.25 | 89.43 | 78.67 | 0.20 | 1.75 | 4.43 |
| I | 7.00 | 93.87 | 98.50 | 0.20 | 0.09 | 1.85 |

(8)9种检测方案的3种评价方法结果比较

由表7-28可知,综合CEA、CUA和MAUT这3种评价方法对9种检测方案进行排序从小到大依次为:C<F<I<E<G<D<H<A<B。

表 7-28　九种检测方法的 CEA、CUA 和 MAUT 结果比较

| 指标<br>方法 | CEA（排序） | CUA（排序） | MAUT（排序） | | |
|---|---|---|---|---|---|
| | | | MAUT 分析 | 敏感度分析（1） | 敏感度分析（2） |
| A | （⑧） | （⑧） | （⑧） | （⑧） | （⑧） |
| B | （⑨） | （⑨） | （⑨） | （⑨） | （⑨） |
| C | （①） | （①） | （①） | （①） | （①） |
| D | （⑥） | （⑥） | （⑥） | （⑥） | （⑥） |
| E | （⑤） | （⑦） | （④） | （⑤） | （④） |
| F | （③） | （③） | （②） | （②） | （③） |
| G | （④） | （⑤） | （⑤） | （④） | （⑤） |
| H | （⑦） | （④） | （⑦） | （⑦） | （⑦） |
| I | （②） | （②） | （③） | （③） | （②） |

　　近年来,多种碳青霉烯酶表型分析方法被广泛应用,这些检测 CPE 的方法各有优缺点,这样就给临床实验室选择带来不便;本章节采用 CEA、CUA 对 9 种检测 CPE 的方法进行经济学评价,分析发现这 2 种方法似乎仍不能更好地区别 9 种检测 CPE 方法的优缺点,于是我们应用 MAUT 对 9 种检测 CPE 的方法进行经济学补充评价,以期能更好地区别 9 种检测 CPE 方法各自的优缺点。

　　A 方法:β-Carba 试验,Carba NP 试验的一种,也是基于碳青霉烯酶水解活性的比色分析方法。Mancini S. 等人的研究表明,A 方法对非 KPC 型 A 类碳青霉烯酶、大部分 OXA-48 型酶(如 OXA-162、OXA-181、OXA-204 和 OXA-232)存在假阴性结果,总灵敏度、特异性分别为 64.00% 和 90.00%;将孵育时间延长至 1h 及使用较大的细菌接种量(大约是初始数量的 2 倍),可以显著提高这种方法检测的敏感性(敏感性从 93.60% 至 98.10%),并且减少了假阴性结果(特别是对 OXA-48 碳青霉烯酶活性较弱的菌株);该方法检测 CPE 的敏感度和特异性较高,其阴性预测值(95%)非常高,强调其阴性结果几乎排除了碳青霉烯酶的存在,并可防止对这类菌株进行进一步不必要的试验;分析速度快(2h 内),方法简单、一步检测,无须特殊仪器和专业技术操作人员,不需过夜培养。然而,Bayraktar B. 等人研究显示 A 方法在检测最常见的 CPE 方面性能优异(敏感性和特异性介于 85.10%~98.70% 和 92.70%~99.90% 之间),在 OXA-48 类菌株中表现良好;但此方法必须对新鲜的分离菌株进行检测,因此重复性较差。A 方法的 CEA 值为 7.00,

CUA 值为 5.45,MAUT 值为 2.29,表明该方法可以作为检测 CPE 的初筛试验,用于排除 CPE。

B 方法:快速 Carba NP,该试验基于以酚红为指示剂的亚胺培南水解的比色法,不需要任何特定的技术和昂贵的设备,易于使用,也能够检测出未知的碳青霉烯酶基因型,可在 1~2h 内完成检测,成本比分子方法检测低。Noel A. 等人研究发现,该方法在检测产生 D 类碳青霉烯酶的不动杆菌时表现不佳(敏感性 36.40%,特异性 75.00%);然而,Pantel A. 等人研究发现该方法可检测到所有 A 类和 D 类碳青霉烯酶。本研究发现 B 法经济成本最高需 8.8 美元,所得的 CEA 值为 11.15,CUA 值为 14.19,MAUT 值为 2.26,CUA、CEA、MAUT 值均最高。

C 方法:Carba NP-Direct,该方法是由 Pasteran 等人提出的一种简化的 Carba NP 试验,该试验有以下几个优点:使用廉价的化学试剂 Triton X 代替裂解溶液,节约成本(单次试验仅需 1.40 元)、易于操作,快速(2h 内);此外,使用可注射形式的亚胺培南/西司他丁,而不是亚胺培南粉末,既节省了成本,又具有实用性;它检测到所有 KPC 型、大多数 NDM 型(79.00%)和 IMP 型(66.70%);与 F 方法相比,对 B 类和 D 类碳青霉烯酶的检测敏感性和特异性更高(分别为 100% 和 57.4%,90.9% 和 36.4%),本研究所得 CEA 值为 0.21,CUA 值为 0.30,MAUT 值为 0.58,CEA、CUA、MAUT 值及试验成本均最小,体现了评价中各种指标的经济学优越性,因此 C 方法是一种准确、廉价、快速、简便的检测 CPE 的方法;因此,推荐该法作为临床实验室一般情况下的常规检测方法,特别是在发展中国家。

D 方法:Neo-Rapid Carb 筛选试验,是一种改进的 Carba NP 试验,其也是基于碳青霉烯类抗生素水解和随后颜色变化的快速检测碳青霉烯酶的商用表型测试;采用静脉注射使用亚胺培南。最新版本的 Rosco Neo-RapidCarb 试剂盒不需要配制亚胺培南溶液,有效期为 2 年,比亚胺培南粉末便宜。实验操作简单,但需要对实验操作者进行额外的训练;所需细菌的接种量是 A 方法的 2 倍多,因此在某些情况下可能需要额外的传代培养才能进行测试,且在检测 OXA-48 类菌株时结果难以判断,限制了其在 OXA-48 型 CPE 流行地区的应用。本研究所得 CEA 值为 2.57,CUA 值为 3.13,MAUT 值为 1.09。

E 方法:改良 Carba NP 试验,与经典 Carba NP 相比,该试验的优点是它所需的接种量很少,对 OXA-48 型酶的敏感性较低,但对 Ambler B 类金属内酰胺酶(MBL)的检测有较好的敏感性,该方法是一种快速、具有成本效益的方法,可以在任何实验室中应用,可以检测到肠杆菌科、假单胞菌和不动杆菌属的不同碳青霉烯酶类型,但需准备新鲜的试剂且试剂保质期短。本研究所得 CEA、CUA 和 MAUT 值分别为 2.33、3.16 和 0.91。

F 方法:改良 Hodge 试验,该方法是美国临床实验室标准化委员会[NCCLS,现在为临床实验室标准化协会(CLSI)]从 2009 年开始推荐的一种碳青霉烯酶筛选方法,该方法的优点是易于操作,无须特殊设备和试剂,成本较低;然而,该方法对于肠杆菌属的检测易产生假阳性结果,且对 NDM 类型 CPE 菌株检测灵敏度较低、特异性有限,很耗时(孵育时间大约需 21h),因此,阻碍了其在临床上的广泛应用,2018 年从 CLSI M100 指南中删除。本研究所得 CEA 值为 1.18,CUA 值为 1.85,MAUT 值为 0.63。

G 方法:Blue-Carba 试验,是 Carba NP 的一种检测方法,其直接从细菌培养物而不是细菌提取物中检测碳青霉烯酶。与 Carba NP 相比,该方法以下有 6 个优点:①提高灵敏度;②使用更便宜的含有化学物质 Triton X 的萃取缓冲液(B-per Ⅱ)来代替裂解溶液从而显著降低每个反应的萃取成本;③使用注射形式的亚胺培南/西司他丁代替一水亚胺培南粉末从而节省这种试剂成本;④使用的 pH 变色指示剂为溴百里酚蓝,其变色范围在 pH6.0~7.6 时,覆盖了 β-内酰胺酶水解引起的大部分颜色变化(pH6.8);⑤其检测灵敏度为 100.00%,特异性在 91.00%~100.00%之间;⑥可检测不动杆菌属中常见的 OXA-型碳青霉烯酶。本研究所得 CEA 值为 2.06,CUA 值为 3.08,MAUT 值为 0.92。对于主要以 A 类(KPC)和 D 类(如 MBL、OXA-)产碳青霉烯酶为主的不动杆菌流行地区而言,该试验是一种快速、准确、经济的方法。

H 方法:快速 Carba Blue Kit 试验,该方法也是基于碳青霉烯酶水解亚胺培南时引起 pH 指示剂(溴百里酚蓝)的颜色变化这一原理的,该试验试剂简单,操作时间短,可以在 3h 内完成检测。值得注意的是,该方法需要配制经 pH 调节的 0.9%的 NaCl 溶液,增加了测试的复杂性。虽被证实是一种准确、快速、操作简便的检测 CPE 的方法,但灵敏性(89.43%)和特异性(78.67%)相较于其他方法来说相对低。本研究所得 CEA 值为 4.04,CUA 值为 3.02,MAUT 值为 1.28。

I 方法:CIM 试验,该方法是一种基于碳青霉烯失活的表型测试,可以在常规实验室实践中低成本实施,不需要特殊设备(pH 计等)和溶液(苯酚红、硫酸锌等)。该表型分析方法已被纳入 2019CLSI、欧洲抗生素药敏试验委员会(EUCAST)等指南中。这种方法是观察药敏纸片周围抑制细菌生长的直径来判断试验结果的。Tamma P. D. 等人发现,CIM 对 OXA-48 和 NDM 型菌株的检测灵敏度较低,CIM 检测阴性的菌株应用另一种表型分析方法重新检测(如用 A 方法或 C 方法)可提高诊断方法的灵敏性;虽然该方法需要相对较长的孵化时间(11h),但其敏感性、特异性较高,低成本和结果比较易判,显示出该方法在检测 CPE 上的优越性。本研究所得 CEA 值为 1.08,CUA 值为 1.82,MAUT 值为 0.64。

9 种方法中 A、C、D 和 G 方法灵敏性、特异性和简便性尚可,操作时间短,这些方法均较 PCR 价格低廉,适合普通实验室常规开展,均可作为初筛试验。

尽管 carba-NP 实验简单快速,但是影响因素较多,如配制试验溶液的 pH、待测菌分离选用的培养基、接种量、孵育时间、结果判定的主观因素、黏液型的表型以及酶活性表达水平等均会对结果造成影响。另外,部分试验需要一些特殊的试剂,如蛋白提取试剂、亚胺培南标准品粉剂等,不仅试验成本较高,而且亚胺培南粉剂加入后试剂要尽快使用,有效期仅 3d,限制了该试验的推广应用。现在一些商品化的试剂盒应运而生,如 RAPI-DEC 试剂盒、Neo-Rapid Carb 筛选试剂盒等,上述商品化产品具有同样的检测性能,操作更简便,但这些试剂盒的单次试验价格较其他方法高,在贫困国家和地区的临床微生物实验室较难普及,因此不是最佳性价比的检测 CPE 的方法。

C 方法、D 方法和 G 方法经济学价值尚可,均兼顾 CUA、CEA 和 MAUT,但 D 方法实验操作人员需要额外的培训,C 方法和 G 方法无须专门的实验设备和专业人员,具有价格低廉、经济有效的特性,如果忽略操作时间过长的缺点,I 法也可以作为日常使用,因此,这些方法均可作为常规检测方法。

从表 7-23 至表 7-25 可知,9 种检测方法的 CEA 值、CUA 值、MAUT 值排序从小到大依次为:C<F<I<E<G<D<H<A<B,兼具相对低成本,灵敏性、特异性较高,简便性和快速性较好等各个优势的最佳性价比的方法为 C 方法、D 方法和 G 方法。其余方法有不同的不足:A 和 B 方法成本相较其他方法的成本高;B 方法和 E 方法灵敏性较低;F 方法耗时且特异性较低,H 方法操作过程较为烦琐;I 方法耗时长(需 11.28h)。

总的来说,在本研究评估的 CPE 9 种表型检测方法,对 CPE 的检测准确性和各种性能各不相同。在确定哪种表型分析方法进行 CPE 检测时,需考虑实验成本、检测方法的准确性、易用性、必要的实验设备、检测的时间和周转时间、当地的 CPE 菌株基因类型的流行情况等;实验室有时需要不同方法互相补充。在正常情况下,选择 C、D、G 和方法 I 作为常规检测方法,用于流行病学和感染控制目的。当需要快速检测时,可采用 A、B、C、D 法和 E 法进行初筛。当阴性结果产生但临床怀疑为假阴性时,可以使用其他测试或 PCR 来确认结果。

局限性:本研究的研究方法虽然在一定程度上可区分各种方法的卫生经济学差异,但由于采用平均权重导致对部分检测方法评价不准确,可应用统计学精确赋值的方法,从而对各指标进行精确赋予权重或用其他的 MAUT 的计算方法,可能可以解决这一问题,这是我们下一步将要研究的内容。

### 五、MRSA 主动筛查成本效益分析

MRSA 因其对多种抗生素耐药,被列为世界三大最难解决的感染性疾患的第 1 位,而且存在医院内传播的风险。主动筛查增加了筛查的频次,而且结果快速可靠,更有利于检出 MRSA 携带者;医院在获得 MRSA 筛查结果后可针对性地采取接触预防措施,防止多重耐药菌感染在院内的扩散。目前在我国,医院感染控制的成本由医院承担,开展多重耐药菌主动筛查存在增加费用、人力资源等问题;研究证明多重耐药菌主动筛查具有较高的社会成本效益,明显减少社会医疗费用和患者疾病经济负担,但目前国内较少相关研究。

深圳市中医院谢懿等人选用快速可靠的 MRSA 产色培养基,对 ICU 住院患者进行 MRSA 主动筛查,并从检出率和成本效益方面与常规细菌培养方法进行比较。

#### 1. 材料与方法

（1）研究对象

入住重症监护病房（ICU）进行观察、诊断和治疗的患者。

（2）研究方法

根据卫生部《医院感染监测规范（WS/T312−2009）》,采用前瞻性队列研究方法,先后开展 6 个月（2011 年 11 月 1 日至 2012 年 4 月 30 日）的对照组研究,再开展 6 个月（2012 年 6 月 1 日至 2012 年 11 月 30 日）的干预组研究,然后对比分析干预组和对照组的 MRSA 检出率。

对照组:对 ICU 患者如果存在发热、伤口、排痰性咳嗽等状况,按常规病原学微生物培养方法采集血、分泌物、痰等标本送检,若培养结果为 MRSA 则采取接触预防措施。

干预组:除了在 ICU 患者存在发热、伤口、排痰性咳嗽等状况,按常规病原学微生物培养方法采集血、分泌物、痰等标本送检外,对 ICU 患者在入院时和住院期实施每周 1 次的 MRSA 主动筛查,及时发现 MRSA 携带或感染患者,然后对筛查结果阳性的患者及早实施严格的接触预防措施。

（3）MRSA 主动筛查的方法

对纳入筛查范围的 ICU 住院患者进行入院时筛查,住院期间每周筛查 1 次。采样方法是以生理盐水蘸湿无菌棉签对患者鼻前庭、咽喉、腋窝、腹股沟进行涂抹采样,然后放入无菌试管中送检。选用快速可靠的 MRSA 产色培养基,将采集的标本接种于 MRSA 产色培养基,36℃培养 24~48 h 后观察结果。在头孢西丁存在的情况下,产 α 葡糖苷酶的菌落自发呈现绿色,MRSA 筛查结果为阳性。

（4）主要经济指标

疾病经济负担：按照社会与人群的危害关系分为直接费用、间接费用、无形费用。无形费用是指患者及其亲友因病而遭受的痛苦、忧虑和不便，用支付意愿法进行测量，因较难估算，本课题忽略该费用；故疾病经济负担=直接医疗费用+直接非医疗费用+间接经济负担。本研究采用成本效益分析中的效益成本比率法（benefit cost ratio，BCR）和净现值法（net present value，NPV）来比较不同预防控制措施患者的经济负担，由此分析快速主动筛查的经济学价值。

BCR=对照组疾病经济负担/干预组疾病经济负担；

NVP=对照组疾病经济负担-干预组疾病经济负担。

**2.结果**

（1）ICU 患者 2 种筛查方法 MRSA 检出率比较

对 ICU 住院患者进行 2 种筛查方法 MRSA 检出率的比较，对照组与干预组在入、出 ICU 时 MRSA 定殖携带率差异无统计学意义（$P>0.05$，表 7-29）。

表 7-29　干预组与对照组的费用比较

| 组别 | 例数 | 筛查/元 | 直接医疗费<br>/万元 | 直接非医疗费<br>/万元 | 间接经济负担<br>/万元 | 疾病经济负担<br>/万元 |
|---|---|---|---|---|---|---|
| 干预组 | 79 | 612.04±284.51 | 6.32±2.52 | 0.11±0.05 | 0.29±0.11 | 6.73±2.68 |
| 对照组 | 86 | 445.91±336.11 | 7.64±3.10 | 0.12±0.05 | 0.27±0.11 | 8.04±3.26 |
| $t$ 值 | | 5.67 | 2.99 | 1.28 | 1.16 | 2.81 |
| $P$ 值 | | <0.001 | <0.005 | >0.1 | >0.2 | <0.005 |

（2）ICU 患者主动筛查 CBA

干预组筛查费用较对照组多，但直接医疗费用、疾病经济负担较对照组少，差异均有统计学意义（$P<0.05$）。

本研究显示，干预组因在入 ICU 及住 ICU 期间每周对患者进行 MRSA 主动筛查，与对照组比较增加了筛查费用，差异有统计学意义；但干预组较对照组缩短了住院时间，疾病经济负担下降了 1.31 万元，对照组疾病经济负担是干预组的 1.19 倍，两组间的直接医疗费用、疾病经济负担差异有统计学意义。主动筛查增加了筛查的频次，而且结果快速可靠，更有利于检出 MRSA 携带者。医院在获得 MRSA 筛查结果后可针对性地采取接触预防措施，防止多重耐药菌感染在院内的扩散，这样就可以避免患者因医院感染延长了住院时间，增加医疗费用，甚至导致死亡。由此可见，开展多重耐药菌主动筛查具有较高的成本效益。

# 第二节　临床免疫检验的经济学评价

临床免疫检验的各种检测方法、项目,也应用成本效果分析、成本效益分析、成本效用分析等方法进行了初步研究。

## 一、丙型肝炎病毒抗体3种检测方法的成本-效果分析

丙型肝炎病毒抗体(Anti-Hepatitise C virus, anti-HCV)的检测是临床常用的检测项目,目前临床检验应用的检测 anti-HCV 的方法有多种,不同方法原理、成本、准确率均有差异,为比较不同 anti-HCV 检测方法的经济学优势,应用经济学的原理,对3种常用的 anti-HCV 检测方法进行 CEA,以期选择出一个效果好、价格低的检测方法。为患者获得最佳检测效果的检测方法提供参考。

### 1. 资料和方法

(1)anti-HCV 检测方法

选择3种常用的 anti-HCV 检测方法,分别为酶联免疫吸附试验(ELISA)、胶体金层析法(colloidal gold immunochromatographicassay,GIA)和微粒酶联免疫荧光试验(microparticale enzyme immunoflurescent assay,MEIA)。

(2)CEA

①3种方法的成本:由于各种方法所需仪器不同,且在折旧期内所检测数不同,仪器成本不易较准确测算,故本研究仅以3种检测方法的单纯单次试验的试剂成本为分析依据。数据来源于各试剂公司报价目录,EIA 为上海荣盛生物技术有限公司,GIA 为艾康生物技术(杭州)有限公司,MEIA 为美国雅培公司,成本分别为 2.39 元/试验、10.0 元/试验和 23.55 元/试验。②效果的确定:检测方法的效果以其总符合率为指标,3种方法的数据来源于卫生部临床检验中心《2003 年全国临床实验室室间质量评价总结》,EIA、GIA和 MEIA 3种方法的总符合率分别为 0.98、0.82、0.99。③成本-效果比值计算:检测方法的 CEA 旨在寻找一个检测效率相对高,价格相对低的检测方法,成本-效果比(C/E)即每产生一份效果所需的费用,一般比值越低越好。

(3)敏感度分析

经济学研究中所用的变量通常较难准确测量,数据有一定的不确定性和潜在偏倚,很多难以控制的因素对分析结果有影响,故需对某些特殊因素假设或估算数据,敏感度分析就是为了验证不同假设或估算对分析结果的影响程度。由于3种检测方法的总符

合率是一定的,而各医院试剂采购价格总体来说是呈下降趋势,故假设将试剂成本下降20%,而其他不变来进行敏感度分析。

### 2.结果

(1)3种检测方法的成本-效果分析

详见表7-30。

**表7-30  3种检测方法的成本-效果分析**

| 方法 | 成本 | 总符合率 | C/E |
|------|------|---------|-----|
| ELISA | 2.39/T | 0.98 | 2.438 |
| GIA | 10.0/T | 0.82 | 12.195 |
| MEIA | 23.55/T | 0.99 | 23.787 |

(2)敏感度分析

结果详见表7-31。

**表7-31  敏感度分析结果**

| 方法 | 成本 | 总符合率 | C/E |
|------|------|---------|-----|
| EIA | 1.91/T | 0.98 | 1.948 |
| GIA | 9.76/T | 0.82 | 11.902 |
| MEIA | 19.03/T | 0.99 | 19.222 |

由于anti-HCV检测方法多种多样,不同方法的原理、成本、总符合率有所不同,故必须对这些方法进行经济学评估,但目前有关检测方法的经济学研究很少,尚无较成熟的评价方法。我们借助药物经济学研究的原理和方法,对3种常用的anti-HCV检测方法进行成本-效果分析,获得了较好的结果。

表7-30表明,由于不同方法的成本和总符合率不同,其成本-效果比(C/E)不同,EIA的C/E最小,MEIA的C/E最大,说明EIA法检测anti-HCV具有最佳成本-效果比,是较理想的方法。表7-31的敏感性分析表明,将3种方法试剂成本下降20%,其C/E仍为EIA最小,MEIA最大,进一步证明分析结果的可靠性。

## 二、乙型肝炎病毒表面抗原3种检测方法的医学检验经济学分析

乙型肝炎病毒表面抗原(HBsAg)的检测是临床常用的检测项目,目前临床检验应用的检测HBsAg的方法有多种,不同方法的原理、成本、准确率均有差异,为比较不同HBsAg检测方法的经济学优势,我们借鉴药物经济学成本-效果分析和成本-实用价值分析

的原理,根据 HBsAg 3 种检测方法成本、准确率,将 HBsAg 3 种检测方法的操作简便程度和耗时分别量化为简便系数和快速系数,建立医学检验经济学分析方法并对 3 种常用的 HBsAg 检测方法进行 CEA 和 CUA,以期建立一种能根据检验医学"敏感、特异、简便、快速"的原则来全面评价最佳检测效果的检测方法并应用之,效果满意,现将结果报告如下。

**1. 资料和方法**

(1)HBsAg 检测方法

选择 3 种常用的 HBsAg 检测方法,分别为酶联免疫吸附试验(ELISA)、胶体金层析法(GIA)和免疫电子发光试验(MEIA)。

(2)医学检验经济学分析

1)3 种方法的成本:由于各种方法所需仪器不同,且在折旧期内所检测数不同,仪器成本不易较准确测算,故本研究仅以 3 种检测方法的单纯单次试验的试剂成本为分析依据。数据来源于各试剂公司报价目录,ELISA 为上海荣盛生物技术有限公司,GIA 为艾康生物技术(杭州)有限公司,MEIA 为美国雅培公司,分别为 1.20 元/试验、1.50 元/试验和 17.00 元/试验。

2)效果的确定:检测方法的效果以其准确率或总符合率为指标,3 种方法的总符合率数据来源于卫生部临床检验中心《2003 年全国临床实验室室间质量评价总结》,ELISA、GIA 和 MEIA 3 种方法的总符合率分别为 0.997、1.000 和 1.000。

3)CEA:检测方法的 CEA 旨在寻找一个检测效率相对高,价格相对低的检测方法,成本-效果比(C/E)即每产生一份效果所需的费用,比值越低越好。

4)CUA:将待评价检验内容(项目或方法)的实用价值以敏感性(sensibility's)、特异性(speciality's)、简便性(simple's)、快速性(speed's)等"4S"原则体现并量化为每产生一份实用价值所需的费用,比值越小越好。其公式 1 为:

$$C/U = \frac{成本}{(敏感性+特异性+简便性+快速性) \times 25\%}$$

具体为:①为体现"4S"原则的重要性,分别将"4S"数值乘以 25% 以平衡可能出现的个别"S"原则数值极端值导致误差。②"4S"原则中,敏感性和特异性分别以卫生部临检中心室间质评总结数据或各研究者研究数据为依据,以百分数表示,最大为 1.000,简便性以待评价内容的检验操作简便系数表示,简便系数定义为在 1h($t$)完成该操作步骤数($n$)的检验项目或方法的次数,即 $n/t$,由于其与实用价值呈负相关,即操作步骤越多,简便系数越小,故以其倒数($t/n$)代入公式进行计算,由于完成一个检验项目耗时一般以

min 为单位,故以 60min 作为 $t$ 代入公式。快速性与简便性相似,以待评价内容的检验快速系数表示之,快速系数定义为 1h 内($t$)完成需耗该时间数($t'$)的检验项目或方法的次数,即 $t'/t$,由于其与实用价值呈负相关,故以其倒数($t/t'$)代入公式计算,即[60(min)/$t'$]。故公式 2 为

$$C/U = \frac{成本}{[敏感性+特异性+(60/n)+(60/t')]\times 25\%}$$

(3)敏感度分析

经济学研究中所用的变量通常较难准确测量,数据有一定的不确定性和潜在偏倚,很多难以控制的因素对分析结果有影响,故需对某些特殊因素假设或估算数据,敏感度分析就是为了验证不同假设或估算对分析结果的影响程度。由于 3 种检测方法的总符合率是一定的,而各医院试剂采购价格总体来说是呈下降趋势,故假设将试剂成本下降20%,而其他不变来进行敏感度分析。

**2. 结果**

(1)3 种检测方法的成本-效果分析

详见表 7-32。

表 7-32　3 种检测方法的成本-效果分析

| 方法 | 成本 | 总符合率 | C/E |
|---|---|---|---|
| ELISA | 1.20/T | 0.997 | 1.203 |
| GIA | 1.50/T | 1.000 | 1.500 |
| MEIA | 17.00/T | 1.000 | 17.000 |

(2)3 种检测方法的成本-实用价值分析(CUA)分析

3 种检测方法的 CUA 分析结果表明,GIA 最小,即 CUA 最佳,详见表 7-33。

表 7-33　3 种检测方法的成本-实用价值分析

| 方法 | 成本 | 总符合率 | 操作步骤 | 操作系数 | 时间 | 时间系数 | C/U |
|---|---|---|---|---|---|---|---|
| ELISA | 1.20/T | 0.997 | 101 | 0.594(60/101) | 80 | 0.750(60/80) | 1.438 |
| GIA | 1.50/T | 1.000 | 5 | 12.00(60/5) | 20 | 3.000(60/20) | 0.353 |
| MEIA | 17.00/T | 1.000 | 28 | 2.143(60/28) | 30 | 2.000(60/30) | 11.068 |

3 种检测方法的操作系数、时间系数,分别以 $60/n$、$60/t$、$1/n$、$1/t$ 两种方法计算,结果,以 $60/n$、$60/t$ 计算的 CUA 分析结果排序为:GIA、ELISA、MEIA,以 $1/n$、$1/t$ 计算的 CUA 分析结果排序为:GIA＝ELISA、MEIA,表明以 $60/n$、$60/t$ 计算的 CUA 分析结果排序

更符合医学检验专业规律,即在检验性能没有显著差异时,操作步骤显著减少的方法的 C/U 值应该低于操作步骤显著增加的方法的 C/U 值,详见表 7-34。

表 7-34　3 种检测方法的成本-实用价值分析

| 方法 | 成本 | 总符合率 | 操作步骤 | 操作系数 | 时间 | 时间系数 | C/U |
|------|------|---------|---------|---------|------|---------|-----|
| ELISA | 1.20/T | 0.997 | 101 | 0.594(60/101) | 80 | 0.750(60/80) | 1.438 |
| | | | | 0.01(1/101) | 80 | 0.0125(1/80) | 1.20 |
| GIA | 1.50/T | 1.000 | 5 | 12.00(60/5) | 20 | 3.000(60/20) | 0.353 |
| | | | | 0.20(1/5) | 20 | 0.05(1/20) | 1.20 |
| MEIA | 17.00/T | 1.000 | 28 | 2.143(60/28) | 30 | 2.000(60/30) | 11.068 |
| | | | | 0.04(1/28) | 30 | 0.03(1/30) | 15.89 |

(3)敏感度分析

结果详见表 7-35。

表 7-35　敏感度分析结果

| 方法 | 成本 | 总符合率 | C/E′ | C/U′ |
|------|------|---------|------|------|
| ELISA | 0.96/T | 0.997 | 0.963 | 1.150 |
| GIA | 1.20/T | 1.000 | 1.200 | 0.282 |
| MEIA | 13.60/T | 1.000 | 13.600 | 8.854 |

在 HBsAg 3 种检测方法中,不同方法的原理、成本、总符合率、复杂程度和耗时各有所不同,故有必要对这些方法进行经济学评估,但目前有关检测方法的经济学研究很少,尚无较成熟的专门从检验医学及经济学角度来评价检验项目或方法的评价方法。我们借鉴药物经济学研究的原理和方法,设计、建立了一套医学检验经济学评价方法并对 3 种常用的 HBsAg 检测方法进行医学检验经济学分析,获得了较好的结果。

表 7-32 表明,由于不同方法的成本和总符合率不同,其成本-效果比(C/E)不同,ELISA 的 C/E 最小,MEIA 最大,说明 ELISA 法检测 HBsAg 具有最佳成本-效果比,是较理想的方法。表 7-35 的敏感性分析表明,将 3 种方法试剂成本下降 20%,其 C/E 仍为 ELISA 最小,MEIA 最大,证明分析结果的可靠性。

药物经济学的实用价值分析主要以患者质量调整生命年限为指标通过决策分析模型等分析方法来研究某些医疗行为的成本-实用价值。检验医学要求检验方法敏感

(sensibility's)、特异(speciality's)、简便(simple's)、快速(speed's)即"4S"原则,医学检验经济学的实用价值分析应该以"4S"为指标通过量化检验方法的敏感性、特异性、简便性和快速性来研究比较同一项目不同方法或同一检测目的不同项目间的实用价值,从而评价出具有最佳成本-实用价值比值的检验项目或方法,以供临床医师、检验师及患者选择,一种方法的敏感和特异越高,其实用价值越大,即成正比关系;一种方法的操作复杂程度越高,耗时越长,其实用价值越小,即成反比关系,故成本-实用价值分析比成本-效果分析能更全面评价某种项目或方法。

在本研究中,检测方法的成本、敏感性和特异性即总符合率予以客观量化,简便性和快速性不易量化,对于简便性和快速性,分别以简便系数和快速系数表示之,以完成待评内容的实际操作步骤数和实际耗时数为依据,根据检验医学的需要和实际情况以及数理逻辑,建立这2个系数的表达式及实用价值分析完整公式。

根据 HBsAg 3 种检测方法的成本、敏感性、特异性、实际操作步骤数和耗时数,应用该公式,得出它们成本-实用价值比值,表7-33 表明,GIA 法的 C/U 值优于 ELISA 和 ME-IA,该结论完全符合检验医学"4S"原则及数理逻辑,说明该公式是合理的、成立的。

表7-32 表明,单纯 CEA 的结论是 ELISA 法优于 GIA 和 MEIA,而表7-33 表明,从检验医学"4S"原则进行的 CUA 的结论是 GIA 法优于 ELISA、MEIA,说明从 HBsAg 检测方法的角度来看,CUA 确实比成本-效果分析法更能全面评价检验方法或项目。

表7-34 表明,3 种检测方法的操作系数、时间系数,分别以 $60/n$、$60/t$,$1/n$、$1/t$ 计算,结果,以 $60/n$、$60/t$ 计算的 CUA 分析结果排序为:GIA、ELISA、MEIA,以 $1/n$、$1/t$ 计算的 CUA 分析结果排序为:GIA = ELISA、MEIA,表明以 $60/n$、$60/t$ 计算的 CUA 分析结果排序更符合医学检验专业规律。

表7-35 的敏感性分析表明,将 3 种方法试剂成本下降 20%,其 C/E 仍为 ELISA 最小,MEIA 最大;其 C/U 值也得出相似结论,进一步证明分析结果的可靠性。

### 三、4 种 HBV 前 S1 抗原试剂的成本-效果分析

乙肝病毒前 S1 抗原(PreS1Ag)的检测是临床常用的检测项目,目前临床检验应用的检测 PreS1Ag 的试剂有多种,不同试剂成本、准确率均有差异,为比较不同 PreS1Ag 检测试剂的经济学优势,我们运用药物经济学的原理,对 4 种 PreS1Ag 检测试剂进行成本-效果分析,以期选择出一个效果好、价格低的检测试剂,为患者获得最佳检测效果的检测方法提供参考。

### 1. 资料和方法

（1）PreS1Ag 检测试剂

选择 4 种 PreS1Ag 检测试剂,分别为 A 试剂为上海复星长征医学科学有限公司产品,B 试剂为上海阿尔法公司产品,C 试剂为威海威高公司产品,D 试剂为北京兴盛源公司产品。

（2）CEA

1）4 种 PreS1Ag 检测试剂的成本:本研究仅以 4 种 PreS1Ag 检测试剂的单纯单次试验的试剂成本为分析依据。数据来源于各试剂公司报价目录,4 种 PreS1Ag 检测试剂的单纯单次试验的试剂成本分别为 8.44 元、7.91 元、8.13 元和 8.44 元。

2）效果的确定:检测试剂的效果以其 PreS1Ag 阳性与 HBeAg 阳性的总符合率为指标,4 种 PreS1Ag 检测试剂的数据来源于科室统计总结数据,4 种 PreS1Ag 检测试剂的总符合率分别为 0.55、0.63、0.82 和 0.65。

3）CEA:检测方法的成本-效果分析旨在寻找一个检测效率相对高,价格相对低的检测试剂,成本-效果比（C/E）即每产生一份效果所需的费用,一般比值越低越好。

（3）敏感度分析

经济学研究中所用的变量通常较难准确测量,数据有一定的不确定性和潜在偏倚,很多难以控制的因素对分析结果有影响,故需对某些特殊因素假设或估算数据,敏感度分析就是为了验证不同假设或估算对分析结果的影响程度。由于 4 种 PreS1Ag 检测试剂的总符合率是一定的,而各医院试剂采购价格总体来说是呈下降趋势,故假设将试剂成本下降 20%,而其他不变来进行敏感度分析。

## 2. 结果

（1）4 种 PreS1Ag 检测试剂的 CEA

详见表 7-36。

表 7-36　4 种 PreS1Ag 检测试剂的成本-效果分析

| 方法 | 成本 | 总符合率 | C/E |
|---|---|---|---|
| 威海威高 | 8.13/T | 0.82 | 9.92 |
| 上海阿尔法 | 7.91/T | 0.63 | 12.56 |
| 北京兴盛源 | 8.44/T | 0.65 | 12.99 |
| 上海复星 | 8.44/T | 0.55 | 16.8 |

（2）敏感度分析

结果详见表7-37。

表 7-37　敏感度分析结果

| 方法 | 成本 | 总符合率 | C/E′ |
|------|------|---------|------|
| 威海威高 | 6.50/T | 0.82 | 7.92 |
| 上海阿尔法 | 6.32/T | 0.63 | 10.03 |
| 北京兴盛源 | 6.72/T | 0.65 | 10.34 |
| 上海复星 | 6.72/T | 0.55 | 12.22 |

在临床决策分析中所采用的经济学评价方法主要有 3 种，分别为 CBA、CUA 和 CEA。CEA 是分析成本消耗后得到的效果，所谓效果是指有用效果，如临床诊治中的治愈率、好转率、病死率、抢救成功率、检验准确率、符合率，等等，其对效果指标的选择一般有一定的要求：

1）指标的有效性。它指确实能反映临床诊治的内容和实现的程度，是否有效要根据实际情况和经验进行判断。

2）指标的数量化。在临床诊治方案的比较分析中，应该尽量使用定量或半定量的指标，以更确切地反映目标。

3）指标的客观性。指标必须有明确的内容和定义，避免受主观倾向的影响，不同的人在不同的时间和地点对于同一种临床诊治的观察所得出的结果应经得起重复。

4）指标的灵敏性。指标应能及时、准确地反映病情的变化，反映临床诊治方案实施后病人病情的改变。

5）指标的特异性。指标要有较强的针对性，假阳性率要比较低。

CEA 的基本思想是以最低的成本实现效果的最大化，其表示方法为成本-效果比或效果-成本比（cost/effectiveness，C/E，E/C）或增量成本-增量效果比（增量效果-增量成本比）等，这就使不同的诊疗措施，在进行比较选择时，有了相同的评价单位，从而为临床决策提供科学的依据。C/E 或 E/C 是成本-效果分析的一种方法，即每诊断出一个新病例或提高一个单位结果所花的成本，或每一个货币单位诊断出多少新病例或提高多少单位结果，C/E 越小，或 E/C 越大，就越有效率；单一的 C/E 是没有意义的，主要用于 2 个或 2 个以上诊疗项目的比较，并且是比较有相同结果单位的 2 个诊疗项目。

由于 PreS1Ag 检测试剂多种多样，不同试剂成本、总符合率有所不同，故有必要对这些方法进行经济学评估，但目前有关检测试剂的经济学研究很少，我们借助药物经济学研究的原理和方法,对 4 种 PreS1Ag 检测试剂进行 CEA,获得了较好的结果。

表 7-36 表明,由于不同试剂的成本和总符合率不同,其成本-效果比(C/E)不同,威海威高公司 PreS1Ag 检测试剂的 C/E 最小,上海复星长征医学科学有限公司 PreS1Ag 检测试剂的 C/E 最大,说明威海威高公司 PreS1Ag 检测试剂具有最佳成本-效果比,是较理想的方法。

表 7-37 的敏感性分析表明,将 4 种 PreS1Ag 检测试剂成本下降 20%,其 C/E′仍为威海威高公司 PreS1Ag 检测试剂最小,上海复星长征医学科学有限公司 PreS1Ag 检测试剂最大,进一步证明以上结果的可靠性。

### 四、乙型肝炎血清标志物 3 种检测方法的成本-效果分析

乙型肝炎血清标志物(HBVMs)是我国医院检验科最常见的检验项目,目前至少有 ELISA、胶体金免疫层析法、化学发光法、电化学发光法、时间分辨荧光分析法 5 种检验方法,这 5 种检验方法的成本、检验性能差异比较大,一般的评估都只是想当然的、粗略的;广州医学院第二附属医院检验科的吴晓芝和梁德志分别用 ELISA、胶体金免疫层析法、化学发光法检测血清 HBVMs,同时按照各类成本的特征做实际测算,进行 CEA,找出低成本高效率的检测方法.

#### 1. 材料和方法

ELISA 试剂盒为山东潍坊市 3V 诊断技术研究所产品(批号:20040101),胶体金乙肝两对半测试纸条为山东潍坊市 3V 诊断技术研究所产品(批号:20031105),化学发光方法采用 Abbott AXSYM 及其配套试剂盒(批号:20040206)。

成本主要分为 4 大类:固定资产折旧费、低值易耗品费、试剂费及劳务费。

固定资产折旧的计算所需的固定资产包括:冰箱、电子恒温水温箱、EL311 酶标仪、Abbott AXSYM 化学发光免疫分析仪、保温培养箱、全自动酶标洗板机、BIOHIT 电子加样枪、LDZ5-2 型离心机、XK96 型微量振荡器等。不同种类固定资产均采用平均年限法(或称直线法)计算折旧成本(分 6 年折旧)。计算公式如下:

$$某种固定资产年折旧额=(该固定资产值-预计净残值)/预计使用年限$$
$$=固定资产原值×年折旧率$$

冰箱、恒温水箱因长年开机使用,每小时使用值按年折旧额除以 24h×360 d 计算;酶标仪等因是专项固定资产或不易按小时计算费用,故按使用次数计算,每周 1 次,每次开机时间 2 h 计算:

$$仪器每次使用值=年折旧额/(开机时间×53 周)$$

低值易耗品的计算:低值易耗品包括刻度吸管、一次性使用吸头、微量加样器、一次性反应杯、一次性磁化小杯、干燥抽血管、普通面巾纸等,均按完成各项检测所需实际用量计算费用。计算方法为:

$$每次所耗费用=低值易耗品原值/预计能用次数$$

试剂费,根据市场 2004 年价格定位。

劳务费,各项检测工作初级技术人员即可承担。计算初级技术人员平均小时工资,初级技术人员平均年工资除以年工作小时。

2. 结果

表 7-38 说明,化学发光法的固定资产折旧费和试剂费远高于前两者,总成本则以 ELISA 最低,其次为金标法;金标法的单位成本为 42.22 元,低于另两者,实际耗时数也是最低的;化学发光法在单位成本及批量检测的总成本中均远远高于其他二法。

表 7-38 乙型肝炎血清标志物 3 种检测方法的成本分析(100 例) 单元:元

| 方法 | 总成本 | 可分摊的总成本 | 均值 | 单位成本(1 例) | 消耗时间/h |
|---|---|---|---|---|---|
| ELISA | 2162.48 | 1863.89 | 18.64 | 317.23 | 2.0 |
| 金标法 | 2520.21 | 2503.02 | 25.03 | 42.22 | 0.5 |
| 化学发光法 | 12507.81 | 11882.46 | 118.82 | 744.17 | L0 |

注:均值为检测 100 例时的每例费用;单位成本:单独检测 1 例时的费用。

总成本=固定资产折旧费+低值易耗品费+试剂费+劳务费;

可分摊的总成本=总成本-固定资产折旧费-劳务费=低值易耗品费+试剂费;

单位成本=平均每例成本+固定资产折旧费+劳务费,计算单位成本时,总成本中的低值易耗品费及试剂费按实际支出,劳务费和固定资产折旧费不能平均化,因劳务费(完成 1 例样本或小量样本消耗的时间和人力)和固定资产折旧费基本一致。

3 种方法检测 100 人份 HBVMs 的费用见表 7-39,化学发光法的固定资产折旧费和试剂费远高于前两者。

表 7-39 乙型肝炎血清标志物三种检测方法的费用比较 单元:元

| 方法 | 固定资产折旧费 | 低值易耗品费 | 试剂费 | 劳务费 | 合计 |
|---|---|---|---|---|---|
| ELISA | 282.97 | 40.97 | 1822.92 | 15.62 | 2162.48 |
| 金标法 | 13.28 | 3.02 | 2500.00 | 3.91 | 2520.21 |
| 化学发光法 | 617.54 | 87.13 | 11795.33 | 7.81 | 12507.81 |

此外,表7-38、表7-39的结果还表明,3种方法检测结果的符合性良好,其灵敏性依次为化学发光法、ELISA和金标法。

单位成本以化学发光法最高,其次为ELISA、金标法,分别为744.17元、317.23元和42.22元。批量成本则以ELISA为最低。

金标法的单位成本为42.22元,显著低于ELISA的317.23元和化学发光法的744.17元,其实际耗时数也是最低的(0.5 h);但当进行批量检测时(如100例),金标法的总成本2520.21元比ELISA的总成本2162.48元高,且灵敏性低于ELISA,其HBeAb和HBcAb试剂质量也有待提高,其质控体系尚不完善。金标法具有快速、简便、不需特殊仪器,可单份操作等优点,能满足就诊者立等取结果的要求,但不宜用于大批量检测。

ELISA法在我国HBVMs检测中占主导地位,其检测稳定,方法学成熟,质量控制手段完备,是目前免疫检测中常用的检测方法之一,与化学发光法及金标法等其他较常用的方法相比,不论从方法学角度还是经济角度,ELISA都是一种检验性能优异、价格低廉的理想检测方法,特别适合于各型医院的大批量检测。

因此实验室应根据需要选用这3种检测方法,即大批量普通病人的初步筛查及大规模人群体检时,可考虑采用ELISA;HBVMS为临界值或某些特殊要求病人等,可选用化学发光法;金标法由于适用单个快速检测,可用于急诊病人的快速检测或ELISA批量检测HBVMs时出现的可疑结果的复查以及前带现象的验证等。化学发光法因其价格昂贵,不宜于应用于常规检验,但是其检测线性宽且稳定,可用于HBVMs为临界值的病人的确证及某些特殊病人等。

## 五、急性病毒性肝炎最佳诊断策略的成本效益分析

急性肝炎大多由单一病毒引起,重复及重叠感染的比例很小,仅占5.92%;急性病毒性肝炎患者就诊时首先要确定诊断和型别,从而指导治疗和判断预后。医生在开化验单时主要是根据经验和医院的条件以及病人的承受能力而定,缺乏科学的决策方法;各型肝炎同时检测是目前我国很多医院采用的方案,这样虽然可以保证患者能在短时间内确诊,对那些重叠感染及混合感染患者来说更为有利;但这部分患者毕竟很少,大量卫生资源被无形浪费。

空军军医大学(原第四军医大学)栗文彬等人,根据国家1995年传染病防治方案工作标准规定,每型肝炎病毒标志物仅选一项指标,以历史文献为研究对象,采用系统综述分析方法对急性肝炎构成比及其成本效益进行了急性病毒性肝炎患者就诊最佳诊断策略的CBA,以成本效益比(CER)反映患者的诊断成本和经济负担,同质的基础上合并历

史资料,增加了可靠性及稳定性,其中,丁型肝炎、庚型肝炎虽然也可引起急性肝炎,但在我国引起急性肝炎的概率很小,临床不做常规检测,未纳入研究。

1. **材料**

我国可引起急性肝炎的常见肝炎病毒有甲型肝炎病毒(HAV),乙型肝炎病毒(HBV),丙型肝炎病毒(HCV),戊型肝炎病毒(HEV);根据其在急性肝炎发病中所占的权重,拟建立以下 13 种分型诊断策略:①HAV→HBV→HCV→HEV;②HAV→HBV→HEV→HCV;③HAV→HCV→HBV→HEV;④HAV→HCV→HEV→HBV;⑤HAV→HEV→HBV→HCV;⑥HAV→HEV→HCV→HBV;⑦HBV→HAV→HCV→HEV;⑧HBV→HAV→HEV→HCV;⑨HBV→HCV→HAV→HEV;⑩HBV→HCV→HEV→HAV;⑪HBV→HEV→HAV→HCV;⑫HBV→HEV→HCV→HAV;⑬HAV+HBV+HCV+HEV。

当每型检测出现阳性结果时,则停止进一步检查。诊断指标依据 1995 年北京会议病毒性肝炎防治方案;在国内文献报道的基础上,经综合分析,确定各型肝炎病毒引起急性肝炎的构成比;筛检实验选用 ELISA,其灵敏度(Se)、特异度(Sp),参考文献报道,均为95%,其阳性率真值的计算见文献;试剂盒价格来于 1999 年西安临检中心,甲、乙两型肝炎试剂盒各公司报价相同,丙、戊试剂盒价格为市场平均价格,如下:Anti-HAVIgM 152元/48 人份;Anti-HBcIgM 52 元/48 人份;Anti-HCV 420 元/96 人份;Anti-HEV 1550 元/96 人份。

系统分析资料来自 20 篇文献。

2. **方法**

成本效益计算:

$$总成本(TC) = \sum Ti \times Ni$$

式中,$Ti$ = 试剂盒单人份成本+操作费用+仪器设备损耗(4 元/人次);

$Ni$ 为甲、乙、丙和戊型肝炎各阶段的检测人数;

成本效益比(CER)= 总成本/检出人数;

检出人数=各阶段检出人数的总和。

试剂盒价格的变动幅度参照文献报道确立,灵敏度分析包括试剂盒价格减少 10%、30%;增加 10%、30%。

3. **结果**

13 种分型策略的 CBA 详见表 7-40。

表 7-40　急性病毒性肝炎 13 种分型策略的 CBA

| 策略 ＼ 年龄组 | ≤21 | >21 | 全部 |
|---|---|---|---|
| 1 | 14.1 | 20.2 | 18.3 |
| 2 | 13.9 | 19.8 | 17.9 |
| 3 | 15.2 | 22.7 | 20.3 |
| 4 | 18.1 | 28.4 | 25.1 |
| 5 | 16.6 | 25.2 | 22.5 |
| 6 | 17.9 | 27.8 | 24.6 |
| 7 | 16.1 | 20.4 | 19.0 |
| 8 | 16.0 | 20.0 | 18.7 |
| 9 | 22.1 | 24.3 | 23.6 |
| 10 | 36.4 | 33.3 | 34.3 |
| 11 | 29.6 | 26.9 | 29.0 |
| 12 | 35.8 | 32.6 | 33.7 |
| 13 | 34.7 | 34.7 | 34.7 |

（1）各年龄组成本效益

无论年龄≤21 岁组还是>21 岁组,分型策略也均以策略 2 的 CER 值最小,各型肝炎同时检测(策略 13)的诊断方案 CER 值最高,其他较小的策略分别为策略 1,8,7,3。

（2）试剂盒价格的影响

价格变动幅度分别为增加 30%、10%,减少 10%、30%进行分析,发现试剂盒的价格对本决策模型有影响:HA 试剂盒价格增加导致策略 8 的 CER 值最小,为首选策略;HA 价格减少以及其他试剂盒价格的变化均以策略 2 为首选,说明试剂盒的价格对决策策略有影响;详见表 7-41。

表 7-41　试剂盒价格对急性病毒性肝炎诊断决策策略的影响

| 策略 | HA | | | | HB | | | | HC | | | | HE | | | |
|---|---|---|---|---|---|---|---|---|---|---|---|---|---|---|---|---|
| | 1 | 2 | 3 | 4 | 1 | 2 | 3 | 4 | 1 | 2 | 3 | 4 | 1 | 2 | 3 | 4 |
| 1 | 20.7 | 19.1 | 17.4 | 15.8 | 19.1 | 18.5 | 18.0 | 17.0 | 19.0 | 18.5 | 18.0 | 17.5 | 20.5 | 19.0 | 17.5 | 16.1 |
| 2 | 17.2 | 18.8 | 17.1 | 15.5 | 18.8 | 18.2 | 17.7 | 17.4 | 18.4 | 18.1 | 17.8 | 17.5 | 20.1 | 18.7 | 17.2 | 15.8 |

**续表**

| 策略 | HA | | | | HB | | | | HC | | | | HE | | | |
|---|---|---|---|---|---|---|---|---|---|---|---|---|---|---|---|---|
| | 1 | 2 | 3 | 4 | 1 | 2 | 3 | 4 | 1 | 2 | 3 | 4 | 1 | 2 | 3 | 4 |
| 7 | 20.4 | 18.4 | 19.6 | 20.8 | 20.7 | 19.6 | 18.4 | 17.1 | 19.7 | 19.2 | 18.8 | 18.3 | 21.2 | 19.7 | 18.3 | 16.9 |
| 8 | 16.9 | 18.1 | 19.3 | 20.5 | 20.4 | 19.3 | 18.1 | 17.3 | 19.1 | 18.9 | 18.6 | 18.3 | 20.8 | 19.4 | 18.0 | 16.6 |

Cost Change:1:to increase 30%, 2:to increase 10%, 3:to decrease 10%, 4:to decrease 30%。

（3）各型肝炎构成比

各型肝炎构成比灵敏度分析的变动幅度分别为增加 3 倍、1 倍,减少 0.5 倍及原来的 0.25 倍,甲型肝炎,丙型肝炎,戊型肝炎病例数量的变化对决策策略无影响,乙型肝炎病例增加 1 倍以策略 8 的 CER 最小(表 7-42)。

**表 7-42　各型肝炎构成比对急性病毒性肝炎诊断决策策略影响的成本效益比**

| 策略 | HA | | | | HB | | | | HC | | | | HE | | | |
|---|---|---|---|---|---|---|---|---|---|---|---|---|---|---|---|---|
| | 1 | 2 | 3 | 4 | 1 | 2 | 3 | 4 | 1 | 2 | 3 | 4 | 1 | 2 | 3 | 4 |
| 1 | 19.0 | 18.5 | 18.0 | 17.5 | 15.1 | 16.8 | 19.2 | 19.7 | 18.6 | 18.4 | 18.2 | 18.1 | 24.5 | 20.8 | 16.8 | 16.0 |
| 2 | 18.4 | 18.1 | 17.8 | 17.5 | 15.0 | 16.6 | 18.8 | 19.3 | 20.7 | 18.9 | 17.4 | 17.1 | 21.7 | 19.5 | 17.0 | 16.5 |
| 7 | 19.7 | 19.2 | 18.8 | 18.3 | 11.7 | 15.4 | 21.9 | 24.2 | 19.4 | 19.2 | 18.9 | 18.9 | 25.2 | 21.5 | 17.5 | 16.7 |
| 8 | 19.1 | 18.9 | 18.6 | 18.3 | 11.5 | 15.1 | 21.5 | 23.8 | 21.4 | 19.7 | 18.2 | 17.9 | 22.4 | 20.2 | 17.8 | 17.2 |

各型肝炎构成比变化:1:to increase 3 time, 2:to increase 1 time, 3:to decrease 0.5 time, 4:to decrease 0.25 time。

各型肝炎构成比灵敏度分析时变动某型肝炎的发病例数,其余的固定不变,变动幅度主要是根据传染病的传播规律确定的;传染病发病率不仅有季节性,而且和卫生条件也密切相关;本书研究结果显示,构成比和试剂盒的价格对决策策略有影响。

本研究结果表明,年龄对分型策略无影响;进行年龄分层的初衷,就是想揭示不同年龄段分型策略是否相同;不同年龄段急性肝炎发病率不同必然引起该年龄段各型肝炎的构成比的不同,可以说年龄对分型策略的影响归根结底取决于各型肝炎数据构成比;构成比的灵敏度分析结果显示,乙肝病例占 50% 以上时,以策略 7 最好,提示不同地区应根据当地各型肝炎数据构成比确定其最佳分型策略。

本研究主要是通过文献报道,获取基线资料,进行成本效益计算,增加了研究的可靠性。各型肝炎构成比及诊断试剂盒的价格是影响研究结果的重要参数。不同地区各型肝炎构成比不同,分型策略也会有所不同。

## 六、肿瘤标志物蛋白芯片中结直肠癌相关指标的筛选及优化

结直肠癌(colorectal cancer,CRC)是我国常见的恶性肿瘤之一,随着人民生活条件、饮食习惯的改变,近年来发病率和死亡率呈逐年上升趋势,发病年龄明显提前。早期诊断是 CRC 二级预防的核心内容之一,寻找高敏感性、高特异性的肿瘤标志物(TM)一直是研究者的重要目标,但是目前临床常用的 TM 灵敏度和特异性不够高,因此主要用于肿瘤的辅助诊断。为提高其辅助诊断价值,中华医学会检验医学分会肿瘤标志物专家委员会建议进行 TM 的联合检测。从广谱 TM 中筛选 CRC 适用的最佳肿瘤标志群,既可避免加重患者经济负担,又能提高诊断效率,这对 CRC 患者和临床医生都是非常重要的。

我国自主开发的 C12 多肿瘤标志物蛋白芯片系统,被认为是一种成功的 TM 联合检测系统,在国内得到广泛应用;其基本原理是基于双抗夹心法的化学发光检测方法,即将 12 种常见 TM(CEA、AFP、CA125、CA242、CA15-3、CA19-9、PSA、f-PSA、NSE、beta-HCG、HGH、Ferritin)的单克隆抗体固定在同一芯片上,捕捉被检者血清中对应的 TM,再结合第二抗体(标有示踪标志物),催化化学反应产生光信号,使用专门的芯片阅读仪读取光信号,达到同时对多种 TM 定量检测的目的。C12 具有蛋白芯片技术简便、快速、高通量、样本少等特点,与单指标 TM 检测相比,可提高诊断阳性率。

武汉大学中南医院侯晋轩等人采用该系统检测了 173 例 CRC 患者术前血清中 12 种 TM 的水平,根据检测结果分析、评价该系统与 CRC 的相关性,进而采用 CEA 方法,分别比较 8 种小型方案及 C12 的经济效益。

### 1. 方法

(1)C12 结果判定标准

1 项指标超过临界值即为阳性。

(2)经济学评价指标

评价 173 例患者接受不同 TM 组合方案检测的效果与费用。效果的确定:使用阳性诊断率代替。成本的确定:成本是指人们所关注的某一特定方案所消耗的资源价值,用货币单位表示,包括直接成本、间接成本和隐性成本,本组研究统计各检测方案的费用除直接成本外,其余均一致,故只计算各检测方案的直接成本。为保证分析结果具有参考意义,所有费用均以三级甲等医院的收费标准计算。

### 2. 结果

173 例患者接受 8 种不同 TM 组合方案检测的效果与费用及其增量成本-效果比

（AC/AB）的结果,详见表 7-43。

表 7-43　8 种不同 TM 组合方案检测的 CEA 及其 AC/AB 的结果

| 序号 | 方案组合 | 费用(C)/元 | 效果(B)/% | C/B | AC/AB |
|------|----------|-----------|-----------|------|-------|
| 1 | CEA | 37.5 | 36.4 | 1.03 | 0 |
| 2 | CEA+CA242 | 75.0 | 38.7 | 1.94 | 16.30 |
| 3 | CEA+CA19-9 | 75.0 | 38.7 | 1,94 | 16.30 |
| 4 | CEA+CA242+CA19-9 | 112.5 | 38.7 | 2.91 | 32.61 |
| 5 | CEA+CA242+CA125 | 112.5 | 39.9 | 2.82 | 21.43 |
| 6 | CEA+CA19-9+CA125 | 112.5 | 39.9 | 2.82 | 21.43 |
| 7 | CEA+CA242+CA19-9+CA125 | 150.0 | 39.9 | 3.76 | 32.14 |
| 8 | C12 | 450.0 | 42.2 | 10.66 | 71.12 |

结果表明:1 号至 8 号方案的成本分别为 37.5 元、75 元、75 元、112.5 元、112.5 元、112.5 元、150 元、450 元;8 种方案成本效果比分别为 1.03、1.94、1.94、2.91、2.82、2.82、3.76、71.12。每增加 1%有效率所需追加的成本以 1 号方案 CEA 单项指标检测最低。

在使用成本-效果分析时,有很多变量是不确定的,如贴现率、成本、固定资产折旧等。其中任何一个变量的改变都会导致效果的改变,因此,必须进行敏感性分析,以验证不同假设或估算对分析结果的影响。随着检测技术、仪器的不断进步,检测费用会降低,所以假设检测费用降低 10%,进行敏感性分析。结果显示,费用调整后,增加相同效果所需成本仍以 CEA 单项指标检测最低,而且其诊断阳性率与 C12 相当。

可见,在 C12 中,CEA 单项指标检测为辅助诊断 CRC 的最佳方案,但这与国内外学者倡导的 TM 联合检测的原则相违背;因此,本研究结果表明,C12 用于辅助诊断 CRC 效果不佳,而且费用较高,造成资源浪费。

### 七、4 种肿瘤标志物在肺癌诊断中的成本-效果分析

肺癌是目前全球发病率和病死率最高的恶性肿瘤,并呈持续上升趋势。血清肿瘤标志物(TM)对肺癌的诊断虽有一定价值,但单项标志物对肺癌的诊断尚缺乏足够的灵敏度和特异性,联合检测对肺癌的筛查和临床诊断有一定价值;但未见到单项标志物、TM 联合检测对肺癌的筛查和临床诊断的经济学价值评价。

天津医科大学医学检验学院冯香梅等人对血清神经特异性烯醇化酶(NSE)、细胞角蛋白 19 片段(CYFRA21-1)、癌胚抗原(CEA)、鳞状上皮细胞癌抗原(SCC)4 项 TM 检测

结果进行分析,探讨其对肺癌辅助诊断的应用价值,进而同时探究 4 项 TM 进行 CEA 的最佳组合。

### 1. 对象和方法

(1)研究对象

肺癌组:随机抽取 2008 年 3~12 月天津市某三甲医院住院的肺癌患者共 132 例,其中男 88 例,女 44 例,年龄(54.6±24.1)岁,所有病例均经临床、组织病理学、影像等诊断确诊。对照组:共 140 例,男性 76 例,女性 64 例,年龄(53.5±25.8)岁,包括各种非肿瘤疾病及健康体检者。

(2)检测方法及仪器

SCC 检测采用美国 Abbott 公司生产的 ARCHITECT i2000SR 化学发光分析仪,试剂为雅培公司配套产品。NSE、CEA、CYFRA21-1 检测使用罗氏 Elecsys 2010 全自动电化学发光分析仪,试剂由罗氏公司提供。

(3)结果判定标准

4 项血清 TM 阳性界定值:NSE>15.2 ng/mL,CEA >5.0 ng/mL,CYFRA21-1>3.3 ng/mL,SCC>1.5 ng/mL。TM 联合检测时其中 1 项指标超过临界值即为阳性。

(4)经济学评价指标

评价 132 例患者接受不同 TM 组合检测的效果与费用。效果的确定:使用灵敏度代替。成本的确定:成本是指人们所关注的某一特定方案所消耗的资源价值,用货币单位表示,包括直接成本、间接成本和隐性成本。本研究统计的各检测方案的费用除直接成本外,其余均一致,故只计算各检测方案的直接成本。为保证分析结果具有参考意义,所有费用均按天津市三级甲等医院收费标准计算。使用成本效果比进行经济学评价,增量成本-效果比 $\Delta C/\Delta E=(Cn-C1)/(En-E1)$,表示每增加 1% 的灵敏度所追加的成本。

### 2. 结果

(1)检测成本

SCC 检测费用为 77 元,NSE、CEA、CYFRA21-1 检测费用均为 100 元。

(2)TM 单项检测与联合检测的效果分析

从表 7-44 可见,单项 TM 在肺癌诊断中灵敏度 NSE > CEA >CYFRA21-1 > SCC。10 种联合检测可以提高诊断试验的灵敏度,其中 SCC+CYFRA21-1 组合效果最低,约登指数为 0.32;NSE + CEA + CYFRA21-1 组合灵敏度最高(75.76%),特异性也较好(88.57%),约登指数为 0.64。

表 7-44 血清 4 种 TM 在肺癌诊断中的效果

| 肿瘤标志物 | 灵敏度/% | 特异性/% | 约登指数 |
|---|---|---|---|
| SCC | 21.21(28/132) | 94.29(132/140) | 0.16 |
| NSE | 48.48(64/132) | 91.43(128/140) | 0.40 |
| CEA | 45.45(60/132) | 89.29(125/140) | 0.35 |
| CYFRA21-1 | 42.42(56/132) | 97.14(136/140) | 0.40 |
| SCC+NSE | 57.58(76/132) | 91.43(128/140) | 0.49 |
| SCC+CEA | 69.70(92/132) | 89.29(125/140) | 0.59 |
| SCC+CYFRA21-1 | 44.70(59/132) | 90.71(127/140) | 0.35 |
| NSE+CEA | 72.73(96/132) | 89.29(125/140) | 0.62 |
| NSE+CYFRA21-1 | 63.64(84/132) | 88.57(124/140) | 0.52 |
| CEA+CYFRA21-1 | 64.39(85/132) | 89.29(125/140) | 0.54 |
| SCC+NSE+CEA | 73.48(97/132) | 89.29(125/140) | 0.63 |
| SCC+NSE+CYFRA21-1 | 65.15(86/132) | 88.57(124/140) | 0.54 |
| SCC+CEA+CYFRA21-1 | 71.21(94/132) | 89.29(125/140) | 0.61 |
| NSE+CEA+CYFRA21-1 | 75.76(100/132) | 88.57(124/140) | 0.64 |

（3）CEA

本研究中选取灵敏度大于 50%的 10 种组合进行 CEA，C/E 最低（2.54）的组合是成本最低之一的 SCC+CEA 组合，C/E 最高（4.98）的组合也是成本最高的四项组合，说明 SCC+CEA 组合为最佳 CEA 组合方案，TM 联合检测并不是 TM 越多越好。

表 7-45 4 种 TM 不同组合的 CEA

| 组别 | 成本(C)/元 | 效果(E)/% | C/E | AC/AE |
|---|---|---|---|---|
| SCC+NSE | 177 | 57.58 | 3.07 | 0.00 |
| SCC+CEA | 177 | 69.70 | 2.54 | 0.00 |
| NSE+CEA | 200 | 72.73 | 2.75 | 1.52 |
| NSE+CYFRA21-1 | 200 | 63.64 | 3.14 | 3.80 |
| CEA+CYFRA21-1 | 200 | 64.39 | 3.11 | 3.38 |
| SCC+NSE+CEA | 277 | 73.48 | 3.77 | 6.29 |
| SCC+NSE+CYFRA21-1 | 277 | 65.15 | 4.25 | 13.21 |

续表

| 组别 | 成本(C)/元 | 效果(E)/% | C/E | AC/AE |
|---|---|---|---|---|
| SCC+CEA+CYFRA21-1 | 277 | 71.21 | 3.89 | 7.34 |
| NSE+CEA+CYFRA21-1 | 300 | 75.76 | 3.96 | 6.77 |
| SCC+NSE+CEA+CYFRA21-1 | 377 | 75.76 | 4.98 | 11.00 |

以成本最低的 SCC+NSE 组合作为参照,将其各种组合与之相比得到增量成本-效果比($\Delta C/\Delta E$),由表7-46可知,每增加1%的灵敏度所追加的成本以 SCC+CEA 组合最低,其灵敏度增加而成本不变,可见 SCC+CEA 组合为最佳 $\Delta C/\Delta E$ 组合方案,更证明了以上 CEA 的分析结果。

表7-46  4种 TM 不同组合的敏感度分析

| 组别 | 成本(C)/元 | 效果(E)/% | C/E | A C/A E |
|---|---|---|---|---|
| SCC+NSE | 159.3 | 57.58 | 2.77 | 0.00 |
| SCC+CEA | 159.3 | 69.70 | 2.29 | 0.00 |
| NSE+CEA | 180 | 72.73 | 2.47 | 1.37 |
| NSE+CYFRA21-1 | 180 | 63.64 | 2.83 | 3.42 |
| CEA+CYFRA21-1 | 180 | 64.39 | 2.80 | 3.04 |
| SCC+NSE+CEA | 249.3 | 73.48 | 3.39 | 5.66 |
| SCC+NSE+CYFRA21-1 | 249.3 | 65.15 | 3.83 | 11.89 |
| SCC+CEA+CYFRA21-1 | 249.3 | 71.21 | 3.50 | 6.60 |
| NSE+CEA+CYFRA21-1 | 270 | 75.76 | 3.56 | 6.09 |
| SCC+NSE+CEA+CYFRA21-1 | 339.3 | 75.76 | 4.48 | 9.90 |

## 八、血清固定人群神经梅毒筛查的成本效益分析

血清固定是梅毒患者经正规青霉素驱梅治疗后,血清学反应不转阴并维持在某一固定滴度的现象。国内外许多研究表明梅毒血清固定和神经梅毒,尤其是无症状神经梅毒具有密切联系;Podwinska 等认为血清固定和神经系统内残存梅毒螺旋体有关,如果没有临床复发征象,应进行脑脊液检测,以排除患有无症状神经梅毒的可能。神经梅毒可防可治,早期治疗疗效好。筛查是早发现、早诊断、早治疗神经梅毒的有效措施,但由于我国近10年神经梅毒才逐渐增多,国内尚无开展神经梅毒筛查的相关报道。

深圳市慢病中心郑铁洪等人 2013 年在深圳市慢病中心开展了神经梅毒筛查和治疗，并对血清固定的神经梅毒筛查成本和效益进行成本效益分析，从卫生经济学的方向探讨神经梅毒筛查措施的可行性和推广性，为政府制定神经梅毒防治策略提供参考依据。

### 1. 材料

（1）病例资料

2013 年在深圳市慢病中心诊断为血清固定并进行了神经梅毒筛查和治疗的患者共 61 人，筛查阳性者诊断为神经梅毒后，采用中华人民共和国卫生行业标准《WS273-2007》进行神经梅毒治疗，治疗后每 6 个月复查脑脊液细胞计数，连续 2 年或直至脑脊液正常。

（2）成本资料

主要包括机构成本和个人成本。机构成本数据主要来源于相关财务报表和工作人员回顾性调查，包括业务费、筛查费、病例管理费及其他费用；个人成本数据主要采用定向抽样法对患者进行回顾性调查而得，主要包含门诊挂号和诊疗费、疾病治疗费、营养费、交通费、误工费。

（3）效益测算在效益测算

过程中，症状性神经梅毒的潜伏期、发生率、病程时间等数据来源于国内外相关文献，2013 年深圳市人均 GDP 数据主要来源于深圳市政府工作报告。

### 2. 方法

（1）病例统计方法

神经梅毒发现数＝筛查阳性数；

实际神经梅毒数＝筛查阳性数/筛查方法的灵敏度；

症状性神经梅毒发病数＝无症状神经梅毒数×无症状神经梅毒发病比例。

（2）数据收集方法

机构成本数据主要通过项目管理者访谈方法确定机构成本内容，然后应用自行制定的机构成本调查表，对慢病中心财务报表、项目工作人员、性病门诊医生和实验室工作人员进行现场调查；个人成本则采用定向抽样法由项目管理人员使用自行设计的调查表对 2013 年前来就诊的血清固定患者进行电话回访调查。调查内容包括基本信息、前来就诊产生的交通费用以及接受筛查服务消耗的时间等。

（3）成本计算方法

机构成本＝人员工资+神经梅毒筛查费+仪器折旧费+业务费用；

个人成本=交通费+伙食费+神经梅毒诊疗费+神经梅毒复查费+误工费。

（4）效益计算方法

总效益=直接效益+间接效益净效益=总效益−总成本；

直接效益=避免的直接医疗成本+避免的直接非医疗成本；

间接效益=挽回的因治疗而导致的工作时间损失+挽回的因患病和早亡造成的有效劳动时间损失；

避免的直接医疗成本=节省的治疗成本+节省的误诊漏诊成本；

避免的直接非医疗成本=节省的交通成本+节省的食宿成本；

挽回因治疗而导致的误工成本=（开展项目前患者及陪护人员因治疗期间导致无法工作天数−开展项目后患者及陪护人员因治疗期间导致无法工作天数）；

深圳市日人均工资=挽回的患者误工成本+节省的陪护人员误工成本；

挽回因患病和早亡造成的有效劳动时间损失=2013 年深圳市人均 GDP×患者损失的工作年数。

（5）贴现

为使项目研究数据具有经济上的可比性，即按相同的比率将不同时点上的成本和效益换算到同一时点，这个过程称为贴现。贴现时使用的利率称为贴现率，本研究贴现率为 0.05。

贴现公式为：

$$P = \frac{Fn}{(1 + i)}$$

式中，$P$：现在的价值，$Fn$：将来的价值，$i$：贴现率，$n$：现在到将来的年数。

（6）CBA

采用效益成本比（benefit−cost ratio，BCR）进行成本效益分析，具体计算公式为：

$$BCR = \frac{B}{C} = \frac{\sum_{t=0}^{n} \dfrac{B_t}{(1 + i)t}}{\sum_{t=0}^{n} \dfrac{C_t}{(1 + i)t}}$$

式中，BCR：效益−成本比；$B$：所有效益现值和；$C$：所有成本现值和；$i$：表示年利率；

$B_t$：各年发生的效益实际数额；$C_t$：各年发生的成本实际数额；$n$：时间间隔。

### 3. 结果

（1）病例统计结果

筛查共发现 6 例无症状神经梅毒，按神经梅毒自然病程 87% 的发病比例可避免 6×

87% ≈5 例症状性神经梅毒的发生,同时按筛查方法灵敏度为 60%,则理论上 61 例筛查者中有 6÷60%＝10 例无症状神经梅毒患者,同时 10×87%≈9 例可发展为症状性神经梅毒。

(2)成本测算结果

2013 年共有 61 例梅毒血清固定患者进行了神经梅毒筛查和治疗,总成本为 17.13 万元(机构成本占 26.76%,个人成本占 73.24%),平均每例消耗成本 2807.92 元。未进行神经梅毒筛查时,平均每治疗 1 例神经梅毒耗费成本 32.26 万元÷9＝3.58 万元;开展筛查项目后,平均每治疗 1 例神经梅毒耗费成本 1.63 万元,比未开展项目时节省 1.95 万元的治疗成本。

表 7-47　开展和不开展筛查项目下神经梅毒诊疗成本测算情况

| 测算项目 | | 开展项目 | | | 未开展项目 | | |
|---|---|---|---|---|---|---|---|
| | | 数量/例 | 标准/(元/例) | 合计/元 | 数量/例 | 标准/(元/例) | 合计/元 |
| 机构成本 | 项目人员工资 | 61 | 507.82 | 0976.94 | — | — | — |
| | 脑脊液采集耗材 | 61 | 35.00 | 2135.004 | — | — | — |
| | RPR 检测耗材 | 61 | 6.91 | 421.514 | — | — | — |
| | 细胞数检测耗材 | 61 | 3.00 | 183.004 | — | — | — |
| | 仪器折旧 | 61 | 1.87 | 114.004 | — | — | — |
| | 业务费用 | 61 | 196.72 | 12000.004 | — | — | — |
| | 合计 | | 40.00 | 45830.454 | — | — | — |
| 个人成本 | 阴性者交通 | 55 | 140.00 | 2200.00 | — | — | — |
| | 阳性者交通 | 6 | 1700.00 | 840 | 9 | 370.00 | 3330.00 |
| | 伙食 | 6 | 3822.00 | 10200.00 | 9 | 3654.00 | 32886.00 |
| | 诊疗 | 6 | 536.00 | 22932.00 | 9 | 8439.80 | 75958.20 |
| | 复查 | 6 | 491.80 | 3216.00 | 9 | 536.00 | 4824.00 |
| | 阴性者误工 | 55 | 5655.70 | 27049.00 | — | — | — |
| | 复诊、住院误工 | 6 | 4180.30 | 33934.20 | 9 | 6973.72 | 62763.52 |
| | 陪护人员误工 | 6 | 0.00 | 25081.80 | 9 | 11980.25 | 107822.23 |
| | 漏诊误诊 | 0 | 0.00 | 0.00 | 9 | 2746.94 | 24722.46 |
| | 误诊漏诊误工 | 0 | 0.00 | 0.00 | 9 | 1147.53 | 10327.80 |
| | 合计 | | | 125453.00 | | | 322634.21 |
| 总成本 | | | | 171283.45 | | | 322634.21 |

（3）效益测算结果

项目开展后可避免 5 例症状性神经梅毒的发生，则项目获得的直接经济效益为 5 例神经梅毒节省的误诊漏诊成本、治疗成本、交通和食宿成本之和，共计 4.78 万元。

获得的间接经济效益：可用项目开展后减少的间接经济负担来表示，主要包括误工导致的经济损失、因疾病和早亡造成的有效劳动时间损失。

因治疗导致误工的经济损失为患者误工和陪护人员误工导致的经济损失之和，共计 51327.49 元。

因疾病和早亡造成的有效劳动时间损失：结合神经梅毒症状及病程特点，项目为每名血清固定患者挽回的工作时间约为 7 年，而 2013 年深圳市人均 GDP 为 13.75 万元，按照 5% 的贴现率，每位患者因早亡造成的损失为：

$$Fn = \sum_{N=1}^{7} 13.75(1 + 0.05)^n = 117.55（万元／例）$$

则 5 例神经梅毒因早亡造成的总损失为 117.55×5＝587.75（万元）。

根据贴现公式贴现至 2013 年为 417.70 万元。项目产生的间接经济效益为 422.83 万元。

项目总效益＝直接经济效益＋间接经济效益＝4.78 万元＋422.83 万元＝427.61 万元。

项目净效益＝总效益－总成本＝427.61 万元－17.13 万元＝410.48 万元。详见表 7-48。

表 7-48　神经梅毒筛查项目效益测算情况

| 效益测算项目 | | 开展项目 /（元/例） | 未开展项目 /（元/例） | 减少费用 /（元/例） | 避免发病数 /例 | 经济效益 /元 |
|---|---|---|---|---|---|---|
| 直接经济效益 | 误诊漏诊成本 | 0 | 2746.94 | 2746.94 | 5 | 13734.70 |
| | 治疗成本 | 3822.00 | 8439.80 | 4617.80 | 5 | |
| | 交通成本 | 140.00 | 370.00 | 230.00 | 5 | |
| | 食宿成本 | 1700.00 | 3654.00 | 1954.00 | 5 | |
| | 合计 | | | | | |
| 间接经济效益 | 患者误工成本 | 5655.70 | 8121.25 | 2465.55 | 5 | 12327.75 |
| | 陪护人员误工成本 | 4180.30 | 11980.25 | 7799.95 | 5 | 38999.74 |
| | 有效劳动时间成本 | | | | | 4177000.00 |
| | 合计 | | | | | 4228327.49 |
| 总经济效益 | | | | | | 4276071.19 |

### 4. 成本效益分析结果

项目投入总成本为 17.13 万元,总收益为 427.61 万元,净效益为 410.48 万元,效益成本比 BCR＝24.97,即每投入 1 元成本可得 24.97 元的收益。

### 5. 敏感度分析结果

项目对参加成本效益计算的主要指标进行敏感度分析,结果 BCR 最大值为 28.51,最小值为 21.10,相对比为 1.35;相对较敏感的指标为筛查人数和误工成本。

CBA 是通过比较各个备选方案的全部预期成本和全部预期收益来选择计划方案的一种方法。在成本相同时,比较效益,效益大者为优,效益相同则比较成本,成本低者为优,成本和效益都不一样则比较净现值或 BCR,当 BCR>1,即效益>成本,项目才值得开展,否则不值得开展。本项目开展前后成本和效益均不相同,故采用 BCR 进行 CBA;本项目按照 5% 的贴现率计算得 BCR 为 24.97,即每投入 1 元可获得 24.97 元的收益,远大于 1,成本效益明显,说明项目具有较高的卫生经济学价值。

## 九、HIV 抗体筛查 ELISA 和快速检测试验的 CEA

HIV 抗体检测可用于诊断、血液筛查、监测等为目的的检测。根据检测目的选择检测方法及检测策略,在不同情况下(如不同流行率、样本检测量、实验室条件、人员能力等),如何选择检测方法及检测策略,才能使其检测结果达到最优的成本效果比?

目前 HIV 抗体筛查试验主要有酶联免疫吸附试验(ELISA)、快速检测试验(RT)、化学发光或免疫荧光试验(CLIA)等,在实际工作中广泛应用的主要是 ELISA 和 RT。ELISA 方法是目前进行 HIV 筛查试验最常用的一种方法,也是作为 HIV 抗体筛查的标准检测方法。ELISA 检测试剂已从第 1 代发展到第 4 代,目前主要使用的是第 3 代和第 4 代抗体检测试剂。第 3 代 HIV 抗体检测试剂改变既往间接法检测的原理,采取了双抗原夹心法检测标本中的抗体,酶标记物也改为特异性 HIV 抗原,第 3 代试剂灵敏度得到提高,并可以同时检测所有类型抗体;第 4 代 HIV 抗原抗体联合试剂是在第 3 代试剂的基础上增加了 P24 抗原的检测,同时进行 HIV 抗体和 P24 抗原的检测,进一步可提高了试剂敏感性,并缩短"窗口期",减少急性感染期漏检,是国际上 HIV 常规血液筛查的"金标准"。但由于 HIV 抗原抗体同时包被在反应板上,存在相互干扰的可能,会影响到免疫反应的特异性,第 4 代试剂特异性低于第 3 代试剂,使得检测会出现假阳性,国内有关报道表明第 4 代试剂存在相当数量的假阳性结果。第 4 代试剂检测 HIVP24 抗原的能力要低于 HIVP24 抗原单独检测试剂,单独检测 HIVp24 抗原的试剂灵敏度可达到 3~5pg/mL,而第 4 代 HIV 诊断试剂检测 HIV P24 抗原的灵敏度则大于 30pg/mL。

HIV 抗体 RT 是目前常用的 HIV 抗体检测方法,有免疫斑点、免疫层析及凝集试验,主要包括硒标记法、金标记法和凝集(明胶颗粒凝集、乳胶凝集和自身红细胞凝集)法。RT 试剂发展到除了用全血、血清或血浆,也可以采用唾液或尿液进行检测。RT 检测在大部分情况下,阳性结果出现明显的检测线,同时会有控制线。RT 检测不需要其他任何特殊的检测试剂、设备,操作步骤非常少从而减少了人为操作错误;某些情况下其试剂盒甚至不需要冷藏处理,检测人员的培训也十分简单;能够快速得到检测结果(15 ~ 30min),结果的读取也比较简便;可以单人份检测从而适合于一次少量样本的检测。

**1. ELISA 和 RT 方法的特点、成本比较**

ELISA 在成本、检测标本量等方面优于 RT,RT 在检测时间、简便性、储藏条件等方面优于 ELISA;详见表 7-49。

表 7-49　HIV 筛查的 ELISA 和 RT 方法的特点、成本

| 筛查方法 | ELISA | RT |
|---|---|---|
| 样本类型 | 全血或血清 | 一点全血、指尖血 |
| 准确性(敏感性,特异性) | 很高 | 很高 |
| 实验室配置 | 微吸管、洗板机、保温箱、分光光度计 | 没要求(微吸管) |
| 熟练程度* | 4 级 | 1~3 级 |
| 完成时间 | >2h | 10~30min |
| 有效期 | 12 个月 | 12 个月 |
| 储藏条件 | 2~8℃ | 2~30℃ |
| 每例检测成本 | 0.40~1.20 美元 | 0.47~2.0 美元 |
| 检测量 | 适用于中大量检测样本,每次大于 40~90 个样本 | 适用于小容量或大容量检测样本,每天 1~100 个样本 |

*:1 级:一点或无实验室经验;2 级:具备试剂准备能力;3 级:具备专门技能;4 级:培训实验室技术员和复杂的实验室设备。

从筛查方法的可接受性看,RT 方法明显高于 ELISA 方法。一项回顾性研究发现,在 80% 同意检测的门诊病例中,87% 的病例选择 RT 方法,13% 的病例选择 EL1SA 方法;RT 方法检测的对象中,99% 的病例拿到检测结果并且接受了检测后咨询,其中新发 HIV 感染者都去 HIV 临床机构接受后续服务;ELISA 方法检测的对象中,2 周后 84% 的病例取了检测结果。美国一项对 2 种筛查方法的随机对照试验发现,ELISA 方法检测的对象中,只

有 31.0%的病例拿到检测结果;RT 方法检测的对象中,79.8%的病例拿到了检测结果。另外一项 Meta 性分析结果发现,对于门急诊、性病门诊和外展机构,RT 方法的检测对象获取检测结果的比例明显高于 ELISA 方法,分别为 95%和 43%。

### 2.2 种 HIV 筛查方法的成本效果分析

HIV 筛查方法除了考虑及时有效地发现 HIV 感染者,同时也要考虑到检测的成本效果。一项对医疗机构应用 RT 和 ELISA 方法的筛查成本进行比较分析显示,单纯完整的 HIV RT 的成本高于 ELISA 方法,但应用 RT 方法筛查至获取结果,一例 HIV 感染者所花费的筛查成本低于 ELISA 方法;通过敏感性分析,这些筛查成本随当地 HIV 流行率、所需要往返的次数等而不同。

RT 和 ELISA 方法的检测成本还受到检测样本量的影响,从 HIV 筛查的试剂成本看,对于每天筛查样本量在 12 个时,ELISA 的成本超过 10 美元,与 RT 差不多;大批量的筛查时,ELISA 的成本明显低于 RT 方法。还有一些研究直接对比了检测方法对成本效果的影响,结果显示,尽管 RT 法费用高于 ELISA 法,但由于该方法具有更高的接受率和结果告知率,因此成本效果更优。

# 第三节 临床核酸检验的经济学评价

## 一、5 种检测核酸的电化学生物传感器的经济学分析

核酸检测可以在基因水平上解决因患者相似、不易区分的临床症状而导致无法区分患者的疾病状态是炎症还是肿瘤的问题,现阶段,可以通过核酸生物传感器对疾病的类型和机体的状态进行核酸检测。根据生物传感器转换层的不同性质,将核酸生物传感器分为 4 类:基因芯片、电化学传感器、光学传感器和压电传感器。电化学传感器、光学传感器和压电传感器则因对信号的检测方式不同,其采用的基底材料也不同。

这些传感器的成本、性能、操作复杂程度、耗时等大相径庭,而且这些传感器的实际应用研究较少,且可供采用的检测方法的检测限相对较低,明确还没有这些传感器的经济学比较研究,令实验室难以选择。本书借鉴药物经济学中成本-效果分析(CEA),从检验医学的角度,即成本-实用价值分析(CUA),研究用于电化学生物传感器的电极,包括金电极、玻碳电极、碳糊电极、丝网印刷电极和 ITO 导电玻璃电极 5 种基于不同工作电极的具有代表性的生物传感器的经济效果和实用价值,从而选择出经济价值最佳的检测传感器。

### 1. 材料与方法

（1）具有代表性的检测方法

不同的检测传感器按照工作电极的不同可以分为：金电极、玻碳电极、金刚石电极、碳糊电极、丝网印刷电极和导电玻璃电极。

（2）成本计算

一次完整的基因检测所需要的成本涉及患者的标本采集、基因抽提、传感器的制备及信号检测所需要消耗的费用。鉴于临床上标本采集工作已趋于系统化，并且用于检测电化学信号所使用的仪器相同，可以忽略由标本采集和信号检测采集过程所产生的经济学差异。然而，用于基因抽提的试剂盒因抽提原理及制作原料的不同而有较大的差异，导致获取目的基因所需要的成本相距甚远。因此，本书以制备可完成单次检测的生物传感器所使用到的电极、试剂及耗材成本作为相应具有代表新检测方法的成本。

电极或制作电极的基底材料均来自不同的公司：金电极（上海辰华仪器有限公司）、玻碳电极（上海辰华仪器有限公司）、高硼硅玻璃管（碳糊电极基底材料，北京北瑞未来分析仪器有限公司）、丝网印刷电极（瑞士万通中国有限公司）、ITO 导电玻璃（珠海凯为光电科技有限公司），这些基底材料的成本详见表 7-50。

金电极、玻碳电极和碳煳电极可经回收再次使用，金电极和玻碳电极均为 620 元/支，可重复利用约 360 次，因此单次检测中电极的成本为 1.72 元/支；碳煳电极可重复使用约 10 次，单次检测中电极的成本为 2.99 元/支。由于管理电极回收及电极的运输使其具有回收成本，初步估计回收成本为 0.5 元/支。

为了降低误差，除各检测方法中特有的试剂及耗材，其他试剂和耗材均来自同一家试剂供应商（上海阿拉丁生化科技股份有限公司），探针均来自福州尚亚生物有限公司。

（3）效果、效用的确定

目前电化学生物传感器还处于方法学研究阶段，应用到检测实际临床样品的产品很少，评价各种检测传感器的效果仅局限于检测方法的检测限大小。然而，检测限往往差距较大（从 nM/L 至 fM/L 不等），但临床应用时并不是检测限越低，相应的传感器效果就越好，而是在保证在同一检测限下，具有较高特异性、敏感性和较高经济价值的传感器的效果越好，因此，本书选取了 5 种具有相同效果（线性检测范围内最低检测限：$1 \times 10^{-11}$M/L）的基于不同工作电极的检测传感器进行研究。

由于各传感器使用高灵敏度和高特异性的 DNA 探针进行检测，其相应的检测方法的特异度和敏感度很高，均可达到 100%，在 CEA，C/E 值的计算中，效果"E"用约登指数表示，约登指数=（特异度+敏感度）-1。在 CUA，效用用灵敏度、特异度、简便性、快速性等医学检验专业性指标来体现。

（4）经济学分析法

本书应用经济学 CEA 法、CUA 进行评价。

在 CEA，当效果相同时，选择成本低的方案为优。

在 CUA，将待评价的检验方法的实用价值用灵敏度、特异度、简便性、快速性等医学检验专业性指标来体现，并将这些指标量化为具体数值。各检测方法的简便性和快速性分别是根据检测过程中的步骤和耗时确定的。简便性由 $1/N$ 表示，比值越小，则简便性越差；快速性用 $1/T$ 表示，即单位时间内（1h）完成总耗时为 $T$ 的检测方法的次数，比值越小，则快速性越差。CUA 的公式为：

$$C/U = 成本/[（敏感性+特异性+简便性+快速性）\times 25\%]$$

其中 25% 是用来平衡这些指标中可能出现的数值的极端值。

（5）敏感性分析

在经济学研究中，如果某参数的小幅度变化可能导致经济效益指标的较大变化，那么此参数为敏感性因素。为了研究有关因素发生某种变化对 CEA 和 CUA 的影响程度，可采取敏感性分析的方法进行研究。在各传感器的经济学分析中，成本是趋向降低的，且各传感器的检测限、特异性是稳定的，因此，本书将成本降低 20%，其他因素保持不变从而进行敏感性分析，结果分别用 C′/E 和 C′/U 表示。

**2. 结果**

（1）5 种检测方法的成本分析

由于电极制作方法的不同，基于金电极、玻碳电极、碳糊电极、丝网印刷电极和 ITO 玻璃电极的 5 种电化学生物传感器的成本分别是 3.70 元/支、4.20 元/支、5.25 元/支、33.98 元/支和 5.01 元/支，5 种工作电极的成本占比分别为 46.49%、40.95%、56.95%、97.26% 和 20.76%，详见表 7-50。

表 7-50 5 种基底材料的 5 种检测方法的成本（元/支）　　　　单元：元/支

| 检测方案 | 电极成本 | 回收次数 | 单次电极成本 | 试剂耗材成本 | 回收成本 | 总成本 | 电极成本占比/% |
|---|---|---|---|---|---|---|---|
| 金电极 | 620.00 | 360 | 1.72 | 1.48 | 0.50 | 3.70 | 46.49 |
| 玻碳电极 | 620.00 | 360 | 1.72 | 1.78 | 0.50 | 4.20 | 40.95 |
| 碳糊电极 | 29.86 | 10 | 2.99 | 1.76 | 0.50 | 5.25 | 56.95 |
| 丝网印刷电极 | 33.05 | 0 | 33.05 | 0.93 | 0.00 | 33.98 | 97.26 |
| ITO 玻璃电极 | 1.04 | 0 | 1.04 | 3.97 | 0.00 | 5.01 | 20.76 |

（2）种检测方法的 CEA 分析

由表 7-51 可知,在同一效果下,基于金电极的检测传感器的成本最低,具有最低的 C/E 值,即其经济学效果最好。

表 7-51　5 种检测方法的 CEA

| 检测方案 | 总成本/(元/支) | 约登指数 | C/E | C′/E |
|---|---|---|---|---|
| 金电极 | 3.70 | 1 | 3.70 | 2.96 |
| 玻碳电极 | 4.20 | 1 | 4.20 | 3.36 |
| 碳糊电极 | 5.25 | 1 | 5.25 | 4.20 |
| 丝网印刷电极 | 33.98 | 1 | 33.98 | 27.18 |
| ITO 玻璃电极 | 5.01 | 1 | 5.01 | 4.01 |

（3）5 种检测方法的 CUA 分析

由表 7-52 可知,使用金电极的检测传感器具有最低的 C/U 值,即其经济学效果最好。

表 7-52　5 种检测方法的成本-实用价值分析(CUA)

| 检测方法 | 特异度/% | 敏感度/% | 步骤/$n$ | 简便性/(1/$N$) | 耗时/h | 快速性(1/$T$) | C/U | C′/U |
|---|---|---|---|---|---|---|---|---|
| 金电极 | 100.0 | 100.0 | 12 | 0.08 | 6.88 | 0.15 | 6.64 | 5.31 |
| 玻碳电极 | 100.0 | 100.0 | 7 | 0.14 | 3.38 | 0.30 | 6.89 | 5.51 |
| 碳糊电极 | 100.0 | 100.0 | 10 | 0.10 | 29.25 | 0.03 | 9.86 | 7.89 |
| 丝网印刷电极 | 100.0 | 100.0 | 14 | 0.07 | 11.98 | 0.08 | 63.22 | 50.58 |
| ITO 玻璃电极 | 100.0 | 100.0 | 11 | 0.09 | 27.75 | 0.04 | 9.41 | 7.53 |

（4）敏感性分析

由表 7-51 和表 7-52 可知,降低 20%成本后,在 CEA 和 CUA 角度,依旧是基于金电极的检测传感器具有最低的 C′/E(2.96) 和 C′/U(5.31)。

近年来,临床上对疾病的检测中,各类标志物的监测及分子水平上基因组、MicroRNA 和特定的疾病相关核苷酸序列的检测项目占据的比例日益增长,这些新的检测手段一般价格昂贵,如何准确、经济地完成检测项目,渐渐成为临床医生及相关部门所关注的焦点。在准确完成检测目标的基础上,采取经济效果较高的方法将会大大降低治疗费用,减少不必要的开支,在一定程度上合理利用医疗经费。对于不同的检测对象,可以使用同一种检测方法进行诊断治疗,而相同的检测项目,也可因检测原理的不同,有不同的检测方法。例如,检测血液内的 MicroRNA,可以采用液体系统的检测方法,也可以采用高灵敏、高特异性的固态电极对其进行检测,选择合适的传感器涉及待测物的性质、实验室的条件及检测项目的成本。

由表 7-50 可知,5 类工作电极中,基于金电极、玻碳电极、碳糊电极、丝网印刷电极和 ITO 玻璃电极 5 种电化学生物传感器的成本分别是 3.70 元/支、4.20 元/支、5.25 元/支、33.98 元/支和 5.01 元/支,一次性丝网印刷电极的基底材料占比最大,而 ITO 导电玻璃电极占比最小。

由表 7-51 可知,在相同效果指标约登指数相同的情况下,根据 CEA 原则,成本最低的基于金电极的检测传感器的经济效果最好。

由 7-52 可知,在实验室检测中,会涉及支付给劳动力的成本,其中,耗时和步骤越少,则支付给劳动力的成本就越低,因此,从 CUA 的角度上看,C/U 值最小的是使用金电极的检测方法,即 5 种方案中,使用金电极的检测方案具有最好的实用价值;另外,因金电极传感器、玻碳电极传感器可多次可回收,具有更低的制备成本,适合于实验室研究使用。

由表 7-51 和表 7-52 可知,在降低 20%的成本后,C′/E 值最低的依旧是使用金电极的检测方法,C′/U 值最低的也依旧是使用金电极的检测方法,验证了 CEA、CUA 分析结果的可信度。

综上所述,在 CEA 和 CUA 角度,对于实验室研究而言,使用可回收的基于金电极的检测传感器具有最低的 C/E、C/U 值,即其经济学效果最好。

## 二、献血者血液核酸检测成本效益初步分析

输血曾经是梅毒、艾滋病、乙肝、丙肝这 4 种最常见的血液传染病的主要的传播途径,开展血液 4 种最常见的血液传染病病原体的核酸检测(nucleic acid testing,NAT),将 HBV、HCV、HIV 病毒检测的窗口期分别缩短约 50%、80%、50%,大大提升了临床用血的安全性,同时,由于 NAT 检测与 ELISA 检测组成的检测体系可优势互补,提高了血液筛查的质量,降低了输血残余风险;因此,2010 年我国部分血站开始核酸检测 NAT 试点,2012 年原卫生部颁布血站技术标准,正式将 NAT 纳入血液常规检测项目,开启了我国血液 NAT 检测时代;国家卫生计生委在 2013 年 5 月 2 日公布的《全面推进血站 NAT 检测工作实施方案》中提出,2015 年血液核酸检测基本覆盖全国。然而至今未见到血液核酸检测相关的经济学价值评价。

武汉血液中心自 2011 年 7 月引入 NAT 检测系统,逐步开展了献血者血液的 NAT 筛

查。该中心的陆华新等人对此期间为 NAT 检测投入的资金计算,运用实证分析法探讨了血液 NAT 检测的成本效益。

**1. 对象与方法**

(1)NAT 检测对象

对 2011 年 7 月至 2013 年 7 月本中心所采集的武汉地区无偿献血者 264711(人)份全血标本中,经 2 次 ELISA 检测抗-HIV、抗-HCV、HBsAg 均为阴性的 43714(2)份标本,采用 NAT 检测 HIV RNA 及 HBV DNA。

(2)NAT

检测的成本核算费用:此次本中心为血液 NAT 检测投入资金 388 万元人民币,包括购买试剂与 NAT 辅助设备、实验室改造费用、水电费,以及 NAT 检测呈反应性的可疑标本 42 例中确认为阴性 17 例血液报废造成的费用等(NAT 检测系统主机由 NAT 试剂厂家免费借用,检测人员由检验科工作人员经过统一培训后持证上岗操作,NAT 实验室设置在业务楼预留区域,故未计入成本)。

(3)血液 NAT

检测的经济效益评估:通过 NAT 检测后截留住阳性,避免标本所代表的血液及血液成分发往临床,预防出现输血患者感染 HIV、HBV 风险,而这些输血患者一旦被感染后,给社会、家人、自己带来的经济损失,包括收入损失与治病所花的医疗费用等,即是血液 NAT 检测带来的经济效益:①按 2011~2013 年武汉地区医院成分输血率 99% 计算,献血者捐献的全血分离成红细胞、血浆、冷沉淀等血液成分后,输给需要的患者,如果 1 单位全血 HIV 阳性标本漏检,由该全血分离制备的各成分血液发往临床,将平均造成约 2 名输血患者感染 HIV;②考虑我国人群乙肝预防接种和个体免疫状况中抗-HBV 阳性率在 50% 左右,若 1 单位全血 HBV DNA 阳性标本漏检,由该全血分离制备的各成分血液发往临床,则将引起约 1 名受血者感染 HBV。

**2. 结果**

(1)血样 NAT 检测情况

武汉地区 43 714 人份献血者血样共检测出反应性标本 42 例,经原卫生部临床检验中心确认:HIV RNA 阳性 2 例(检出率 4.57/10 万)、HBV DNA 阳性 23 例(检出率 52.6/10 万)。

(2)NAT 检测成本

在为期 2 年 1 个月的 NAT 试点期间的总成本费用为 350 万元(NAT 试剂)+10 万元(辅助设备)+20 万元(实验室改造)+6.5 万元(水电费)+1.5 万元(报废各成分血液)=

388 万元。

(3)NAT 检测的社会效益

有反应性经确认的 2 例 HIV 感染避免了给社会财富带来的经济损失:

1)根据联合国艾滋病计划署估算和我国自己的调查,我国 HIV 感染者平均年龄为 35 岁,健康人劳动年龄到 60 岁为止,2011 年武汉市城镇在岗职工月创造社会财富中位数水平为 3275 元,据此估算 2011 年武汉地区 1 名 HIV 感染者给社会财富创造带来的经济损失约 98 万元[3275 元/月×(60-35)年×12 月/年=98 万元],本组 2 人感染,造成损失 196 万元。

2)据中国 CDC 的 1 项调查显示,我国 HIV 感染者的平均潜伏期为 8.3 年,经过潜伏期发展成为艾滋病患者后,有专家测算其 1 个人的医疗费用相当于我国家庭年收入的 0.5~1.1 倍,平均是 0.8 倍。按武汉市 2011 年人均可支配收入中位数为 23720 元,3 口之家年均中位数收入 71 160 元(23 720 元/人×3 人=71 160 元),1 名 HIV 感染者的医疗费用约在 5.7 万元/年(71 160 元×0.8=5.7 万元),本组 2 名共 11.4 万元。

3)根据我们的走访调查,目前治疗 HBV 感染主要使用西药拉米夫定、阿德福韦酯、恩替卡韦等,1 名 HBV 感染者每月药费在 750 元左右;而据有关 HIV 感染者年龄分布的调查分析显示,其平均年龄约 32 岁,按照武汉市 2011 年人均预期寿命 79 岁计算,1 名 HBV 感染者接受药物治疗 47 年的药费在 42 万元[750 元/月×(79-32)年×12 月/年=42 万元]。

(4)43714 人份武汉地区献血者血样

NAT 检测试点的成本效益比:2011 年 7 月 1 日至 2013 年 7 月 29 日武汉地区开展了无偿献血者 NAT 检测试点,共计投入资金 388 万元;确认 25 例阳性(2 例 HIVRNA 阳性,23 例 HBV DNA 阳性),避免了 4 名输血患者感染 HIV、23 名输血患者感染 HBV 的风险:①因为预防了 4 名例输血 HIV 感染,挽回给社会财富创造带来的经济损失为 392 万元(4 人×98 万元/人=392 万元),挽回的医疗费用损失为 22.8 万元(4 人×5.7 万元/人=22.8 万元);②因为预防了 23 例 HBV 感染,挽回的医疗费用损失为 966 万元(23 人×42 万元/人=966 万元);③以上所产生的 3 项经济效益合计 1380.8 万元(392 万元+22.8 万元+966 万元=1 380.8 万元);④武汉地区无偿献血者血液核酸检测试点的成本效益比=1:3.6(1 380.8 万元/388 万元=3.6),若撇开 HIV 阳性,仅仅从避免输血 HBV 感染风险的发生,武汉地区无偿献血者血液核酸检测的成本效益比也在 1:2.5(966 万元/388 万元=2.5)。

总之,本研究证明,武汉地区无偿献血者血液核酸检测具有较高的社会成本效益。

# 第四节　临床基础检验的经济学评价

有关临床基础检验的经济学评价的文献很少,主要有以下内容。

## 一、不同尿液沉渣检测方法的经济学分析

2009 年,陈文捷等人对 3 种不同尿液沉渣检测方法进行成本测算,将成本大致分为 3 大类:仪器成本、试剂及耗材成本、人力成本(参见第五章),由表 7-53 可知,比较 3 种方法 U F2100、IQ200、DiaSys 对每个标本的成本(仪器成本、试剂及耗材成本、人力成本),发现仪器消耗成本从高到低依次是 U F2100、IQ200、DiaSys;试剂及耗材成本从高到低依次是 IQ200、U F2100、DiaSys;人力成本则以 DiaSys 最高,其次为 IQ200、U F2100。总成本则以 U F2100 及 IQ200 较高,DiaSys 较低。

表 7-53　3 种尿沉渣分析仪的成本分析　　　　　　　单元:元/次

| 仪器 | 仪器成本 | 试剂及耗材成本 | 人力成本 | 总成本 |
|---|---|---|---|---|
| U F2100 | 4.17 | 6.10 | 0.46 | 10.73 |
| IQ200 | 3.50 | 6.30 | 0.53 | 10.33 |
| DiaSys | 1.56 | 1.00 | 4.06 | 6.62 |

另外,以工作 1h 为例,使用 U F2100、IQ200 检测尿液沉渣时,工作人员只需参与标本进样以及结果复检、报告 2 步(约花费 15~20 min),而 DiaSys 则需要全程(1 h)参与仪器的操作。

结合成本-效果分析,DiaSys 操作烦琐,但结果可靠,适合对急诊患者零散的标本进行分析或经筛查阳性的标本进行复检;全自动检测仪器 U F2100 及 IQ200 因操作简便、自动化、快速、节约人力资源,适合对大批量的体检标本或住院患者标本进行筛查;全自动尿沉渣分析仪 U F2100 或 IQ200 与半自动 DiaSys 工作站联合使用可提高检测结果的准确性,使尿液沉渣分析达到标准化、自动化。

## 二、3 种肾小管功能检测项目的医学检验经济学分析

肾小管功能检测是临床检验经常开展的肾功能检验项目群,有 10 余种项目,按其检测原理主要分为生化酶比色法、酶免疫法和免疫比浊法 3 大类;由于各种方法原理的不同,使用的试剂种类及其价格也相差较大,给临床医师、检验人员选择项目带来了困惑。

应用经济学分析方法来进行肾小管功能检测不同项目间的经济学分析,以解决临床医师、检验人员选择项目的困惑。

肾小管功能检测有 10 余种项目,选择 3 种有代表性且其检测效率有科学评价的数据的项目,Cys-C、NAG、uRBP 的价格源于上海太阳生物技术公司报价。

敏感性、特异性等检验性能指标可合并以 AUC(ROC 曲线下面积)值大小来表示,AUC 值越大则其检验诊断效率越大,其数据来源于国家卫生与健康委员会临床检验中心。

表 7-54 表明,3 种方法中,NAG 的 C/E 值最小,Cys-C 的 C/E 最大,即 NAG 成本效果最佳,uRBP 次之,Cys-C 最差。表 7-55 表明,3 种方法中,尽管 NAG 的检验效率、简便系数和快速系数略低于 CysC 法,但无明显区别,而其成本只有 Cys-C 的 1/3,也低于 uRBP 成本,NAG 的成本-实用价值最大。

表 7-55 表明,在各种检测方法的诊断效率、简便系数和快速系数无明显差别时,项目的成本是成本-效益分析和成本-实用价值分析的主要决定因素。

**表 7-54　3 种肾小管功能检测项目的检验 CEA 分析**

| 项目 | 成本 | 特异性 | 敏感性 | 性能(AUC) | C/E |
|------|------|--------|--------|-----------|------|
| NAG | 3.00 | 0.77 | 0.85 | 0.81 | 3.75 |
| Cys-C | 9.40 | 0.83 | 0.92 | 0.92 | 10.22 |
| α1-mG | 5.20 | 0.81 | 0.88 | 0.80 | 6.5 |

**表 7-55　3 种肾小管功能检测项目的检验 CUA 分析**

| 项目 | 原理 | 成本/(元/个) | 性能(AUC) | 步骤数 | 简便系数 | 耗时 | 快速系数 | C/U |
|------|------|-------------|-----------|--------|----------|------|----------|------|
| NAG | 酶比色法 | 3.00 | 0.81 | 6 | 10.00 | 18 | 3.33 | 0.85 |
| Cys-C | 免疫比浊法法 | 9.40 | 0.92 | 5 | 12.00 | 30 | 2.00 | 2.52 |
| uRBP | 酶免疫法 | 5.20 | 0.80 | 5 | 12.00 | 30 | 2.00 | 1.41 |

表 7-56 的敏感性分析表明,将 3 种方法试剂成本下降 20%,结果与前面的结果相同,证明前面经济学分析的结果是可靠的。

**表 7-56　3 种肾小管功能检测项目的 CEA、CUA 敏感性分析**

| 项目 | 成本/(元/个) | 成本/(元/个) | C/E | C/U |
|------|-------------|-------------|------|------|
| NAG | 3.00~0.6 | 2.40 | 2.96 | 0.68 |

**续表**

| 项目 | 成本/(元/个) | 成本/(元/个) | C/E | C/U |
|---|---|---|---|---|
| Cys-C | 9.40~1.88 | 7.52 | 8.17 | 2.02 |
| α1-mG | 5.20~1.04 | 4.16 | 5.20 | 1.12 |

## 第五节 结核分枝杆菌检验的经济学评价

目前,结核病仍然是我国的一个严重公共卫生问题和急需控制的重大传染性疾病,全国现有活动性肺结核病人 451 万,涂阳肺结核病人 150 万,肺结核病人数居全球第 2 位。涂阳肺结核病人是结核病的传染源,积极发现并治愈涂阳肺结核病人是当今控制结核病的主要技术措施;目前,我国结核病治愈率显著提高,然而涂阳肺结核病人的发现率很低,仅为 23.1%,这严重制约着我国结核病的防控工作。

目前,初始结核病筛查方法有很多种,例如 4 种症状筛查法(4SS:发热,当前咳嗽,盗汗和体重减轻);在资源有限的国家中使用更多的诊断方法是涂片显微镜检(SMEAR);世界卫生组织(WHO)建议对免疫功能低下的患者进行侧向尿液 LIPOARABINOMAN-NAN 分析(LF-LAM);2010 年,世卫组织批准使用结核分枝杆菌/利福平结核分枝杆菌试验(MTB/RIF)快速诊断结核病,但由于成本和供应方面的障碍,该试验并未在所有 HIV 阳性患者中用作筛查试验。Orlando S. 等人评估了 3 种筛查方案,标准(4SS 和 SMEAR 阳性患者至 4SS)、MTB/RIF、LF-LAM/MTB/RIF 的成本效益,以期改善肺结核的早期发现。MTB/RIF 是一项独特、快速、自动的核酸扩增测试,可在测试开始后的 2h 内以最少的动手时间检测痰中的结核病和利福平耐药性,但是比常规的痰镜检查昂贵。

尽管 TST 试验难以排除 BCG 交叉反应,但其价格低廉,我国仍将其作为筛查结核接触者、诊断 LTBI 的参考标准。

γ-干扰素释放试验(interferon gamma release assay, IGRA)是通过采用酶联免疫吸附试验(ELISA)或酶联免疫斑点试验(ELISPOT)定量检测外周血单核细胞在结核菌特异性抗原刺激下释放 γ 干扰素的水平,进而检测机体是否存在结核菌感染的一种结核菌感染筛查方法。目前,IGRA 有 2 种试剂盒:QuantiFERON-TB GOLD (QFT-G) 或 Quanti-FERON-TB Gold In-Tube (QFT-GIT) (CeUestisLtd, Camegie, Australia) 和 T-SPOT. TB (Oxford Immunotec, Abingdon, UK),前者运用了 ELISA 方法,已于 2004 年在美国获准替

代传统结核菌素试验(TST),后者应用了 ELISPOT,于 2006 在欧洲获准用于 TST 阳性者二次筛查。由于 IGRA 克服了 TST 诸多缺陷而先后被列入低结核负担国家（如美国、英国等）潜伏性结核感染(LTBI)诊断指南。

以上这些方法各有成本、检验性能的优缺点,因而,积极寻找成本效果较好、发现效率高的结核病人筛检方案具有重要意义。

目前,已发表多篇关于结核病患者筛检试验的经济学研究,如低结核负担国家（或地区）关于 IGRA 试验筛查 CEA,最小成本分析等,结果显示 IGRA 试验筛查结核密切接触者的成本效果比胸片或 TST 试验好,但 IGRA 单用或与 TST 联用策略选择方面,国际上推荐不一;PCR-荧光探针杂交法与涂片法比较同样具有快速、有效等优点,但经济效率低于荧光涂片法。

## 一、γ-干扰素释放试验和结核菌素试验筛查潜伏性结核患者的成本效果分析

结核病高负担国家（如我国）一直将卡介苗（BCG）作为免疫规划中的重要疫苗之一,诊断潜伏性结核感染时,如何排除 BCG 接种的交叉干扰,提高诊断准确性,对结核防控工作意义重大。由于 IGRA 试验试剂盒依赖进口且费用较贵,我国筛查结核密切接触者或诊断 LTBI 时,是否可推广单用 IGRA 或推广其作为 TST 阳性者二次筛查方法？与单用 TST 试验相比,三者 CEA 何者最优,成为其能否在我国推广应用的关键。

四川大学华西医院中国循证医学中心陈群飞等人,通过收集国内相关医疗费用数据,以 IGRA 试验的 T-SPOT 试剂盒为例,分析比较 TST 或 T-SPOT 单用和 TST 阳性者使用 T-SPOT 3 种策略的成本效果,为我国寻找性价比高的 LTBI 筛查方法提供经济学证据。

### 1. 资料与方法

（1）构建模型

1）筛查方案:借鉴国外学者关于 IGRA 筛查 LTBI 的相关决策树模型,使用 TreeAge Pro 2004 软件构建筛查结核密切接触者的决策树模型,3 种筛查策略为:单用 TST 试验、单用 T-SPOT 试验、TST 阳性者中追加使用 T-SPOT 试验。

筛查:确诊为活动性结核(ATBI)即为模型终点,不考虑后续治疗成本的效果。结核密切接触者接受试验筛查期间不会发生 ATBI,而只会在异烟肼预防性治疗结束 1 年内

发生。

由于诊断 LTBI 尚无金标准,故 IGRA 试验的灵敏度以痰培养为金标准计算得出,特异度以低结核暴露组中阴性例数计算得出。

2)模型时间:此模型时间假设为 1 年,且不考虑货币折现率。

3)结局指标:预防 1 例活动性结核所需的增量成本。

(2)模型参数

1)成本参数:本研究仅考虑直接医疗成本,分为试验费用、INH 预防性治疗费用、治疗 INH 所致肝损伤费用、ATBI 确诊费用 4 大部分。根据笔者自拟的相关成本参数调查表收集数据,成本来源主要有:各省发布的《医疗服务项目收费标准》。对不可得数据,如 T-SPOT 试验费用、肝损伤治疗费用等,Email 或电话咨询上述 Meta 分析中纳入研究的医院(见表 7-57、表 7-58)。检索中国六大区域中 6 个省级官方网站,收集了其三级医院医疗服务项目收费价格,其中深圳第三人民医院、北京 309 结核病防治医院和绍兴市第六医院为本研究 Meta 分析中纳入研究的一作或通讯作者所在医院。本研究涉及的试验费用经咨询后,仅 2 家医院反馈了 T-SPOT. TB 的试验费用(60~70 元/人),根据已发表文献确定其他费用涉及的检查项目。

2)率值参数:本研究涉及率值及来源包括:①通过官方和已发表文献相关数据收集患病率等数据;②检索并纳入文献,通过 Meta 分析自行计算 T-SPOT 和 TST 试验的合并灵敏度和特异度;③通过公式计算阳(阴)性率和阳(阴)性预测值等数据。

3)敏感性分析:本研究采用单因素敏感度分析,各参数分别变化后计算各试验策略预防 1 例活动性结核所需的增量成本。重点关注引起结局排名变化的参数。

## 2. 结果

(1)成本分析

1)总成本分析:总费用由治疗费用和筛查费用 2 部分构成,T-SPOT 试验的总成本最高,达 212 213.81 元/千人,单用 TST 试验次之(155 090.99 元/千人),TST 与 T-SPOT 联用策略耗费成本最少(64 707.61 元/千人)。由于 T-SPOT 试验价格为 60~70 元/人,是 TST 试验价格的 2~3 倍,导致单用 T-SPOT 试验筛查费用最高,TST 试验与 TST 与 T-SPOT 联用策略价格相近,分别为 18 500 元/千人和 18 531.95 元/千人;3 种试验策略中,单纯试验费用占总费用的比重分别为 12%、31% 和 29%(表 7-59)。

表 7-57　试验及诊疗费用咨询结果

| 医疗项目 | 东北<br>（辽宁） | 西南<br>（贵州） | 西北<br>（陕西） | 华南<br>（深圳）* | 华北<br>（北京）# | 华东<br>（绍兴）& |
|---|---|---|---|---|---|---|
| T. SPOT. TB（试剂盒价格+<br>检查费用）+抽血 | — | — | — | 60~70 | — | 70 |
| TST（TST 价格+注射费+检查费用） | — | — | — | — | — | 15~22 |
| 痰菌涂片 | 15 | 10 | 5 | 11.4 | 20 | 8 |
| 结核分枝杆菌培养 | 40 | 50 | 50 | 70 | 60 | 120 |

*:深圳第三人民医院;#:北京 309 结核病防治医院;&:绍兴市第六医院。

表 7-58　模型参数一览表　　　　　　　　　　　　　　　　单元:元

| 变量 | 基线 | 取值区间 | 数据来源 |
|---|---|---|---|
| 率:TST 灵敏度 | 0.632 | 0.55~0.708 | Meta 分析 |
| TST 特异度 | 0.662 | 0.579~0.738 | Meta 分析 |
| TST 阳性率 | 0.47 | — | 计算 |
| TST 阳性预测值 | 0.605 | — | 计算 |
| TST 阴性预测值 | 0.687 | — | 计算 |
| T-SPOT. TB 灵敏度 | 0.902 | 0.866~0.932 | Meta 分析 |
| T-SPOT. TB 特异度 | 0.859 | 0.825~0.888 | Meta 分析 |
| T. SPOT 阳性率 | 0.483 | — | 计算 |
| T-SPOT. TB 阳性预测值 | 0.840 | — | 计算 |
| T-SPOT. TB 阴性预测值 | 0.915 | — | 计算 |
| TST 联合 T-SPOT 的灵敏度 | 0.57 | — | 计算 |
| TST 联合 T-SPOT 的特异度 | 0.95 | — | 计算 |
| LTBI 患病率 | 0.5225 | 0.445~0.6 | [24, 25] |
| 成本:T. SPOT. TB（试剂盒价格+检查费） | 65 | 60~70 | |
| TST（TST 价格+注射费+检查费用） | 18.5 | 15~22 | — |
| 活动性肺结核治疗检查费用 | 232.57 | 194~268 | — |

表 7-59  总成本分析                                        单元:元/千人

| 项目 | 不筛查 | TST | T-SPOT | TST+T-SPOT |
|---|---|---|---|---|
| 总费用 | 8401.80[1] | 155 090.99[3] | 212213.81[4] | 64707.61[2] |
| 筛查费用 | 18 500.00[1] | 65 000.00[3] | 18531.95[2] | |
| 假阳性结果耗费成本 | — | 44 920.69[3] | 21 869.83[2] | 12 852.92[1] |
| 假阴性结果耗费成本 | — | 6 649.04[2] | 4151.70[1] | 6 649.04[2] |

2)试验不准确性损耗成本分析:表 7-59 还显示了由于不准确性损耗的成本。由于 TST 试验假阳性率高,相应损耗成本最高,达 44 920.69 元/千人,TST 与 T-SPOT 联用次之(21 869.83 元/千人),T-SPOT 试验损耗成本最小(12 852.92 元/千人)。T-SPOT 试验假阴性所致成本损耗最低,仅 4 151.70 元/千人,TST 试验和 TST+T-SPOT 联用试验成本损耗相同(6 649.04 元/千人)。

(2)效果分析

按本模型参数计算,如不实施筛查策略,1 年后可有 31.35 名潜伏性结核感染者发展为活动性结核。实施 3 种筛查策略后,T-SPOT 试验后可发生 4.86 例 ATBI,其余 2 种策略效果相仿。预防 1 例 ATBI 所需筛查的 LTBI 人数,TST 试验最多为 25.67 例,TST 与 T-SPOT 联用策略最少,仅需 8.31 例。TST 试验因假阳性导致 INH 预防性治疗人数最高,为 156.39 例,T-SPOT 试验次之(65.24 例),TST 与 T-SPOT 试验最少(10.84 例)(见表7-60)。

表 7-60  效果分析(例)

| 项目 | TST | T-SPOT | TST+T-SPOT |
|---|---|---|---|
| 1 年后活动性结核发生例数 | 12.79[2] | 4.86[1] | 12.97[3] |
| 预防 1 例活动性结核所需筛查人数 | 25.67[3] | 19.70[2] | 8.31[1] |
| 筛查预防的活动性结核例数 | 18.56[1] | 26.49[3] | 18.38[2] |
| 接受 INH 预防性治疗的人数 | 476.37[2] | 521.93[3] | 152.73[1] |
| 真阳性 INH 治疗人数 | 319.98[2] | 456.68[3] | 141.89[1] |
| 假阳性 INH 治疗人数 | 156.39[3] | 65.24[2] | 10.84[1] |

注:1 年后 ATBI 发生例数和预防例数,TST 单用与联用策略相仿,但预防 1 例 ATBI 需筛查人数联用策略仅需 8.31 例,因假阳性治疗人数也为最低。

（3）成本效果分析

如不实施筛查策略，有 31.25 例 LTBI 在未来 1 年内发展为活动性结核，耗费
9 828.23 元。如实施筛查措施，TST 与 T-SPOT 联用策略预防 1 例活动性结核所需成本
和增量成本均优于 2 种试验单用，且预防 1 例活动性结核较 TST 试验可节省 4 840.42 元
（见表 7-61）。

表 7-61 成本效果分析                                    单元：元

| 项目 | TST | T-SPOT | TST+T-SPOT |
|------|-----|--------|------------|
| 筛查措施的增量成本 | 146689.192 | 203812.013 | 56305.811 |
| 预防 1 例 ATBI 所需成本 | 8 356.633 | 8011.782 | 3 520.631 |
| 预防 1 例 ATBI 所需增量成本 | 7 909.933 | 7 694.582 | 3 068.501 |
| 预防 1 例 ATBI 节省成本（较 TST） | — | −209.34 | 4 840.42 |

（4）敏感度分析

按表 1 所示，各参数变化范围对成本效果分析，结果进行单因素敏感度分析，结果显
示：包括患病率、TST 试验的灵敏度和特异度 3 个参数对各策略的成本效果排名有所影
响，但联用策略始终最优。在其他参数不变的情况下，患病率达到 60% 或 TST 试验灵敏
度或特异度分别达到 70% 以上，TST 单用成本效果优于 T-SPOT 单用（见表 7-62）。

3. 讨论

（1）模型参数的确定及选择

率参数方面，本研究检索并自行经 Meta 分析，计算了 3 种试验的合并灵敏度和特异
度等相关指标，或查阅文献和官方网站获得患病率和结核发生率等指标。

表 7-62 敏感性分析                                    单元：元

| 参数 | TST | T-SPOT | TST+IGRA |
|------|-----|--------|----------|
| 基线 | 7 939.36[3] | 7730.01[2] | 3 098.93[1] |
| 患病率 | | | |
| 0.445 | 8 903.39 | 8 360.48 | 3 186.30 |
| 0.60 | 7 224.37[2] | 7 262.42[3] | 3 058.73[1] |
| S-SPOT 灵敏度 | | | |
| 0.866 | 7 939.36 | 7 860.64 | 3 010.63 |
| 0.932 | 7 939.36 | 7 628.87 | 3 172.73 |

续表

| 参数 | TST | T-SPOT | TST+IGRA |
|---|---|---|---|
| S-SPOT 特异度 | | | |
| 0.825 | 7 939.36 | 7 895.98 | 3 166.74 |
| 0.888 | 7 939.36 | 7 588.45 | 3 040.44 |
| TST 灵敏度 | | | |
| 0.55 | 8 439.05 | 7 730.01 | 3074.51 |
| 0.708 | 7 579.58[2] | 7 730.01[3] | 3 156.30[1] |
| TST 特异度[*] | | | |
| 0.579 | 8517.60 | 7 730.01 | 3 386.75 |
| 0.738 | 7 409.88[2] | 7 730.01[3] | 2 852.55[1] |
| 应治率 | | | |
| 0.785 | 8173.01 | 8 305.21 | 3 192.15 |
| 0.989 | 7 919.20 | 7 680.39 | 3 090.52 |
| 1 年后发展为 ATBI 的概率(经 INH 治疗) | | | |
| 0 | 7 666.96 | 7 464.59 | 3 046.74 |
| 0.009 | 9061.00 | 8 822.92 | 5 765.52 |
| 1 年后发展为 ATBI 的概率(未经治疗) | | | |
| 0.02 | 41 474.82 | 40 784.44 | 11 253.87 |
| 0.1 | 5 142.84 | 4 959.44 | 1 985.01 |
| T-SPOT 价格 | | | |
| 60 | 7 939.36 | 7541.25 | 3 098.80 |
| 70 | 7 939.36 | 7 918.78 | 3 099.07 |
| TST 价格 | | | |
| 15 | 7 750.77 | 7 730.01 | 2 908.50 |
| 22 | 8 127.95 | 7 730.01 | 3 289.36 |
| ATBI 诊断费用 | | | |
| 140 | 7 977.93 | 7 768.58 | 3 137.50 |
| 232.57 | 7 903.93 | 7 694.58 | 3 063.50 |

（2）3 种筛查策略的成本效果分析

按本研究的成本效果模型分析,以预防 1 例 ATBI 所需增量成本作为结局指标,TST 与 T-SPOT 联用策略成本效果最好,T-SPOT 与 TST 单用策略相似（7 694.58 元 vs 7 909.93 元）。

TST 与 T-SPOT 联用策略实际上是对 TST 阳性者的二次筛查,利用 T-SPOT 试验高特异性排除 TST 假阳性者,从而提高了筛查准确性。TST 与 T-SPOT 联用策略产生假阳性例数仅 10.84 例,约为 TST 试验单用策略的 1/15,约为 T-SPOT 单用策略的 1/6。预防 1 例 ATBI 所需筛查的人数为 8.31 例,仅为 TST 单用策略的 1/2,且 TST 与 T-SPOT 联用总成本最小（64 707.61 元/千人）。同时二次筛查抵消了试剂盒价格所致的高成本,导致联用筛查费用占总费用的比例为 20%,但仍高于 TST 单用策略。

TST 单用的优势在于其筛查费用低廉,仅占总费用的 12%。但本研究模型结果显示其成本效果最差。因 TST 试验灵敏度和特异度均低于其他 2 种策略,导致过多的假阳性受试者接受了 ATBI 诊断或 INH 预防性治疗,从而导致假阳性耗费的成本增高,占总成本的 29%。就效果而言,预防 1 例 ATBI 需要筛查 25.67 例结核接触者,均高于其他 2 种措施。

T-SPOT 因其特异度和灵敏度均高于 TST,单用时假阳性所致的成本损耗最小,仅占总费用的 10%,假阴性所致的成本损耗也最小,仅占总费用的 2%,且实施 T-SPOT 筛查策略后 1 年后可预防的 ATBI 例数（26.49 例）也高于 TST 单用策略（18.56 例）和二者联用策略（18.38 例）；但 T-SPOT 试剂盒价格是 TST 试验的 3 倍,导致其总成本最高,且筛查费用占总费用的 31%,明显高于 TST 单用（12%）和联用（29%）。

本模型得出的成本效果结果受患病率、TST 试验灵敏度和特异度 3 个因素影响。患病率达到 60%或 TST 试验灵敏度或特异度分别达到 70%以上,TST 单用成本效果优于 T-SPOT 单用。其中患病率和结核暴露程度有关,提示对结核密切接触者进行筛查的必要性。TST 灵敏度和特异度与 TST 试验实施质量有关,其影响因素有结核菌素质量、技术误差和受试者特征等,提示提高 TST 试验质量有助于筛查 LTBI。

本研究虽以 T-SPOT 试剂盒为例,模型假设时间为 1 年,模型终点为确诊活动性结核,没有考虑后续治疗成本和效果,且以预防 1 例活动性结核所需的增量成本为结局指标,但所得结果与国外部分已发表的 IGRA 试验的成本效果分析,均结果一致,均显示 IGRA 试验单独试验或与 TST 联用成本效果均优于 TST 试验单用。3 个研究分别采用了获得一个获得生存年（LYG）和防止 1 例活动性结核所需增量成本作为效果指标,模型假设时间分别为 20 年和 2 年,其结果均显示 IGRA（T-SPOT.TB 或 QFT）单用或与 TST 联用较 TST 单用成本效果更好。一个研究比较了 QFT 与 TST 试验分别单用的成本效果,结果显示不论是否接种卡介苗,QFT-GIT 与 QFT-G 单用策略较 TST 单用成本效果更佳。另一个研究以 QALYs 为效果指标,结果亦显示 QFT 单用较联用或 TST 单用成本效果更佳。

## 二、PCR-荧光探针杂交技术诊断肺结核的价值及卫生经济学评价

痰 PCR-荧光探针法诊断肺结核的灵敏度为 51.9%,涂片法 1 次、3 次、6 次的灵敏度分别为 49.2%、57.4%、61.2%,2 种方法的检出率比较差异无显著性($P>0.05$);进行成本-效果分析,每检出 1 例肺结核行 1 次痰 PCR-荧光探针法,患者要花费 253.447 元,行 1 次涂片法要花费 50.17 元;结果表明,PCR-荧光探针杂交法与涂片法比较同样具有快速、有效等优点,但经济效率低于荧光涂片法,目前尚不能取代后者在诊断结核病中的传统地位。

## 三、结核病 3 种筛查方案的成本效益分析

结核病(TB)现在是全球第九大死亡原因,根据国际指南,HIV 阳性患者的初始结核病筛查应通过 4 种症状筛查(4SS:发热,当前咳嗽,盗汗和体重减轻)进行;在资源有限的国家中使用更多的诊断方法是涂片显微镜检(SMEAR);世界卫生组织(WHO)建议对免疫功能低下的患者进行侧向尿液 LIPOARABINOMANNAN 分析(LF-LAM);2010 年,世卫组织批准使用结核分枝杆菌/利福平结核分枝杆菌试验(MTB/RIF)快速诊断结核病,但由于成本和供应方面的障碍,该试验并未在所有 HIV 阳性患者中用作筛查试验。Orlando S. 等人评估了 3 种筛查方案,标准(4SS 和 SMEAR 阳性患者至 4SS)、MTB/RIF、LF-LAM/MTB/RIF 的成本效益,以期改善肺结核的早期发现。

MTB/RIF 是一项独特、快速、自动的核酸扩增测试,可在测试开始后的 2h 内以最少的动手时间检测痰中的结核病和利福平耐药性,但是比常规的痰镜检查昂贵,不过在检测结核病例中显示出更高的特异性和敏感性;2010 年,WHO 建议将其用作怀疑患有结核病的 PLHIV 的初步诊断检测方法。

LF-LAM 可检测尿液中存在的细菌细胞壁成分脂多糖,这也是 WHO 推荐的;该方法成本低廉,简单,不需要任何专用设备,大约 30min 即可得出结果,并且当 CD4 细胞计数低于 200/$mm^3$ 时,HIV 阳性患者表现出较高的敏感性。

### 1.3 种筛查方案

①标准:4SS 和 SMEAR:用于获得 4SS 阳性结果的参与者。②MTB/RIF:所有参与者

的 MTB/RIF。③LF-LAM/MTB/RIF:所有 CD4 细胞计数<200/mm³ 的患者的 LF-LAM;所有 CD4 细胞计数>200/mm³ 的患者和 CD4 细胞计数<200/mm³ 的患者的 MTB/RIF 结果为 LF-LAM 阴性。

尽管结核分枝杆菌培养是结核病诊断的金标准测试,但由于其高昂的资源需求和较长的结果交付时间,WHO 并未将其视为初始诊断测试,因此未将培养测试纳入本研究。

**2. 不同方法的检验性能**

不同方法的检验性能,详见表 7-63。

表 7-63 筛选方法的敏感性和特异性

| 方法 | 灵敏度/% | 特异性/% | 来源 |
| --- | --- | --- | --- |
| 4SS | 77.5 | 70.4 | [10] |
| 涂片 | 43.0 | 100.0 | [17] |
| MTB/RIF | 97.6 | 99.2 | [18] |
| LF-LAM | 49.0 | 90.0 | [19] |

**3. 成本分析**

涂片、MTB/RIF 和 LAM 测试的成本,我们使用了其他研究报告的值。考虑到机器的平均使用寿命为 5 年,所有投资成本均折算为研究的基准年。如先前研究评估,传播的结核感染的经济负担定为每感染患者 847 美元。年度固定成本采用 3% 的折现率,还使用了 3% 的未来收益折现率,这是成本效益分析(CEA)的常规程序。表 7-64 中详细列出了该研究中使用的所有其他参数。如果 ICER 低于莫桑比克人均国内生产总值(2016 年为 382 美元),干预措施将具有很高的成本效益;如果 ICER 低于人均 GDP 的 3 倍(1 146 美元),则干预将具有成本效益,如 WHO CEA 指南。

表 7-64 关键参数

| 参数 | 价格/美元 | 来源 |
| --- | --- | --- |
| 涂片 | — | — |
| 实验室技术员(每次测试费用) | 1.56 | [43] |
| 显微镜检查 | 1,500 | [41] |
| 年度费用(5 年寿命) | 327.53 | 已计算 |
| 维护(每年) | 19.15 | 已计算 |
| 成本显微镜(每次测试) | 0.04 | 已计算 |

**续表**

| 参数 | 价格/美元 | 来源 |
|---|---|---|
| 消耗品 | 2.00 | 已计算 |
| 每次测试总计 | 3.13 | —— |
| MTB/RIF | —— | —— |
| 实验室技术员（每次测试费用） | 1.10 | [43] |
| MTB/RIF 设备 | 17,000 | [43] |
| 年度费用（5 年寿命） | 1,992.92 | [43] |
| 维护（每年） | 1,800.00 | [43] |
| 每次测试的设备成本 | 3.64 | [43] |
| 消耗品 | 9.98 | [43] |
| 每次测试总计 | 14.72 | [43] |
| LAM | —— | —— |
| 每次测试总计 | 3.99 | [42] |
| 涂片 | —— | —— |

### 4. CEA

计算 3 种筛选方法的 C/E，涂片、MTB/RIF 和 LAM 分别为 2.19、7.47 和 2.87，说明单纯从成本、技术角度来看，涂片性价比最高，即使将成本下降 10%，结果相似，表明成本比重太大。

表 7-65　3 种筛选方法的 CEA

| 方法 | 成本 | 灵敏度/% | 特异性/% | C/E | C'/E |
|---|---|---|---|---|---|
| 涂片 | 3.13 | 43.0 | 100.0 | 2.19 | 2.82,1.96 |
| MTB/RIF | 14.72 | 97.6 | 99.2 | 7.47 | 13.25,6.72 |
| LF-LAM | 3.99 | 49.0 | 90.0 | 2.87 | 3.59,2.58 |

### 5. CBA

在 1 000 名 HIV+患者队列中，使用 MTB/RIF 和 LF-LAM/MTB/RIF 的 2 种方案分别产生了 1 281 和 1 254 DALY 的保存，而标准方案（4SS 和 SMEAR）DALY 的数量低于MTB/RIF 和 LF-LAM/MTB/RIF，差异为 174 和 147 DALY，即 3 种方案（4SS+SMEAR、MTB/RIF 和 LF-LAM/MTB/RIF）的 CBA，4SS+SMEAR 最低，MTB/RIF 最高，这是因为方

法的特异性和敏感性、TB 感染患者的总数差异所致。

与标准方案(1 000 例患者的增量成本为 54 964 美元)和 LF-LAM/MTB/RIF 协议(1 000 例患者的增量成本为 20 934 美元)相比,MTB/RIF 方案的成本较低。由于诊断延迟和卫生系统延迟,标准方案中每个 DALY 节省的成本分别是 LF-LAM/MTB/RIF 和 MTB/RIF 方案的 1.4 倍和 1.8 倍。

使用 MTB/RIF 方案与标准方案相比每 DALY 所节省的 ICER,不包括新传播感染的费用,在这种情况下,与标准方案相比,MTB/RIF 方法仍被认为具有成本效益,ICER 为每 DALY 节省 56.54 美元。鉴于 MTB/RIF 和 LF-LAM/MTB/RIF 方案相对于标准方案的 ICER 低于人均 GDP,所评估的诊断和治疗非常具有成本效益。

总体而言:单纯从成本、技术角度(CEA)来看,涂片性价比最高;从 CBA 来看,MTB/RIF 最高。

# 参考文献

[1] 杨春年,王梦鹤,明德松. 6 种 B 族链球菌检测方法的经济学分析[J]. 检验医学与临床,2020,14(4):452-455.

[2] 杨巧玲,王梦鹤,林玉玲,等. 五种方法检测产碳青霉烯酶肠杆菌科细菌的卫生经济学评价[J]. 中国循证医学杂志,2020,20(2):227-233.

[3] 谢懿,黄淑芬,曾娟. 多重耐药菌主动筛查成本效益分析[J]. 热带医学杂志,2014,14(2):223-225.

[4] 邱晓东,明德松. 丙型肝炎抗体 3 种检测方法的成本-效果分析[J]. 国际检验医学杂志,2008,29(11):1048.

[5] 明德松. 乙肝病毒表面抗原三种检测方法的成本-效果分析[J]. 世界感染杂志,2004,(6):216.

[6] 明德松,林振忠. 4 种乙型肝炎病毒前 S1 抗原试剂的成本-效果分析[J]. 检验医学与临床,2011,8(22):2699-2700.

[7] 吴晓蔓,梁德志. 3 种乙型肝炎血清标志物检测方法的成本-效果分析[J]. 热带医学杂志,2006,(1):33-35.

[8] 栗文彬,闫永平,邵中军,等. 急性病毒性肝炎最佳诊断策略的成本效益分析[J]. 第四军医大学学报,2001,(22):2108-2111.

[9] 侯晋轩,杨雪琴,陈创,等. 肿瘤标志物蛋白芯片中结直肠癌相关指标的筛选及优化

[J]. 肿瘤研究与临床,2008,(5):303-305+309.

[10] 冯香梅,王国庆,乔岭梅,等. 4 种肿瘤标志物在肺癌诊断中的成本-效果分析[J].
天津医科大学学报,2013,19(1):45-47.

[11] 郑铁洪,曾泰生,冯铁建,等. 血清固定人群神经梅毒筛查的成本效益分析[J]. 中国
卫生统计,2016,33(5):829-832.

[12] 邱英鹏,刘爱忠,冯铁建,等. 深圳市同性恋门诊梅毒干预项目的成本-效果分析
[J]. 中国卫生经济,2013,32(12):90-92.

[13] 黄喜明,周华,凌莉,等. 深圳市预防与控制梅毒母婴传播项目成本效益分析[J]. 中
国卫生统计,2012,29(4):582-583+585.

[14] 刘少础,程锦泉,陈琳,等. 深圳市艾滋病母婴传播控制项目成本-效果分析[J]. 中
国卫生经济,2012,31(5):59-61.

[15] 琚腊红. 安徽省某市艾滋病病毒抗体检测成本分析[D]. 北京:中国疾病预防控制
中心, 2012.

[16] 王梦鹤,明德松. 5 种检测核酸的电化学生物传感器的卫生经济学分析[J]. 中国循
证医学杂志,2019,19(10):1244-1249.

[17] 陆华新,陈国安,姚立,等. 武汉地区 43714 名献血者血液核酸检测成本效益初步分
析[J]. 中国输血杂志,2014,27(2):164-166.

[18] 陈文捷,张圣华,吴晓蔓. 不同尿液沉渣检测方法的成本-效果分析[J]. 检验医学
与临床,2009,6(20):1697-1698+1700.

[19] 陈群飞,王莉,李幼平,等. γ-干扰素释放试验筛查潜伏性结核患者的成本效果分
析[J]. 中国循证医学杂志. 2011,11(7):768-774.

[20] 范琳,肖和平. PCR-荧光探针杂交技术诊断肺结核的价值及卫生经济学评价[J].
中国防痨杂志, 2004,(4):28-30.

[21] Orlando S, Triulzi I, Ciccacci F, et al. Delayed diagnosis and treatment of tuberculosis
in HIV+patients in Mozambique:A cost-effectiveness analysis of screening protocols
based on four symptom screening, smear microscopy, urine LAM test and Xpert MTB/
RIF[J]. PLoS One, 2018,13(7):e0200523.